Fragen und Antworten zur Logopädieprüfung

Fragen und Antworten zur Logopädieprüfung

Hans Werner Eichel

Sophie Karoline Brandt, Bern; Jutta Berding, Osnabrück; Heidi Höppner, Berlin;
Heike Kubat, Feldbach; Christiane Mentrup, Zürich; Sascha Sommer, Bochum;
Birgit Stubner, Regensburg; Ursula Walkenhorst, Osnabrück; Claudia Winkelmann, Berlin

Hans Werner Eichel

Fragen und Antworten zur Logopädieprüfung

Medizinische Fächer

3., vollständig überarbeitete und erweiterte Auflage

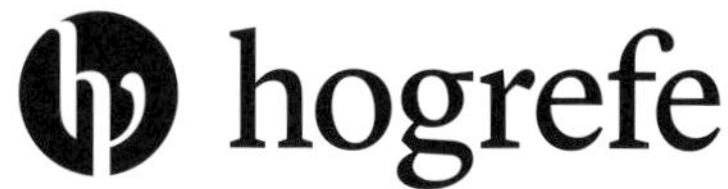

Dr. med. Hans Werner Eichel, Facharzt für Hals-Nasen-Ohren-Heilkunde, Stimm- und Sprachstörungen in Baden-Baden. Seit 2007 nebenberuflich als fachärztlicher Leiter und Dozent an der Logopädieschule Baden-Baden tätig.
E-Mail: hno-baden-baden@web.de

Bibliografische Information der Deutschen Nationalbibliothek
Die Deutsche Nationalbibliothek verzeichnet diese Publikation in der Deutschen Nationalbibliografie; detaillierte bibliografische Daten sind im Internet über http://www.dnb.de abrufbar.

Anregungen und Zuschriften bitte an:
Hogrefe AG
Lektorat Gesundheitsberufe
Barbara Müller
Länggass-Strasse 76
3012 Bern
Schweiz
Tel. +41 31 300 45 00
info@hogrefe.ch
barbara.mueller@hogrefe.ch
www.hogrefe.ch

Lektorat: Barbara Müller
Bearbeitung: Sabrina Will
Herstellung: Daniel Berger
Umschlagabbildung: Bilderwerkstatt, Martin Glauser
Umschlaggestaltung: Claude Borer, Riehen
Satz: punktgenau GmbH, Bühl
Druck und buchbinderische Verarbeitung: Multiprint Ltd., Kostinbrod
Printed in Bulgaria

3., überarbeitete Auflage 2023

(E-Book-ISBN_PDF 978-3-456-96251-1)
(E-Book-ISBN_EPUB 978-3-456-76251-7)
ISBN 978-3-456-86251-4
https://doi.org/10.1024/86251-000

Inhaltsverzeichnis

Vorwort zur 3. Auflage

Neue Diagnose- und Therapieverfahren, neue Krankheitsbilder und zahlreiche Anregungen durch die Mitwirkung bei schriftlichen und mündlichen Prüfungen forderten die Bearbeitung und Erweiterung der Fragen und Antworten zur Logopädieprüfung.

In allen Kapiteln wurden die aktuellen Leitlinien der Arbeitsgemeinschaft der wissenschaftlichen medizinischen Fachgesellschaften berücksichtigt und im Literaturverzeichnis angeführt.

Alle Fragen wurden hinsichtlich ihrer Klarheit und Eindeutigkeit überprüft, wenn nötig korrigiert oder gestrichen.

In die Kapitel der Hals-Nasen-Ohrenheilkunde wurden weitere Fragen zu Anatomie und Physiologie integriert und die therapeutischen Hinweise aktualisiert.

Im Kapitel Stimmstörung wurden neue phonochirurgische und stimmtherapeutische Verfahren berücksichtigt.

Im Kapitel neurogene Sprach- und Sprechstörungen wurden die Begriffe „Kognitive Kommunikationsstörung“ und „Unterstützte Kommunikation“ aufgenommen.

Das Kapitel Redeflussstörung wurde in Anlehnung an die gültige Leitlinie vollständig neu erstellt.

Im Kapitel Schluckstörung wurde Fragen zur Diagnostik und Evaluation mehr Raum eingeräumt.

In den Kapiteln der Audiologie und Pädaudiologie wurden Hörprothetik und Rehabilitation nach Cochlea-Implantat ausführlicher und systematischer dargestellt.

In den psychiatrischen Kapiteln wurden die Fragen mit kinder- und jugendpsychiatrischem Bezug deutlich vermehrt.

Mein Dank gilt Frau Dipl. Pflegewirtin Barbara Müller, Programmleiterin Health Professionals des Hogrefe Verlags für die freundliche Unterstützung bei der Realisierung des Buches sowie Frau Dipl. Psych. Dr. Verena Eichel für die kritische Durchsicht des Manuskripts. Auch allen weiteren Beteiligten des Hogrefe Verlags ein herzliches Dankeschön.

Aus Gründen der Übersichtlichkeit gilt folgende Sprachregelung: Wo „Logopädin", „Therapeutin", „Audiometristin" steht, sollen Leserinnen und Leser in Gedanken ergänzen: „Logopäde", „Therapeut", „Audiometrist". Für „Patient", „Arzt" wären entsprechend „Patientin", „Ärztin" einzuschließen.

Ebenfalls aus Gründen der Übersichtlichkeit wurden Abkürzungen verwendet:

A.	Arteria
Aa.	Arteriae
Kap.	Kapitel
M.	Musculus
Mm.	Musculi
N.	Nervus
Nn.	Nervi
Proc.	Processus
sog.	sogenannte(r), sogenannten
syn.	synonym
→	Verweis auf / führt zu
♂	männliche Person(en)
♀	weibliche Person(en)

Ich wünsche allen Schülerinnen und Schülern, Studentinnen und Studenten der Logopädie ein erfolgreiches Examen.

Baden-Baden, im Mai 2022
Dr. Hans Werner Eichel

Vorwort zur 1. Auflage

Die Berufstätigkeit als Logopädin und Logopäde wird in der Bundesrepublik Deutschland durch das Gesetz über den Beruf des Logopäden (LogopG) geregelt. Die hierzu erforderliche Ausbildung ist in der Ausbildungs- und Prüfungsordnung für Logopäden (LogAPrO) festgelegt. Die zugehörige Anlage 1 listet die Unterrichtsinhalte auf.

Die Ausbildung schließt mit einer staatlichen Prüfung ab, die einen schriftlichen, einen mündlichen und einen praktischen Teil umfasst.

Der schriftliche Teil der Prüfung erstreckt sich auf folgende Fächer:
Logopädie
Phoniatrie einschließlich Hals-Nasen-Ohren-Heilkunde
Audiologie und Pädaudiologie
Neurologie und Psychiatrie
Berufs-, Gesetzes- und Staatsbürgerkunde.

Kenntnisse in Anatomie und Physiologie sollen in die Prüfung in den unter Nr. 1 bis 4 aufgeführten Fächern einbezogen werden.

Der mündliche Teil der Prüfung erstreckt sich auf folgende Fächer:
Logopädie
Phoniatrie einschließlich Hals-Nasen-Ohren-Heilkunde
Pädagogik und Sonderpädagogik
Psychologie und klinische Psychologie
Phonetik und Linguistik.

Kenntnisse in Anatomie und Physiologie sollen in die Prüfung in den unter Nr. 1, 2 und 5 aufgeführten Fächern einbezogen werden.

Der praktische Teil der Prüfung erstreckt sich auf die angewandte Logopädie.

Die vorliegenden Fragen und Antworten zur Logopädieprüfung decken die *medizinischen Fächer* der Prüfung ab: Hals-Nasen-Ohren-Heilkunde, Phoniatrie, Audiologie und Pädaudiologie, Neurologie und Psychiatrie. Die Anzahl der Fragen in den einzelnen Fächern orientiert sich an der Anzahl der vorgeschriebenen Unterrichtsstunden, die der Bedeutung des jeweiligen Faches für die Logopädenausbildung entspricht. Die Gliederung folgt weitgehend der Auflistung des Unterrichtsstoffes in der Anlage 1 zur LogAPrO. Zusätzlich wurden zur Auswahl und Gliederung der Fragen die beispielhaften Lehrpläne der Bundesländer Bayern und Sachsen herangezogen.

Die Antworten sind als Muster zu verstehen, auch andere Formulierungen können richtig sein. Das Buch basiert auf der langjährigen Erfahrung des -Autors in der Logopädinnen- und Logopädenausbildung.

Aus Gründen der Übersichtlichkeit gilt folgende Sprachregelung: Wo das Wort „Patient" bzw. „Untersucher" steht, sollen Leserinnen und Leser in Gedanken ergänzen: „Patientin" bzw. „Untersucherin".

Der Autor wünscht allen Leserinnen und Lesern viel Erfolg bei der Logopädieprüfung!

Baden-Baden, Dezember 2010
Dr. Hans Werner Eichel

Fragen

Teil 1 Hals-Nasen-Ohren-Heilkunde (235 Fragen)

1 Hör-und Gleichgewichtsorgan

1-1	Was gehört zum peripheren Hör- und Gleichgewichtssystem?
1-2	Was gehört zum zentralen Hörsystem?
1-3	Welche makroskopisch-anatomischen Strukturen bilden das Mittelohr?
1-4	Welche Funktion hat die Tuba auditiva?
1-5	Wie wird Luft in die Tuba auditiva eingebracht?
1-6	Was sind die Funktionen des äußeren Ohrs?
1-7	Was sind die Funktonen des Mittelohrs?
1-8	Was gehört zum Innenohr?
1-9	Was ist der Vestibularapparat?
1-10	Was ist das Corti-Organ? Wie ist es aufgebaut?
1-11	Was ist das Spiralganglion?
1-12	Was sind die Funktionen des Innenohrs?
1-13	Was bedeutet Hörbahn? Was bedeutet auditorischer Cortex?
1-14	Was bedeutet Otoskopie? Wie wird sie durchgeführt?
1-15	Welche Funktionsprüfungen können bei Ohrerkrankungen angezeigt sein?

1-16	Wie wird die Funktion der Tube geprüft?
1-17	Welche Bedeutung haben Nystagmen bei der Prüfung des Gleichgewichtssinns?
1-18	Wie werden Nystagmen befundet?
1-19	Welche Vestibularisprüfungen werden mittels Nystagmographie aufgezeichnet und ausgewertet?
1-20	Welche Bedeutung haben vestibulospinale Reflexe bei der Prüfung des Gleichgewichtssinns?
1-21	Was ist der Kopf-Impuls-Test?
1-22	Wozu dient die Tonschwellenaudiometrie?
1-23	Wozu dienen Vestibularisprüfungen?
1-24	Welche bildgebenden Verfahren werden am Ohr und Felsenbein eingesetzt?
1-25	Was sind Leitsymptome bei Ohrerkrankungen?
1-26	Welche topischen nichtoperativen Therapieformen sind im Ohr anwendbar?
1-27	In welcher anatomischen Region liegt die Ursache für eine Schallleitungsschwerhörigkeit? Was sind typische Diagnosen mit SLS?
1-28	In welcher anatomischen Region liegt die Ursache für eine Schallempfindungsschwerhörigkeit? Was sind typische Diagnosen mit dauerhafter SES und mit rückbildungsfähiger SES?
1-29	Welche angeborenen Fehlbildungen der Ohrmuschel werden unterschieden?
1-30	Was versteht man unter Gehörgangsatresie?
1-31	Was sind Folgen einer chronischen Tubenfunktionsstörung?
1-32	Was bedeutet Seromukotympanon? Welche Schwerhörigkeit ist die Folge?
1-33	Was sind wichtige Ursachen für eine Tubenfunktionsstörung im Kindesalter?

1-34 Was sind wichtige Ursachen für eine Tubenfunktionsstörung im Erwachsenenalter?

1-35 Welche Therapieverfahren werden bei Tubenfunktionsstörungen im Kindesalter eingesetzt?

1-36 Welches Verfahren zur Tubenerweiterung kann bei Erfolglosigkeit anderer Methoden ab 3 Jahren eingesetzt werden?

1-37 Wie werden Entzündungen des Ohres bezeichnet?

1-38 Wie wird eine Gehörgangsentzündung behandelt?

1-39 Welche Formen einer Otitis media werden unterschieden? Was sind charakteristische Symptome und Befunde?

1-40 Warum sollte ein Cholesteatom des Mittelohres operiert werden?

1-41 Welche Therapie wird bei akuter bakterieller Otitis media angewandt? Welche Komplikationen sollen hierdurch vermieden werden?

1-42 Wie lauten Definition und Leitsymptome bei akuter Mastoiditis, akuter Labyrinthitis, akuter Meningitis als Komplikation einer akuten Otitis media?

1-43 Bei welchen Krankheitsbildern besteht eine Trommelfellperforation? Was ist im Alltag zu beachten?

1-44 Was bedeutet Otosklerose? Wie kann diese behandelt werden?

1-45 Was bedeutet Presbyakusis?

1-46 Warum wird bei Presbyakusis von Betroffenen die Hörgeräteversorgung oft abgelehnt?

1-47 Was ist ein Hörsturz? Wie wird er aktuell therapiert?

1-48 Was sind Definition, Leitsymptome und Nystagmusbefund des Morbus Menière?

1-49 Wie wird das Menière-Syndrom aktuell therapiert?

1-50 Was bedeutet Zoster oticus?

1-51 Welche Schäden können durch Schall verursacht werden? Was sind die Kennzeichen?

1-52	Wie kann man Innenohrschäden durch Schall vermeiden?
1-53	Was bedeutet Barotrauma des Mittelohrs?
1-54	Wie wird eine traumatische Trommelfellruptur behandelt?
1-55	Was versteht man unter einer Felsenbeinfraktur? Welche Symptome bestehen?
1-56	Was bedeutet Vestibularisschwannom? Was sind Leitsymptome und Therapie?
1-57	Welche Ohrerkrankungen können eine periphere Fazialisparese zur Folge haben? Warum?
1-58	Welche sind die häufigsten Störungen des Vestibularapparats mit charakteristischem Nystagmusbefund?
1-59	Welche häufigen Gleichgewichtsstörungen zeigen keinen auffälligen Nystagmusbefund?
1-60	Was bedeutet benigner paroxysmaler Lagerungsschwindel? Wie wird dieser behandelt?
1-61	Was bedeutet akute einseitige Vestibulopathie?
1-62	Was bezeichnet Myringotomie? Was bezeichnet Paukendrainage? Wann können diese indiziert sein?
1-63	Was bezeichnet Tympanoplastik? Wann kann diese indiziert sein?
1-64	Was bedeutet Fazialisdekompression?

2 Nase und Nasennebenhöhlen

2-1	Was sind primäre und sekundäre Aufgaben der Atemwege?
2-2	Was sind die Charakteristika der Atemwegsschleimhaut?
2-3	Warum werden Nasen(haupt)höhlen und Nasennebenhöhlen als ein Organ betrachtet? Was gehört zu den NNH?
2-4	Was sind Nasenmuscheln?

2-5 Welche anatomischen Strukturen beeinflussen die nasale Luftdurchgängigkeit?

2-6 Welche Funktionen hat die Nase?

2-7 Was bedeutet gustatorisches (schmeckendes) Riechen?

2-8 Was bedeutet Rhinoskopie?

2-9 Wie wird die vordere Rhinoskopie durchgeführt?

2-10 Wie wird die hintere Rhinoskopie durchgeführt?

2-11 Welche endoskopischen Verfahren werden im Bereich von Nase und Nasennebenhöhlen eingesetzt?

2-12 Welche Funktionsprüfungen können bei Krankheiten der Nase und Nasennebenhöhlen angezeigt sein?

2-13 Welche Untersuchungen werden zur Allergiediagnostik eingesetzt?

2-14 Welche bildgebenden Verfahren werden im Bereich der Nase und Nasennebenhöhlen eingesetzt?

2-15 Was sind die Leitsymptome bei Nasen- und Nasennebenhöhlenerkrankungen?

2-16 Welche topischen nichtoperativen Therapieformen sind üblich?

2-17 Was ist eine Choanalatresie?

2-18 Welche sind die häufigsten Krankheitsbilder mit dem Symptom „dauerhaft behinderte Nasenatmung“? Wie werden diese therapiert?

2-19 Was versteht man unter Septumplastik? Bei welchem Krankheitsbild kann diese indiziert sein?

2-20 Was versteht man unter Septorhinoplastik? Bei welchem Krankheitsbild kann diese indiziert sein?

2-21 Wie können hyperplastische Nasenmuscheln operativ verkleinert werden?

2-22 Was sind Ursache und Therapie der akuten Rhinitis?

2-23 Was sind Nasenpolypen?

2-24	Was bedeutet Rhinosinusitis? Was ist die Ursache? Welche Diagnostik wird eingesetzt?
2-25	Was sind typische Symptome einer akuten Rhinosinusitis?
2-26	Was bedeutet odontogene Sinusitis maxillaris? Was bedeutet Pansinusitis?
2-27	Warum sind Manipulationen an Nasen- und Oberlippenfurunkeln zu unterlassen?
2-28	Was sind allgemeine und örtliche Ursachen für Nasenbluten?
2-29	Welche Erstmaßnahmen können Sie bei Nasenbluten durchführen?
2-30	Welche Allergene sind bei Kindern und Jugendlichen die häufigsten Auslöser für eine allergische Rhinitis und Konjunktivitis?
2-31	Welche kausalen und symptomatischen Therapieformen werden bei der allergischen Rhinokonjunktivitis eingesetzt?
2-32	Was bedeutet Analgetika-Intoleranz-Syndrom? Welche Therapie ist möglich?
2-33	Welche konservative und operative Therapie wird bei chronisch-polypöser Rhinosinusitis vorwiegend angewendet? Was bedeutet FESS?
2-34	Was versteht man unter einer frontobasalen Fraktur? Welche Symptome und Komplikationen drohen?
2-35	Was sind häufige Ursachen für Störungen des Geruchsinns?
2-36	Was ist die Folge einer operativen Entfernung des knöchernen Nasen- oder Kieferhöhlenbodens bei Karzinom?

3 Mundhöhle und Rachen

3-1	Was ist der Mundvorhof?
3-2	Was ist die eigentliche Mundhöhle?
3-3	Wie ist die Schleimhaut in Mundhöhle und Rachen beschaffen?

3-4	Wie wird der Rachen eingeteilt, zu welchen Höhlen bestehen jeweils Verbindungen?
3-5	Was ist der lymphatische Rachenring? Wozu dient er?
3-6	Wie werden die Zähne eindeutig benannt?
3-7	Wie sind Mundhöhle und Rachen sensibel innerviert?
3-8	Welche Muskeln und zugehörige Nerven sind an Kau-, Artikulations- und Schluckbewegungen beteiligt?
3-9	Wo ist der Geschmackssinn lokalisiert?
3-10	Wo münden die Speicheldrüsen?
3-11	Welche Funktionen haben Mundhöhle und Rachen?
3-12	Wie werden Mundhöhle und Mundrachen (außer Zungengrund) untersucht?
3-13	Wie werden die drei Etagen des Rachens visuell untersucht?
3-14	Wie werden in Mundhöhle und Rachen sensible und motorische Neven geprüft?
3-15	Wie wird der Geschmackssinn geprüft?
3-16	Welche bildgebenden Verfahren werden im Bereich von Mundhöhle und Rachen eingesetzt?
3-17	Was sind Leitsymptome bei Erkrankungen der Mundhöhle und des Rachens?
3-18	Welche topischen nichtoperativen Therapieformen sind üblich?
3-19	Was sind wichtige angeborene Fehlbildungen im Mundbereich? Was kennzeichnet das Pierre-Robin-Syndrom?
3-20	Wie werden Entzündungen in Mundhöhle und Rachen bezeichnet?
3-21	Welche häufigen Veränderungen der Zungenoberfläche können Sie bei der Mundhöhleninspektion erkennen?
3-22	Was bedeutet Adenoidhyperplasie?
3-23	Was sind die Symptome und Folgen einer Rachenmandelhyperplasie?

3-24	Was versteht man unter Adenotomie oder Adenektomie? Bei welchem Krankheitsbild kann diese indiziert sein?
3-25	Was bedeutet Tonsillenhyperplasie?
3-26	Was sind Symptome und Folgen der Gaumenmandelhyperplasie?
3-27	Was versteht man unter Tonsillektomie? Bei welchem Krankheitsbild kann diese indiziert sein?
3-28	Was versteht man unter Tonsillotomie? Bei welchem Krankheitsbild kann diese indiziert sein?
3-29	Was bedeutet Mononucleosis infectiosa? Was sind die Leitsymptome und der HNO-Befund?
3-30	Was bedeutet Globus pharyngis? Welche Therapie ist möglich?
3-31	Welche Diagnostik ist bei Globus pharyngis zum Ausschluss einer organischen Ursache erforderlich?
3-32	Was bedeutet Zenker-Divertikel (Hypopharynxdivertikel)?
3-33	Was sind Symptome, Diagnostik und Therapie des Zenker-Divertikels?
3-34	Welche ätiologischen Faktoren sind für Mundhöhlen-, Oro- und Hypopharynxkarzinome bekannt?
3-35	Was sind typische Symptome/Befunde bei Oropharynx- (z. B. Gaumenmandelkarzinom) oder Hypopharynxkarzinom?
3-36	Was sind typische Symptome/Befunde bei Zungen- und Mundbodenkarzinom?
3-37	Welches operative Verfahren wird zur Entfernung eines Hypopharynxkarzinoms bevorzugt angewandt? Welche Maximal-Operation kann abhängig von Tumorgröße und -sitz erforderlich sein?
3-38	Welche Funktionen können nach Tumoroperationen und -bestrahlungen im Mundhöhlen- und Oropharynxbereich beeinträchtigt sein? Was ist ein häufiger Schleimhautbefund?
3-39	Was sind häufige Ursachen für Störungen des Geschmacksinns?

4 Kehlkopf

4-1 Welche Gelenkverbindungen bestehen im Kehlkopf? Welche Bewegungen sind jeweils möglich?

4-2 Welche Muskeln heben, welche senken den Kehlkopf? Welche motorischen Nerven sind beteiligt?

4-3 Welche Muskeln öffnen, welche schließen die Glottis? Welche spannen die Stimmlippen?

4-4 Wie ist die motorische und sensible Versorgung des Kehlkopfes?

4-5 Wie ist der feingewebliche Schichtaufbau der Stimmlippe im Frontalschnitt von medial nach lateral? Wie werden die Schichten nach dem Body-Cover-Modell interpretiert? Wie ist der Schichtaufbau im kartilaginären Teil?

4-6 Welche Funktionen hat der Kehlkopf?

4-7 Was bedeutet Laryngoskopie?

4-8 Wie werden indirekte und direkte Laryngoskopie charakterisiert?

4-9 Welche Verfahren gehören zur indirekten Laryngoskopie? Wie sind diese charakterisiert?

4-10 Was ist der Vorteil der Videoaufzeichnung und Monitorbetrachtung bei der Laryngoskopie oder Laryngostroboskopie?

4-11 Wie und wozu wird die direkte Mikrolaryngoskopie eingesetzt?

4-12 Nach welchen Kriterien wird der Befund einer Laryngoskopie beurteilt?

4-13 Welche Stimmlippenpositionen werden bei der indirekten Laryngoskopie unterschieden?

4-14 Welche Funktionsprüfungen können bei Kehlkopferkrankungen angezeigt sein?

4-15 Welche bildgebenden Verfahren werden im Bereich des Kehlkopfes eingesetzt?

4-16 Was sind die Leitsymptome bei Kehlkopferkrankungen?

4-17	Welche topischen nichtoperativen Therapieformen sind möglich?
4-18	Was bedeutet Stridor? Was ist ein Stridor congenitus?
4-19	Was ist eine Laryngozele?
4-20	Was ist ein äußeres Kehlkopftrauma?
4-21	Was ist ein inneres Kehlkopftrauma?
4-22	Wie entstehen Kehlkopf- und Trachealstenosen?
4-23	Was sind Ätiologie, Symptome, Befunde, Therapie bei akuter Laryngitis?
4-24	Was sind mögliche Ursachen einer chronischen Laryngitis? Was ist entsprechend die kausale Therapie?
4-25	Wie ist der laryngoskopische Befund bei chronischer Laryngitis?
4-26	Was sind häufige gutartige Tumore und Pseudotumore der Stimmlippen?
4-27	Welche Ödembildungen kommen im Kehlkopf vor?
4-28	Was ist eine Präkanzerose?
4-29	Was sind disponierende Faktoren für ein Larynxkarzinom?
4-30	Wie werden Larynxkarzinome nach der anatomischen Region eingeteilt? Wie ist die relative Häufigkeit?
4-31	Welche Bewegungsstörungen der Stimmlippen lassen sich unterscheiden? Wo liegt die die Ursache?
4-32	Was ist das Leitsymptom und der laryngoskopische Befund bei ein- oder beidseitiger Rekurrensparese?
4-33	Was sind häufige Ursachen einer Rekurrensparese?
4-34	Was sind Leitsymptome und laryngoskopischer Befund bei einseitiger nukleärer oder infranukleärer Vagusparese (oberhalb Abgang Nn. larygei)? Welcher Hirnnerv ist oft mitbetroffen?
4-35	Was bedeutet induzierte laryngeale Obstruktion (syn.: Vocal Cord Dysfunction?) Wie wird diese behandelt? Was bedeutet EILO?

4-36 Was ist ein Laryngospasmus (Glottiskrampf)?

4-37 Welche endoskopischen Operationen kommen bei der Kehlkopfchirurgie zum Einsatz?

4-38 Welche offenen Operationen kommen bei der Kehlkopfchirurgie zum Einsatz?

4-39 Welche Operationen sind in indirekter Laryngoskopie möglich?

4-40 Welche Operationen sind in direkter Mikrolaryngoskopie möglich?

4-41 Was sind Vorteile der Chirurgie in direkter Mikrolaryngoskopie?

4-42 Welche Operationen werden bei bösartigen Kehlkopftumoren durchgeführt?

4-43 Was bedeutet Dekortikation?

4-44 Was bedeutet Chordektomie?

4-45 Was bedeuten vertikale und horizontale Teilresektion?

4-46 Was bedeutet Laryngektomie? Bei welchem Krankheitsbild kann diese indiziert sein?

5 Luftröhre und Speiseröhre

5-1 Was ist der Tracheobronchialbaum?

5-2 Was bedeutet Tracheobronchoskopie? Wie wird diese durchgeführt?

5-3 Wozu ist die Tracheobronchoskopie aus hals-nasen-ohrenärztlicher Sicht indiziert?

5-4 Was sind Leitsymptome bei Erkrankungen des Tracheobronchialbaumes?

5-5 Was bedeutet endotracheale Intubation? Wann ist diese indiziert?

5-6 Was bedeutet Tracheotomie? Bei welchen Krankheitsbildern ist diese indiziert?

5-7 Wie wird eine Tracheotomie durchgeführt?

5-8 Was bedeutet Koniotomie? Wann kann diese indiziert sein?

5-9 Welche Funktionen erfüllt die Trachealkanüle?

5-10 Welche Trachealkanülen werden unterschieden?

5-11 Wann wird eine blockbare Trachealkanüle verwendet?

5-12 Wann ist eine gesiebte Kanüle mit Sprechventilaufsatz indiziert?

5-13 Was sind Vorteil und Nachteil einer Innenkanüle?

5-14 Was gehört zur Tracheostomapflege? Was bedeutet HME?

5-15 Was bedeutet Dekanülierung? Was ist die Voraussetzung?

5-16 Wie wird ein Tracheostoma verschlossen?

5-17 Wie ist der Ösophagus aufgebaut? Was ist Peristaltik?

5-18 Was versteht man unter oberem und unterem Ösophagussphinkter?

5-19 Was versteht man unter Ösophagoskopie? Wie wird diese durchgeführt? Bei welchen Krankheitsbildern kann diese indiziert sein?

5-20 Was sind Leitsymptome bei Erkrankungen der Speiseröhre?

5-21 Wie werden festsitzende Fremdkörper aus dem Ösophagus entfernt?

5-22 Was bedeutet GERD? Welche Erkrankungen und Störungen können hierdurch im HNO-Bereich mit verursacht werden?

5-23 Welche diagnostischen und therapeutischen Maßnahmen werden bei GERD durchgeführt?

5-24 Was bedeutet OMIEI? Wie kann diese Ösophagitis verhindert werden?

6 Hals, Speicheldrüsen und Onkologie

6-1 Welche wichtigen Krankheitsbilder führen zu sicht- oder tastbaren Schwellungen am äußeren Hals?

6-2 Welche bildgebenden Verfahren werden am Hals eingesetzt?

6-3 Wie werden die Speicheldrüsen sekretorisch efferent innerviert?

6-4 Was sind die Leitsymptome einer Erkrankung der Ohr- oder Unterkieferspeicheldrüse?

6-5 Was bedeutet Sjögren-Syndrom?

6-6 Was bedeutet Sialolithiasis? Welche Therapie kann indiziert sein?

6-7 Was ist eine Ranula?

6-8 Was bedeuten Struma nodosa, Struma diffusa, Struma maligna, blande Struma?

6-9 Was bedeuten Euthyreose, Hyperthyreose, Hypothyreose?

6-10 Was ist die häufigste Ursache und Pathogenese einer gutartigen Struma?

6-11 Welche Nerven sind bei wichtigen Operationen am Hals gefährdet?

6-12 Was sind wesentliche Kennzeichen von malignen (bösartigen) Tumoren?

6-13 Was sind Kennzeichen von benignen (gutartigen) Tumoren?

6-14 Was umfasst die hno-ärztliche Diagnostik bei Verdacht auf Tumorerkrankung?

6-15 Was bedeutet TNM-Klassifikation?

6-16 Welches glottische Larynxkarzinom hat die bessere Heilungschance: a) T1 N0 M0 oder b) T4 N1 M1? Warum?

6-17 Was bedeuten lymphogene und hämatogene Metastasierung?

6-18 Was bedeutet Tumorsesektion?

6-19 Was bedeutet Neck dissection? Wann ist diese indiziert?

6-20 Welche Formen der Neck dissection werden nach dem Ausmaß der entfernten Lymphknoten unterschieden?

6-21 Welche Formen der Neck dissection werden nach der Zielindikation unterschieden?

6-22 Welche nicht-chirurgischen Verfahren werden bei bösartigen Tumoren im Kopf-Hals-Bereich eingesetzt?

6-23 Was bedeuten kurative und palliative Tumortherapie?

6-24 Was können Folgen einer Tumorresektion im HNO-Bereich und/oder Neck Dissection sein?

6-25 Welche unerwünschten Wirkungen können bei Strahlentherapie im Kopf-Hals-Bereich auftreten?

6-26 Wie werden Gewebeverluste nach Tumorresektion plastisch-chirurgisch ausgeglichen?

Teil 2
Phoniatrie (295 Fragen)

7 Stimmstörungen

7-1 Welche aerodynamischen und myoelastischen Vorgänge bewirken eine Stimmlippenschwingung?

7-2 Von welchen anatomisch-physiologischen Parametern hängen Grundtonhöhe und Lautstärke des primären Stimmschalls ab?

7-3 Was bedeuten primärer und sekundärer Stimmschall?

7-4 Was bedeutet Ansatzrohr?

7-5 Welche Atemformen werden nach der Art der aktiven Thoraxerweiterung unterschieden? Welche Atemform gilt als physiologisch?

7-6 Wie ist die Vitalkapazität definiert? Wie wird die Vitalkapazität bestimmt? In welcher Größenordnung liegt die Vitalkapazität bei Mann und Frau?

7-7 Was bedeuten FEV1 und PEF als Messergebnisse bei der Lungenfunktionsprüfung? Wie werden sie bestimmt?

7-8 Wie ist der Zusammenhang zwischen Atemstörungen und Stimmstörungen?

7-9 Welche organischen Atemstörungen werden unterschieden?

7-10 Welche Atemparameter können durch funktionelle Atemstörungen ohne organpathologische Veränderungen verändert sein?

7-11	Welche wichtigen Krankheitsbilder bedingen obstruktive oder restriktive Atemstörungen?
7-12	Welche Orientierungswerte gelten für den Atemquotienten bei Erwachsenen bei Ruhe-, Sprech-, Singatmung?
7-13	Was bedeutet Appoggio oder Atemstütze?
7-14	Welche laryngoskopischen Verfahren werden zur anatomischen und orientierend funktionellen Beurteilung von Glottis und Ansatzrohr eingesetzt?
7-15	Welche laryngoskopischen Verfahren werden zur anatomischen und funktionellen Stimmlippenbeurteilung eingesetzt?
7-16	Was ist das Prinzip der Larynxstroboskopie?
7-17	Welche Möglichkeiten bietet die Hochgeschwindigkeitskinematografie im Unterschied zur Stroboskopie?
7-18	Nach welchen Kriterien wird der Befund einer Stimmlippenstroboskopie beurteilt?
7-19	Was bedeutet respiratorischer Stillstand? Was bedeutet phonatorischer Stillstand?
7-20	Wie wird eine Elektroglottographie durchgeführt?
7-21	Welche Größen sind bei der Beurteilung einer Elektroglottographie wichtig?
7-22	Wie wird die Elektromyographie des Kehlkopfs durchgeführt?
7-23	Wozu kann eine Elektromyographie des Kehlkopfes indiziert sein?
7-24	Was bedeutet Heiserkeit?
7-25	Was bedeutet RBH-System? Wie wird der normale Stimmklang eingestuft?
7-26	Was bedeutet GRBAS System?
7-27	Wie wird der Phonationsquotient bestimmt?
7-28	Was wird bei der Stimmfeldmessung bestimmt?

7-29 Wie wird eine Stimmfeldmessung durchgeführt?

7-30 Was sind die normalen Werte stimmgesunder Personen für Stimmdynamik und Stimmumfang?

7-31 Welche stimmlichen Kriterien sind einer auditiven Beurteilung, gegebenenfalls unter Einsatz welcher einfachen Hilfsmittel zugänglich?

7-32 Welche stimmlichen Kriterien können mit Mikrofon und Anzeige des Stroboskops bestimmt werden?

7-33 Wie sind die Normalwerte für die mittlere Sprechstimmlage bei Männern und Frauen in Hertz und in musikalischen Tönen? Was bedeutet Indifferenzlage?

7-34 Was bedeuten Stimmeinsatz und Stimmabsatz?

7-35 Was bedeuten Jitter, Shimmer, Periodenkorrelation?

7-36 Was bedeutet Glottis-to-Noise-Excitation-Ratio?

7-37 Wie wird eine computergestützte Heiserkeitsanalyse durchgeführt?

7-38 Welche Parameter des Stimmschalles werden im Spektrogramm (Sonagramm) dargestellt? Wozu kann es therapeutisch eingesetzt werden?

7-39 Welche stimmlichen Parameter sind sonografisch bei Phonation eines Vokals darstellbar?

7-40 Was bedeutet Voice Handicap Index?

7-41 Was bedeutet Dysphonie Severity Index?

7-42 Welche Kriterien umfasst das Basisprotokoll der European Laryngological Society zur Stimmbeurteilung?

7-43 Wie wird ein Stimmbelastungstest durch durchgeführt?

7-44 Welches sind die Symptome einer Stimmstörung?

7-45 Wie werden Stimmstörungen eingeteilt?

7-46 Welche Ursachen kommen für eine primär organische Stimmstörung in Betracht?

7-47	Was kennzeichnet eine dysplastische Dysphonie?
7-48	Was bedeutet Sulcus glottidis oder Sulcus vocalis?
7-49	Welche Symptomatik zeigen zentral-neurologische Bewegungsstörungen des Kehlkopfes?
7-50	Was bedeutet spasmodische Dysphonie? Wie wird sie aktuell therapiert?
7-51	Was sind Leitsymptom und laryngoskopischer Leitbefund bei einseitiger peripherer Parese des N. laryngeus superior, des N. laryngeus recurrens, des N. vagus oberhalb des Abganges der Nn. laryngei?
7-52	Was sind Leitsymptom und laryngoskopischer Leitbefund bei beidseitiger peripherer Parese des N. laryngeus superior, des N. laryngeus recurrens, beider Nervi laryngei?
7-53	Was ist das Ziel der logopädischen Behandlung bei einseitiger Rekurrensparese?
7-54	Was ist das Ziel der operativen Therapie einer einseitigen und beidseitigen Rekurrensparese?
7-55	Welche operativen Verfahren werden bei einseitiger und beidseitiger Rekurrensparese angewandt?
7-56	Welche Voraussetzungen sollten vor Anwendung einer perkutanen Reizstromtherapie bei einseitiger Stimmlippenparese gegeben sein?
7-57	Wann ist eine perkutane Elektrotherapie bei Stimmlippenlähmung kontraindiziert?
7-58	Wie beeinflussen Medikamente die Stimme?
7-59	Was sind altersbedingte Veränderungen mit Auswirkungen auf Stimmklang und Stimmleistung?
7-60	Bei welchen organischen Kehlkopferkrankungen ist keine primäre logopädische Therapie angezeigt? Warum?
7-61	Was sind Orientierungswerte für Beginn und Dauer der Mutation sowie Vertiefung der mittleren Sprechstimmlage bei der Mutation von Jungen und Mädchen?
7-62	Wie sind funktionelle Mutationsstörungen definiert?

7-63	Wie sind organische Mutationsstörungen definiert?
7-64	Welche funktionellen Mutationsstörungen können eine logopädische Behandlung erfordern?
7-65	Welche hormonell bedingten Stimmstörungen gelten als physiologisch bei Frauen?
7-66	Was bedeutet Virilisierung der Stimme? Wodurch wird sie ausgelöst?
7-67	Funktionsstörungen und Krankheiten welcher endokrinen Organe können eine hormonelle Stimmstörung verursachen?
7-68	Welche Faktoren können eine primär funktionelle Stimmstörung bewirken?
7-69	Wie ist die Pathogenese bei typischen symptomatischen oder extralaryngealen funktionellen Stimmstörungen?
7-70	Wie werden funktionelle Stimmstörungen nach der Leitsymptomatik eingeteilt?
7-71	Was sind typische Zeichen der Hypofunktion?
7-72	Was sind typische Zeichen der Hyperfunktion?
7-73	Was bedeutet Lombard-Effekt oder Lombard-Reflex?
7-74	Was sind Kennzeichen einer psychogenen Aphonie?
7-75	Was kennzeichnet eine psychogene Dysphonie?
7-76	Was bedeutet Dysodie? Was sind die Symptome?
7-77	Was bedeutet zervikogene Dysphonie? Was ist therapeutisch zu beachten?
7-78	Was sind phonationsassoziierte sekundär-organische Veränderungen?
7-79	Was sind Phonationsverdickungen?
7-80	Was bedeutet Sanduhrglottis?
7-81	Was bedeutet „Sandwich-Behandlung" bei sekundär-organischen Stimmstörungen?
7-82	Was bedeuten erwünschte und unerwünschte Taschenfaltenstimme?

7-83	Bei welchen Stimmlippenbefunden gelten Stimmüberlastung und hyperfunktionelle Stimmstörung neben organischen Faktoren als pathogenetisch?
7-84	Wie entsteht ein Stimmlippenpolyp? Wie wird er therapiert?
7-85	Was sind Kontaktveränderungen der Stimmlippen? Welche Faktoren können zur Ätiopathogenese beitragen? Wie ist die Therapie?
7-86	Was ist ein Reinke-Ödem? Wie wird es therapiert?
7-87	Was bedeutet Bresgen-Handgriff? Wozu wird er eingesetzt?
7-88	Welche prinzipiellen therapeutischen Möglichkeiten bestehen bei Stimmstörungen?
7-89	Wie wird das Therapieziel Euphonie definiert?
7-90	An welchen Funktionskreisen setzt die funktionelle Stimmtherapie an?
7-91	Was sind indirekte Methoden in der funktionellen Stimmtherapie?
7-92	Was sind direkte Methoden in der funktionellen Stimmtherapie?
7-93	Was ist das Lee-Silverman-Voice Treatment?
7-94	Was sind Semi-occluded Vocal Tract Exercises? Was ist die Lax-Vox-Methode?
7-95	Was sind spezielle Maßnahmen bei der logopädischen Behandlung von kindlichen Stimmstörungen?
7-96	Was bedeutet Phonochirurgie? Welche endoskopischen grundsätzlichen Verfahren werden angewandt?
7-97	Was ist der photoangiolytischer Laser?
7-98	Was bedeutet Thyroplastik?
7-99	Was sind die Grundtypen der Thyroplastik für welche Indikation?

8 Stimmrehabilitation nach Kehlkopfoperationen

8-1	Wie ist die Nachsorge nach Operationen im Kehlkopf?
8-2	Wie ist die Nachsorge nach chirurgischer Tracheotomie?
8-3	Wie ist die Nachsorge nach Laryngektomie?
8-4	Welche Indikationen gibt es für Logopädie nach Operationen an den Stimmlippen?
8-5	Welche Ziele hat die logopädische Therapie nach Tumoroperationen im Kehlkopf?
8-6	Wie ist die Glottisfunktion nach ein- und beidseitiger Dekortikation?
8-7	Wie ist die Glottisfunktion nach Chordektomie und vertikaler Teilresektion?
8-8	Wie ist die Atem- und Stimmsituation nach Laryngektomie? Welche Sinnesfunktion ist erschwert?
8-9	Was kann die Glottisfunktion nach Laryngektomie übernehmen?
8-10	Wie erfolgt die Luftzufuhr zur Pseudoglottis am oberen Ösophagussphinkter nach Laryngektomie?
8-11	Wie funktioniert die Ösophagusersatzstimme nach Laryngektomie mittels Ventilprothese?
8-12	Wie funktioniert die Ösophagusersatzstimme nach Laryngektomie mittels Ructus?
8-13	Welche Methode zur Stimmrehabilitation nach Laryngektomie wird bevorzugt? Warum?
8-14	Was sind Nachteile und Komplikationen der Ösophagusersatzstimme mittels Ventilprothese?
8-15	Was ist der Unterschied in der Indikation für eine Sprechkanüle oder eine Stimmventilprothese? Was ist beiden Prothesen gemeinsam?

9 Störungen der Sprach- und Sprechentwicklung

9-1 Was ist Sprache?

9-2 Was bedeuten Sprachverständnis und Sprachproduktion?

9-3 Was bedeuten Sprachkompetenz und Sprachperformanz? Was sind Sprachmodalitäten?

9-4 Was sind Sprachstörungen?

9-5 Was ist Sprechen?

9-6 Was bedeutet Artikulation?

9-7 Was bedeutet Prosodie?

9-8 Was sind Sprechstörungen?

9-9 Wann gilt ein Kind im Vorschulalter als sprachgesund?

9-10 Wie und in welchen Bereichen vollzieht sich die Sprachentwicklung?

9-11 Welche Vorläuferfähigkeiten für den Spracherwerb werden im ersten Lebensjahr erworben?

9-12 Wie ist die Entwicklung der Vokalisation im 1. Lebensjahr?

9-13 Was bedeuten Meilenstein und Grenzstein in der Sprachentwicklung?

9-14 Was sind definierte Grenzsteine des Spracherwerbs, die 90 % der normal entwickelten Kinder erreichen?

9-15 Welche Voraussetzungen sind für eine normale Sprachentwicklung erforderlich?

9-16 Was bedeuten Phonerwerb und Phonemerwerb?

9-17 Was sind phonologische Prozesse?

9-18 Was bedeutet phonologische Bewusstheit?

9-19 Was sind die Voraussetzungen für gleichzeitigen Erwerb mehrerer Lautsprachen?

9-20 Welche Störungen der Sprach- und Sprechentwicklung werden nach der aktuellen interdisziplinären Leitlinie unterschieden?

9-21	Was sind umgebungsbedingte Sprachauffälligkeiten?
9-22	Was bedeutet Sprachentwicklungsverzögerung (SEV)?
9-23	Was sind Late Talker und Late Bloomer?
9-24	Wann spricht die Leitlinie von Sprachentwicklungsstörung (SES)?
9-25	Was ist eine umschriebene Sprachentwicklungsstörung (USES)?
9-26	Was ist eine Sprachentwicklungsstörung im Rahmen von Komorbidität?
9-27	Was sind assoziierte Störungen bei USES?
9-28	Welche anderen Störungen des Sprech- und Spracherwerbs werden von USES und SES mit Komorbidität unterschieden?
9-29	Was ist zu Ätiologie und Häufigkeit einer USES bekannt?
9-30	Was sind diagnostische Kriterien der Leitlinie für das Vorliegen einer USES?
9-31	Welche Formen der Störungen des Lauterwerbs werden unterschieden?
9-32	Was bezeichnet Dyslalie? Warum gilt der Begriff als unpräzise?
9-33	Welche Ziele verfolgen Screening und Erstdiagnostik bei Verdacht auf Sprachentwicklungsstörung?
9-34	Was umfasst die Diagnostik bei Sprachentwicklungsstörung?
9-35	Welche qualitätsgeprüften Untersuchungsinstrumente werden für welches Alter angeboten?
9-36	Wie ist prinzipiell die Therapie bei einer Sprach- oder Sprechentwicklungsstörung? Was ist Grundvoraussetzung jeder Sprach- oder Sprechtherapie?
9-37	Was bedeutet Frühintervention?
9-38	Was ist der Unterschied zwischen Sprachförderung und Sprachtherapie?
9-39	Wann sollte die Therapie bei einer Sprachentwicklungsstörung beginnen?

9-40 Welche Kommunikationsbehinderungen können beim Down-Syndrom vorliegen?

10 Neurogene Sprach- und Sprechstörungen

10-1 Wie werden Sprach- und Sprechfunktionen im Gehirn lokalisiert?

10-2 Was sind Sprachzentren? Was ist die sprachdominante Hemisphäre?

10-3 Welche Sprachzentren sind definiert?

10-4 Was bezeichnet Aphasie?

10-5 Welche sind die häufigsten Ursachen einer Aphasie?

10-6 Welchen Regionen werden die Aphasie-Syndrome zugeordnet? Welche sind Standardsyndrome?

10-7 Wie werden Aphasien nach der Flüssigkeit der Sprachproduktion eingeteilt?

10-8 Welche Leitsymptome kennzeichnen die einzelnen Aphasieformen?

10-9 Was sind Paraphasien, Agrammatismus, Paragrammatismus?

10-10 Was kennzeichnet die Phasen im Verlauf der schlaganfallbedingten Aphasien? Wie hoch ist der Anteil der spontanen Erholung?

10-11 Welche sprachlichen und nichtsprachlichen neurologischen Störungen können zusammen mit einer Aphasie auftreten?

10-12 Was beinhaltet der Aachener Aphasie-Test? Wann kann er bei nichtkomatösen Patienten eingesetzt werden? Mit welchem Ziel wird er eingesetzt?

10-13 Was beinhaltet der Aachener Aphasie-Bedside-Test? Wann kann er bei nichtkomatösen Patienten eingesetzt werden? Mit welchem Ziel wird er eingesetzt?

10-14 Welche Phasen und Prinzipien werden in der Sprachrehabilitation unterschieden?

10-15 Was sind die Besonderheiten einer Aphasie im Kindesalter?

10-16 Von welchen Faktoren wird die Prognose der Aphasie beeinflusst?

10-17 Welche Therapiemöglichkeiten gibt es ergänzend zur logopädischen Übungsbehandlung?

10-18 Wie ist die Kognitive Kommunikationsstörung definiert? Welche kommunikativen Defizite bestehen?

10-19 Wie ist der Vorgang des Sprechens im Nervensystem organisiert?

10-20 Was bezeichnet Sprechapraxie?

10-21 Was bezeichnet bukkofaziale Apraxie?

10-22 Was sind die Symptome der Sprechapraxie?

10-23 Was bezeichnet verbale Entwicklungsdyspraxie? Was sind die Symptome?

10-24 Was bezeichnet Dysarthrophonie?

10-25 Welche Nosologien können eine Dysarthrophonie verursachen?

10-26 Welche anatomischen Regionen entsprechen den Bewegungsstörungen bei Dysarthrophonie?

10-27 Welche Funktionen des Sprechens können in welchen Ausprägungen bei einer Dysarthrie gestört sein?

10-28 Wie ist das Sprechen beim Parkinson-Syndrom?

10-29 Welche Störungen können mit einer Dysarthrophonie kombiniert sein?

10-30 Welche Diagnostik ist bei der Dysarthrie erforderlich?

10-31 Was prüft der Frenchay-Test?

10-32 Was prüfen die Bogenhausener Dysarthrieskalen?

10-33 Welche Therapie kann bei einer Dysarthrie erforderlich sein?

10-34 Welche Kommunikations- und assoziierte Störungen können bei infantiler Zerebralparese vorliegen?

10-35 Welche Bewegungsstörungen bewirken die Dysarthrophonie bei Zerebralparese?

10-36 Welche Therapieansätze nutzt die Logopädie bei Kindern mit Zerebralparese?

10-37 Was bedeutet unterstützte Kommunikation?

10-38 Welche Kommunikationsformen und -hilfen werden bei der unterstützten Kommunikation eingesetzt?

11 Störungen der Artikulationsorgane

11-1 Was sind Artikulationsstörungen?

11-2 Wie werden Artikulationsstörungen nach der Ätiopathogenese eingeteilt?

11-3 Was bedeutet phonetische Entwicklungsstörung? Welche ist die häufigste Lautfehlbildung?

11-4 Welche Untersuchungen sind erforderlich?

11-5 Welche Therapiemethoden werden angewandt?

11-6 Was bezeichnet Dysglossie?

11-7 Was bedeutet Dysgnathie?

11-8 Wie werden Dysglossien nach Ursache und Lokalisation eingeteilt?

11-9 Welche Untersuchungen sind bei einer Dysglossie erforderlich?

11-10 Welche Therapieformen werden bei Dysglossien in Hinblick auf die Ätiologie angewandt?

11-11 Was bedeutet orofaziale Dysfunktion bzw. orofaziale myofunktionelle Störung?

11-12 Was sind Primär-, Sekundär-, Para- und Dysfunktionen des orofazialen Systems?

11-13 Was sind die Leitsymptome der orofazialen Dysfunktion?

11-14 Wie ist die normale und wie die pathologische Bewegung der Zunge beim Auslösen des Schluckreflex?

11-15 Welche Faktoren bewirken eine orofaziale Dysfunktion?

11-16 Welche Untersuchungen werden bei orofazialer Dysfunktionen durchgeführt?

11-17 Welche Therapie wird bei orofazialen myofunktionellen Störungen angewandt?

11-18 Was bezeichnet Nasalität? Welche pathologischen Formen der Nasalität werden unterschieden?

11-19 Was bedeutet Rhinophonie?

11-20 Was bedeutet Rhinolalie?

11-21 Was kennzeichnet Palatolalie?

11-22 Was kennzeichnet die velopharyngeale Insuffizienz?

11-23 Was sind organische Ursachen einer Hyporhinophonie?

11-24 Was kennzeichnet und bewirkt eine funktionelle Hyporhinophonie?

11-25 Was sind organische Ursachen einer Hyperrhinophonie?

11-26 Was kennzeichnet und bewirkt eine funktionelle Hyperrhinophonie?

11-27 Was kennzeichnet eine Rhinophonia mixta und eine Rhinophonie alternans?

11-28 Welche Untersuchungen zur Prüfung der Nasalität und Velumfunktion sind üblich?

11-29 Was misst ein Nasometer? Was bezeichnet Nasalanz?

11-30 Was ist eine Lippen-Kiefer-Gaumenspalte?

11-31 Was bedeutet submuköse Spalte? Wie wird sie erkannt?

11-32 Wie werden Spalten klassifiziert?

11-33 Welche Symptome bestehen bei (Lippen-Kiefer-)Gaumenspalten?

11-34 Welche Maßnahmen gehören zur Therapie von Patienten mit Lippen-Kiefer-Gaumenspalte?

11-35 Was bezeichnet Velopharyngoplastik? Wann ist diese indiziert?

12 Störungen des Redeflusses

12-1 Was kennzeichnet physiologische und pathologische Sprechunflüssigkeit?

12-2 Was unterscheidet die entwicklungsbedingte Sprechunflüssigkeit vom originär-neurogenen Stottern?

12-3 Welche Störungsbilder mit stottertypischer Symptomatik werden unterschieden? Welches ist das häufigste?

12-4 Wie wird das originäre neurogene nicht-syndromales Stottern nach der Leitlinie definiert?

12-5 Was sind Kernsymptome des Stotterns?

12-6 Was sind weitere sprechmotorische Symptome des Stotterns?

12-7 Was sind motorische, vegetative, psychische Begleitsymptome?

12-8 Welche pathogenetischen Faktoren für das originäre neurogene nicht-syndromale Stottern werden angenommen?

12-9 Welche Fakten zu Epidemiologie und Komorbiditäten des Stotterns sind bekannt?

12-10 Welche Diagnostikinstrumente werden eingesetzt?

12-11 Nach welchen Kriterien sollten die Video/Audio-Aufnahme ausgewertet werden?

12-12 Was sind die Prinzipien der Stottertherapie?

12-13 Welche Stottertherapien werden nach der Leitlinie Empfohlen? Für welche Altersgruppe?

12-14 Welche Stottertherapien werden nach der Leitlinie nicht empfohlen?

12-15 Was bedeutet Poltern?

12-16 Was sind poltertypische Symptome? Was empfiehlt die Leitlinie zu Diagnostik und Therapie?

12-17 Was kennzeichnet Logophobie?

12-18 Was sind die verschiedenen Bedeutungen von Mutismus?

13 Schluckstörungen

13-1 Wie wird Schlucken definiert?

13-2 Was bedeutet Bolus?

13-3 Welche Phasen werden beim Schluckvorgang unterschieden?

13-4 Was kennzeichnet die orale Vorbereitungsphase?

13-5 Was kennzeichnet die orale Transportphase?

13-6 Was kennzeichnet die pharyngeale Phase?

13-7 Was kennzeichnet die ösophageale Phase?

13-8 Was bedeutet Pattern Generators for Swallowing?

13-9 Warum sind Störungen der ösophagealen Phase keine Indikation für logopädische Therapie?

13-10 Was kennzeichnet das Schlucken des Säuglings?

13-11 Welche Störungen können in den oralen Schluckphasen auftreten?

13-12 Welche Störungen können in der pharyngealen Schluckphase auftreten?

13-13 Welche Störungen können in der ösophagealen Schluckphase auftreten?

13-14 Was sind mögliche Folgen einer Schluckstörung?

13-15 Was sind Symptome und Folgen einer Aspiration?

13-16 Wie werden Penetration oder Aspiration in Bezug auf den Schluckreflex beschrieben?

13-17 Welche prinzipiellen Ursachen können eine Dysphagie bewirken?

13-18 Welche neurologischen Krankheiten können eine Dysphagie bewirken?

13-19 Welche primären Pathologien können eine strukturelle Dysphagie verursachen?

13-20 Welche Pathologien nach Tumorbehandlung können eine strukturelle Dysphagie verursachen?

13-21 Was sind mögliche Ursachen einer postpartalen Saugstörung?

13-22 Was bedeuten Presbyphagie und Presbydysphagie?

13-23 Was sind altersinvolutive Vorgänge mit Auswirkung auf das Schlucken?

13-24 Welche häufig verordneten Medikamente beeinträchtigen das Schlucken?

13-25 Welche Fragen soll die Schluckdiagnostik klären?

13-26 Was sind die Säulen der Schluckdiagnostik?

13-27 Welche Funktion haben Screeninguntersuchungen auf Dysphagie? Wie laufen diese ab?

13-28 Wie werden Malnutrition und Dehydratation festgestellt?

13-29 Was umfasst die klinische Untersuchung einer Schluckstörung durch die Logopädin?

13-30 Wie wird der Aspirationsschnelltest durchgeführt?

13-31 Wozu dient der Bogenhausener Dysphagie Score (BODS)?

13-32 Welche pharyngolaryngoskopischen Verfahren werden eingesetzt?

13-33 Wie läuft die FEES ab?

13-34 Welche Untersuchungen gehören zur FEES nach dem Langmore Protokoll?

13-35 Wozu dient die Penetrations-Aspirationsskala nach Rosenbek?

13-36 Welche radiologischen Verfahren werden eingesetzt? Was sind Vor- und Nachteile gegenüber der Endoskopie?

13-37 Welche ergänzenden diagnostischen Verfahren können je nach Krankheitsbild indiziert sein?

13-38 Was sind die Säulen der Therapie bei Schluckstörungen?

13-39 Was sind Maßnahmen der medizinischen Basisversorgung bei Schluckstörung

13-40 Was typische endoskopische und chirurgische Maßnahmen bei struktureller Dysphagie?

13-41 Was sind medikamentöse, interventionelle und operative Maßnahmen zur Wiederherstellung oder Besserung neurogener Dysphagie?

13-42 Welche medizinischen Begleitmaßnahmen können erforderlich sein?

13-43 Welche Notfallmaßnahmen können bei Aspiration erforderlich werden?

13-44 Wie führen Sie das Heimlich-Manöver beim Erwachsen, Kleinkind, Säugling durch?

13-45 Welche Ziele hat die logopädische funktionelle Dysphagietherapie?

13-46 Was sind Methoden der Restitution?

13-47 Welche Kräftigungsübungen werden häufig angewandt? Für welche Muskeln?

13-48 Welche elektrischen Stimuationsmethoden werden bei Schlaganfallpatienten eingesetzt?

13-49 Was sind Methoden der Kompensation?

13-50 Was sind Methoden der Adaptation?

Teil 3
Audiologie und Pädaudiologie (165 Fragen)

14 Akustische und hörphysiologische Grundlagen

14-1 Was ist Schall physikalisch? Was ist hörbarer Schall?

14-2 Was bezeichnet die Amplitude bei einer mechanischen Schwingung oder Schallwelle?

14-3 Was bedeutet Periode? Was unterscheidet periodische von aperiodischen Schwingungen?

14-4 Wie ist Frequenz definiert? Wie wird Frequenz empfunden?

14-5 Was ist ein Reinton, ein Klang, ein Geräusch akustisch?

14-6 Was ist Schalldruck? Wie ist er definiert? Wie ist die Einheit des Schalldrucks?

14-7 Welcher Schall kann bei Menschen eine Hörempfindung auslösen?

14-8 Wie werden Schallereignisse quantitativ bildlich dargestellt?

14-9 Wie stellen sich Reinton, Klang, Geräusch im Oszillogramm und als Spektrum dar?

14-10 Was ist die Definition und die Einheit des Schalldruckpegels L?

14-11 Was bedeuten die Zusätze SPL und HL bei der Angabe eines Schalldruckpegels?

14-12 Was bedeutet der Zusatz A bei der Angabe eines dB-Wertes?

14-13	Was bedeuten Hörfeld und Sprachfeld?
14-14	Was bedeutet weißes Rauschen? Was bedeutet Schmalbandrauschen? Wie wird Schmalbandrauschen näher bestimmt?
14-15	Was ist ein amplitudenmodulierter Ton, was ein frequenzmodulierter?
14-16	Welche Schallereignisse stellen Vokale, stimmhafte und stimmlose Konsonanten dar?
14-17	Welche Frequenzbereiche sind zur Spracherkennung wichtig?
14-18	Was sind Nutzschall und Störschall?
14-19	Was sind die Funktionen des Mittelohrs?
14-20	Wie und wozu erfolgt die Impedanzanpassung im Mittelohr?
14-21	Wie und wozu erfolgt die Luftdruckanpassung im Mittelohr?
14-22	Wie ist der anatomische Verlauf des Stapediusreflexes?
14-23	Was ist die Funktion des Stapediusreflexes? Was tritt bei einem Ausfall psychoakustisch auf?
14-24	Was sind die Funktionen der Cochlea?
14-25	Welche Funktionen haben äußere und innere Haarzellen?
14-26	Was bedeutet Recruitment in der Audiologie? Wodurch wird dieses bewirkt?
14-27	Wie ist der Zusammenhang zwischen Schallpegel und Lautheitsempfindung bei Normalhörigkeit, Schallleitungsschwerhörigkeit, sensorischer und neuraler Schallempfindungsschwerhörigkeit?
14-28	Was sind Schaltstellen und wichtige Funktionen der Hörbahn und Hörrinde?
14-29	Wie werden Hörstörungen anatomisch-funktionell eingeteilt? In welcher anatomischen Region liegt die jeweilige Ursache?
14-30	Was ist eine psychogene Hörstörung?
14-31	Wie werden Hörstörungen nach dem Zeitverlauf eingeteilt?

15 Hörprüfmethoden bei Kindern und Erwachsenen

15-1 Wie unterscheiden sich subjektive von objektiven Hörprüfungen?

15-2 Welche Hörprüfungen können ohne apparativen Aufwand zur orientierenden Beurteilung des Gehörs bei Erwachsenen und Schulkindern angewandt werden?

15-3 Wie wird die Stimmgabelprüfung nach Weber durchgeführt, welches Ergebnis ist bei Normalhörigkeit, einseitiger Schallleitungsschwerhörigkeit (SLS), einseitiger Schallempfindungsschwerhörigkeit (SES), seitengleicher Schwerhörigkeit zu erwarten?

15-4 Wie wird die Stimmgabelprüfung nach Rinne durchgeführt, welches Ergebnis ist bei Normalhörigkeit, Schallleitungsschwerhörigkeit (SLS), Schallempfindungsschwerhörigkeit (SES) zu erwarten?

15-5 Wie wird die Stimmgabelprüfung nach Schwabach durchgeführt, welches Ergebnis ist möglich?

15-6 Was ist das Prinzip der Tonschwellenaudiometrie? Was bedeutet Hörverlust?

15-7 Wie ist das Tonaudiogramm-Formular aufgebaut? Wie werden die Hörschwelle für Luftleitung (LL) und Knochenleitung (KL) sowie die Unbehaglichkeitsschwelle eingetragen?

15-8 Wie wird die Tonschwellenaudiometrie beim Schulkind und Erwachsenen durchgeführt?

15-9 Wie wird eine periphere Schwerhörigkeit nach der WHO-Tabelle quantifiziert?

15-10 Wie verlaufen Luftleitungskurve (LL) und Knochenleitungskurve (KL) im Tonaudiogramm bei Normalhörigkeit, Schallleitungsschwerhörigkeit (SLS), Schallempfindungsschwerhörigkeit (SES), kombinierter Schallleitung-Schallempfindungs-schwerhörigkeit (SLS + SES)?

15-11 Was versteht man in der Audiometrie unter Überhören? Wann tritt es auf? Wie wird es vermieden?

15-12 Was ist überschwellige Tonaudiometrie?

15-13 Was ist das Prinzip der Hörfeldskalierung? Wozu wird diese durchgeführt?

15-14 Welche Besonderheiten gelten für die Hörschwellenbestimmung durch subjektive Audiometrie im Säuglings- und Kleinkindesalter?

15-15 Wie ist das Prinzip der Neugeborenenreflex-Hörprüfung. Wie ist der Stellenwert?

15-16 Was ist das Prinzip der Verhaltensaudiometrie?

15-17 Was ist das Prinzip der Hörschwellenbestimmung mit Spielhandlung?

15-18 Was ist das Prinzip der Sprachaudiometrie?

15-19 Welche Tests mit welchem Sprachmaterial sind in der Sprachaudiometrie gebräuchlich? Ab welchem Alter sind die Tests bei normal intelligenten Kindern frühestens anwendbar?

15-20 Was wird zur Auswertung des Freiburger Sprachverständlichkeitstests bestimmt?

15-21 Was bedeutet Speech Reception Threshold (SRT, Sprachverständnisschwelle) L50 bei der Sprachaudiometrie? Was bedeutet Signal Noise-Ratio (SNR, Signal-Stör-Abstand) L50?

15-22 Welche subjektiven Tests werden speziell bei Kindern mit Cochlea Implantat verwendet? Was prüfen diese?

15-23 Was ist das Prinzip der dichotischen Sprachhörprüfungen?

15-24 Welches Prüfmaterial wird bei den dichotischen Diskriminationstests nach Feldmann und Uttenweiler verwendet? Ab welchem Alter sind diese einsetzbar?

15-25 Was ist das Prinzip des binauralen Summationshörtests?

15-26 Was ist das Prinzip des Richtungshörtests?

15-27 Welche physiologischen Vorgänge werden zur objektiven Hördiagnostik genutzt?

15-28 Was ist das Prinzip der Tympanometrie?

15-29 Wie wird der Tympanometrien durchgeführt?

15-30 Welche Ergebnisse sind bei der Tympanometrie möglich?

15-31 Was ist das Prinzip der Stapediusreflexmessung?

15-32 Wie wird die Stapediusreflexmessung durchgeführt?

15-33 Was bedeuten ipsilateraler und kontralateraler Stapediusreflex? Was ist die Reflexschwelle?

15-34 Wie ist das Ergebnis der Staprediusflexmessung bei folgenden Hörstörungen?

15-35 Wann ist die Durchführung eines Stapediusreflexmessung kontraindizert? Warum?

15-36 Bei welchen Befunden ist kein Stapediusreflex auslösbar oder registrierbar?

15-37 Was sind otoakustische Emissionen?

15-38 Welche Typen der OAE sind bekannt und wozu werden sie eingesetzt?

15-39 Wie werden otoakustische Emissionen gemessen?

15-40 Welche Ergebnisse sind bei der Kombination Tympanometrie und transitorisch evozierte otoakustische Emissionen möglich?

15-41 Wann können keine TEOAE registriert werden?

15-42 Was sind akustisch evozierte Potentiale?

15-43 Wie ist das Prinzip der Audiometrie mittels akustisch evozierter Potentiale?

15-44 Was wird bei der Auswertung von AEP berücksichtigt?

15-45 Wie werden die Verfahren der AEP eingeteilt?

15-46 Was bezeichnet BERA und welche praktische Bedeutung hat diese?

15-47 Wie wird die klassische (Click-) BERA durchgeführt und ausgewertet?

15-48 Was bedeutet Notched-Noise-BERA? Wie wird diese BERA durchgeführt?

15-49 Was bezeichnet CERA? Welche praktische Bedeutung hat diese?

15-50 Welche subjektiven Hörprüfungen werden zur Abklärung einer Auditiven Verarbeitungs-und Wahrnehmungsstörung eingesetzt?

16 Apparative Versorgung Hörbehinderter

16-1 Was soll eine Hörprothese bei Schallleitungsschwerhörigkeit, Schallempfindungsschmerhörigkeit, kochleärer Taubheit ausgleichen?

16-2 Welche Hörprothesen erfordern keine Operation? Wann werden diese eingesetzt?

16-3 Wie ist der Weg des Schalls in einem digitalen HdO-Gerät? Was zeichnet ein digitales Hörgerät aus? Wie ist die Energieversorgung?

16-4 Was bedeutet frequenzabhängige Kompression in der Hörgeräte-Technik?

16-5 Was ist ein CIC Hörgerät? Wie wird es herausgenommen?

16-6 Welche Typen des HdO-Gerätes werden angeboten? Welcher Typ ist die Standardversorgung bei Kindern?

16-7 Wie werden Nutzschall und Störschall in einer digitalen Hörprothese verarbeitet?

16-8 Was bedeutet CROS Versorgung? Wann ist diese indiziert?

16-9 Was bedeutet BiCROS Versorgung? Wann ist diese indiziert?

16-10 Was ist die Indikation für ein Knochenleitungshörsystem?

16-11 Welche Typen von Knochenleitungshörgeräten (KL-HG) gibt es?

16-12 Welche Knochenleitungshörgeräte werden bei Kindern verwendet?

16-13 Was sind Nachteile bei einem konventionellen KL-HG? Wie sind sie vermeidbar?

16-14 Was bedeutet aktives Mittelohrimplantat? Wann ist es indiziert?

16-15 Was bedeutet Cochlea-Implantat?

16-16 Bei welchen Patienten ist ein Cochlea-Implantat indiziert?

16-17 Welche Voraussetzungen müssen vor der Implantation eines Cochlea-Implantates gegeben sein?

16-18 Wie funktioniert ein Cochlea-Implantat im Prinzip?

16-19 Was bedeuten C-Level und T-Level bei der CI-Versorgung? Was wird hiermit festgelegt?

16-20 Zu welchem Zeitpunkt erfolgt bei angeborener Schwerhörigkeit die Versorgung mit Hörgeräten bzw. bei angeborener Taubheit die Implantation eines Cochlea-Implantats?

16-21 Wie ist die Indikation zur Hörgeräteversorgung beim Kind?

16-22 Wie ist die Indikation zur Versorgung mit CI beim Kind?

16-23 Was sind wesentliche präoperative Maßnahmen vor CI-Versorgung?

16-24 Was sind wesentliche postoperative Maßnahmen nach CI-Versorgung?

16-25 Was bedeutet kombinierte elektrisch-akustische Stimulation? Wozu wird diese eingesetzt?

16-26 Was ist ein Auditorisches Hirnstamm-Implantat? Wann ist es indiziert?

16-27 Was bedeutet bilaterale Versorgung, was bedeutet bimodale Versorgung?

16-28 Was bedeutet Aufblähkurve?

16-29 Was bedeutet In-Situ-Messung?

16-30 Was bedeutet Anpassung bei einer Hörgeräteversorgung?

17 Audiologische Grundlagen der Hör-Sprachübungsbehandlung

17-1 Wie ist das Hörorgan bei Geburt entwickelt?

17-2 Wie entwickelt sich die Hörbahn nach der Geburt?

17-3 Was bedeutet sprachsensible Phase in Zusammenhang mit der Hörbahnentwicklung?

17-4 Wie verläuft die subjektive Hörschwelle im Freifeld und die objektive bei der Hirnstammaudiometrie (BERA) von Geburt bis zum 5. Lebensjahr?

17-5 Was bedeuten prä-, peri-, postnatal; konnatal; prä-, peri-, -postlingual; in Zusammenhang mit kindlichen Hörstörungen?

17-6 Bei welchem prälingualen Hörverlust ist mit Auswirkung auf die Sprachentwicklung zu rechnen?

17-7 In welchem Frequenzbereich liegen die Vokale und meisten Konsonanten? Für welche Phoneme ist der Hochtonbereich 4000–8000 Hz besonders wichtig?

17-8 Was bedeuten Inklusion, Integration und Segregation in der Hörgeschädigtenpädagogik?

17-9 Was ist eine drahtlose Übertragungsanlage? Wie funktioniert diese?

17-10 Was sind die Hauptsäulen zur Vermeidung hörbedingter Sprach- und sonstiger Entwicklungsstörungen?

17-11 Wie ist die Frühförderung organisiert?

17-12 Welche grundsätzlichen Methoden der Hör-Sprach-Erziehung werden in der Schwerhörigen- und Gehörlosenpädagogik angewandt?

17-13 Wie läuft die postoperative Phase bei postlingual mit CI versorgten Pat. ab?

17-14 Wie läuft die postoperative Phase bei prä- und perilingual mit CI versorgten Kindern ab?

17-15 Was sind Elemente der Hör-Sprachtherapie nach prä/perilingualer CI-Implantation?

17-16 Was bedeutet Jahreshörbilanz?

17-17 Was bedeuten GdS, GdB, GI im deutschen Sozialrecht?

17-18 Wie hoch ist im deutschen Sozialrecht der Grad der Schädigungsfolge bei angeborener oder in der Kindheit erworbener Taubheit oder an Taubheit grenzender Schwerhörigkeit?

18 Periphere kindliche Schwerhörigkeit

18-1 Wie und wann erfolgt in Deutschland das universelle Neugeborenen-Hörscreening (UNHS)?

18-2 Was ist die Zielsetzung des UNHS?

18-3 Für welche Faktoren ist das Risiko einer frühkindlichen Schwerhörigkeit erhöht?

18-4 Was bedeutet Apgar-Index? Was bedeutet Asphyxie?

18-5 Welche Untersuchungen können zur Abklärung einer konnatalen oder frühkindlich erworbenen Schwerhörigkeit erforderlich sein?

18-6 Welche passageren Schallleitungsschwerhörigkeiten sind kein Problem für die Jahreshörbilanz?

18-7 Bei welchen passageren Schallleitungsschwerhörigkeiten im Kindesalter kann die Jahreshörbilanz negativ sein? Wie werden diese therapiert?

18-8 Bei welchen Diagnosen liegt eine permanente Schallleitungsschwerhörigkeit im Kindesalter vor?

18-9 Bei welchen kraniofazialen Syndromen besteht eine kombinierte Fehlbildung des Außen- und Mittelohres? Welcher Schwerhörigkeitstyp liegt vor?

18-10 Wie ist die Therapie bei permanenter Schallleitungsschwerhörigkeit?

18-11 Welche Formen der permanenten Schallempfindungsschwerhörigkeit (SES) bzw. Taubheit sind bei Kindern möglich?

18-12 Wie werden frühkindliche Schallempfindungsschwerhörigkeiten nach der Ursache eingeteilt?

18-13 Wie werden genetische SES nach dem klinischen Bild eingeteilt? Was bedeutet late onset bei genetischer SES?

18-14 Was sind wichtige Ursachen einer pränatal erworbenen SES?

18-15 Was sind wichtige Ursachen einer perinatal erworbenen SES?

18-16 Was sind wichtige Ursachen einer postnatal erworbenen frühkindlichen SES?

18-17 Was sind wichtige Syndrome mit Schallempfindungsschwerhörigkeit?

18-18 Wie werden beidseitige frühkindliche Schallempfindungsschwerhörigkeiten behandelt?

18-19 Was bedeuten auditorische Synaptopathie und auditorische Neuropathie?

18-20 Welche Hörstörungen können beim Down-Syndrom (Trisomie 21) bestehen?

19 Zentrale kindliche Hörstörungen

19-1 Was bedeutet auditive Verarbeitung und Wahrnehmung? Wo findet diese statt?

19-2 Was bedeuten bottom-up und top-down bei der auditiven Verarbeitung und Wahrnehmung?

19-3 Welche Teilfunktionen lassen sich als zentrale Hörleistungen abgrenzen?

19-4 Wie lautet die Definition der auditiven Verarbeitungs- und Wahrnehmungsstörung?

19-5 Was kennzeichnet auditive Verarbeitungs- und Wahrnehmungsstörungen?

19-6 Was sind typische Symptome bei AVWS?

19-7 Welche Störungen sind von AVWS diagnostisch abzugrenzen?

19-8 Welche Erkenntnisse zu Ätiologie, Epidemiologie und medizinischer Therapie sind gesichert?

19-9 Welche Bereiche deckt der Anamnesebogen der Deutschen Gesellschaft für Phoniatrie und Pädaudiologie zur AVWS ab?

19-10 Welche Diagnostik wird bei AVWS angewandt?

19-11 Was sind psychometrische Tests?

19-12 Welche psychometrischen Tests zur Abklärung einer AVWS sind üblich?

19-13 Welche therapeutischen Maßnahmen werden eingesetzt?

19-14 Welche auditiven Fähigkeiten werden therapeutisch geübt?

19-15 Welche Kompensationsstrategien werden therapeutisch geübt?

19-16 Wie wird die akustische Signalqualität im Schulunterricht verbessert?

19-17 Was bedeutet auditive Agnosie?

Teil 4
Neurologie und Psychiatrie (205 Fragen)

20 Anatomische Grundlagen

20-1	Was ist ein Neuron? Eine Nervenfaser? Ein Nerv? Eine Synapse?
20-2	Wie wird das Nervensystem eingeteilt?
20-3	Was bedeuten afferent und efferent?
20-4	Welche Hauptstrukturen werden im Gehirn unterschieden? Wie ist das Großhirn aufgebaut? Welche Strukturen sind an der Großhirnoberfläche unterscheidbar?
20-5	Was ist ein Rindenfeld? Welche Felder werden nach der Funktion unterschieden?
20-6	Was bedeutet Propriozeption?
20-7	Was sind Nuclei? Was sind Ganglien? Was sind Basalganglien? Was bedeutet Bulbus in der Neurologie?
20-8	Was ist die Pyramidenbahn?
20-9	Wie unterscheiden sich supranukleäre, nukleäre, infranukleäre Parese eines Hirnnerven anatomisch?
20-10	Was ist das extrapyramidalmotorische System?
20-11	Was ist das limbische System?
20-12	Was versorgt der N. trigeminus (N. V)?

20-13 Was versorgt der N. facialis (N. VII)?

20-14 Was versorgt der N. glossopharyngeus (N. IX)?

20-15 Was versorgt der N. vagus (N. X) im Kopf-Hals-Bereich?

20-16 Was versorgen N. accesorius (N. XI) und N. hypoglossus (N. XII)?

20-17 Was sind Spinalnerven? Was sind Zervikalnerven?

20-18 Wie wird das Gehirn mit Blut versorgt?

20-19 Wie heißen die Hüllen und Hohlräume des Gehirns? Was enthalten die Hohlräume?

20-20 Was bedeutet Plastizität des Gehirns?

21 Neurologische Untersuchung und Befunde

21-1 Was umfasst eine neurologische Untersuchung?

21-2 Was wird bei der Erhebung des neurologischen Status klinisch geprüft?

21-3 Wie wird der N. trigeminus klinisch geprüft?

21-4 Wie wird der N. facialis klinisch geprüft?

21-5 Wie wird die periphere von der zentralen Fazialisparese unterschieden?

21-6 Wie werden der N. glossopharyngeus und der N. vagus klinisch geprüft?

21-7 Wie werden der N.hypoglossus und der N. accessorius klinisch geprüft? Wie zeigt sich eine einseitige Hypoglossusparese?

21-8 Was sind Eigenreflexe, Fremdreflexe, pathologische Reflexe?

21-9 Was ist der Unterschied zwischen einer zentralen und einer peripheren Lähmung?

21-10 Was bedeutet Babinski-Reflex und wie wird er geprüft?

21-11 Wie wird die Motorik klinisch geprüft?

21-12 Wie unterscheiden sich Spastik und Rigor? Wie werden diese geprüft?

21-13 Was bedeuten Mono-, Di-, Hemi-, Tetra-, Paraplegie? Was bezeichnet Parese?

21-14 Was bezeichnet Dyskinesie?

21-15 Was bezeichnet Adiadochokinese? Wie wird die Diadochokinese geprüft?

21-16 Was bezeichnen Athetose und Chorea?

21-17 Was bedeutet Dystonie, speziell fokale Dystonie?

21-18 Was bedeutet Faszikulation? Was bedeutet Fazilitation?

21-19 Was bedeuten Agnosie, Apraxie und Aphasie?

21-20 Was bezeichnet ein neurologisches Syndrom?

21-21 Wie wird die Oberflächensensibilität geprüft?

21-22 Was wird bei der Tiefensensibilität geprüft?

21-23 Was bedeuten Hyperästhesie, Hypästhesie, Anästhesie, Parästhesie, Dysästhesie?

21-24 Was bedeuten Hyperalgesie, Hypalgesie, Analgesie?

21-25 Was bedeuten Stereognosie und Kinästhetik?

21-26 Was bedeuten Neglect und Anosognosie?

21-27 Wie wird die Koordination geprüft? Was bezeichnet Ataxie? Wie wird eine statische Ataxie geprüft?

21-28 Was bedeuten Koma und quantitative Bewusstseinsstörung?

21-29 Was bedeutet Glasgow-Koma-Skala und was wird hierbei geprüft?

21-30 Was bedeutet Wachkoma? Was sind charakteristische Symptome?

21-31 Was ist eine Lumbalpunktion und wozu wird sie durchgeführt?

21-32 Welche Verfahren zur Bildgebung in Neurologie und Psychiatrie sind ohne radioaktive Strahlenbelastung durchführbar, welche mit Strahlenbelastung?

21-33 Welche wesentlichen Möglichkeiten bieten die bildgebenden Verfahren für die Neurologie?

21-34 Was bedeutet transkranielle Doppler-Sonographie?

21-35 Was bedeutet Duplex-Sonographie? Wozu wird sie in der Neurologie eingesetzt?

21-36 Was ist ein Elektroenzephalogramm? Wozu wird es vorwiegend eingesetzt?

21-37 Was sind evozierte Potentiale? Welche Reizformen sind möglich?

21-38 Was wird bei der Elektromyographie gemessen?

21-39 Was wird bei der Elektroneurographie gemessen?

21-40 Was ist nach Anamnese und körperlicher Untersuchung die wichtigste Untersuchung bei Verdacht auf a) Schlaganfall b) Epilepsie c) Meningitis d) Polyneuropathie e) Demenz?

22 Erkrankungen des Nervensystems

22-1 Was ist ein Schlaganfall?

22-2 Was bedeuten Thrombose? Thrombembolie? Hirninfarkt? Aneurysma?

22-3 Wie ist die Ätiopathogenese des ischämischen Schlaganfalls?

22-4 Wie ist die Ätiopathogenese des hämorrhagischen Schlaganfalls?

22-5 Wie werden akute ischämische Störungen des Gehirns nach dem Schweregrad eingeteilt?

22-6 Wie häufig sind Schlaganfälle in Deutschland?

22-7 Welche wesentlichen Funktionsstörungen können bei einem Hirninfarkt im Versorgunggebiet der A. cerebri media bestehen?

22-8 Welche Funktionsstörungen und Symptome können bei einem Hirnstamminfarkt im Versorgunggebiet der A. basilaris bestehen?

22-9 Was ist ein Locked-In-Syndrom? Welche Kommunikationsmöglichkeit besteht?

22-10 Was bedeutet Wallenberg-Syndrom? Welche Funktionsstörungen treten auf?

22-11 Was sind Komplikationen eines Schlaganfalls außer den Funktionsausfällen?

22-12 Was bedeuten die Akronyme FAST und BE-FAST in Zusammenhang mit der Schlaganfalldiagnostik?

22-13 Was sind wichtige diagnostische Maßnahmen in der Klinik?

22-14 Wie sieht die Akuttherapie eines Schlaganfalls aus?

22-15 Was sind rekanalisierende Therapieoptionen beim thrombotischen Gefäßverschluss?

22-16 Welche weiteren Maßnahmen sind bei Hirninfarkt nötig?

22-17 Was sind Therapieoptionen bei Subarachnoidalblutung und Hirnblutung?

22-18 Welche weiteren Maßnahmen sind bei Blutung nötig?

22-19 Welche intrakraniellen Blutungen werden anatomisch unterschieden?

22-20 Was sind Ursachen und Folgen eines erhöhten intrakraniellen Druckes?

22-21 Wie wird ein intrakranieller Tumor diagnostiziert und therapiert?

22-22 Was bedeutet frühkindliche Hirnschädigung?

22-23 Was bedeutet infantile Zerebralparese? Welche Hauptformen werden unterschieden?

22-24 Was bedeutet Floppy Infant? Was sind mögliche Ursachen?

22-25 Was sind Frühsymptome einer infantilen zerebralen Bewegungsstörung?

22-26 Was bedeutet Kernikterus?

22-27 Was bedeutet Entwicklungsretardierung?

22-28 Was bedeutet umschriebene Entwicklungsstörung motorischer Funktionen?

22-29	Was bedeutet Hydrozephalus? Wie entsteht er?
22-30	Wie wird ein kindlicher Hydrozephalus therapiert?
22-31	Was bedeutet Multiple Sklerose (Encephalomyelitis disseminata)?
22-32	Wie sind Leitsymptomatik, Diagnostik und Therapie bei Multipler Sklerose?
22-33	Was bezeichnet Charcot-Trias bei der Multiplen Sklerose?
22-34	Was ist ein zerebraler Krampfanfall?
22-35	Was bedeutet Gelegenheitskrampf?
22-36	Was bedeutet Epilepsie? Welche ätiologischen Kategorien werden unterschieden?
22-37	Wie werden Epilepsien diagnostiziert und therapiert?
22-38	Wie können Sie bei einem akuten Krampfanfall helfen?
22-39	Was sind die Ursachen und Symptome einer Meningitis?
22-40	Was bedeuten Enzephalitis, Enzephalomyelitis, Meningoenzephalitis?
22-41	Wie werden Schädel-Hirn-Traumata eingeteilt?
22-42	Was bezeichnet spinaler Schock?
22-43	Was kennzeichnet ein Querschnittssyndrom?
22-44	Wie werden Querschnittslähmungen eingeteilt?
22-45	Was ist ein spinales Wurzelkompressionssyndrom?
22-46	Was bedeutet Demenz? Wieviele Menschen sind in Deutschland betroffen?
22-47	Was bedeutet Kognition? Was sind kognitive Leistungen?
22-48	Was sind Symptome bei Demenzerkrankung?
22-49	Welche Haupttypen der Demenz werden unterschieden?
22-50	Wie wird eine Demenzerkrankung diagnostiziert?
22-51	Wie wird eine Demenzerkrankung therapiert?

22-52	Wie ist die Ätiologie und Pathogenes beim Parkinson-Syndrom?
22-53	Was sind die Leitsymptome des Parkinson-Syndroms?
22-54	Welche Auswirkung hat das Parkinson-Syndrom auf Schlucken und Kommunikation?
22-55	Wie wird das Parkinson-Syndrom therapiert?
22-56	Was bedeuten amyotrophe Lateralsklerose (ALS) und progressive Bulbärparalyse?
22-57	Was ist Migräne?
22-58	Wie wird sie therapiert?
22-59	Welche häufigen Kopf- oder Gesichtsschmerzen ohne neurologische Ausfälle sind von Migräne abzugrenzen?
22-60	Was bedeuten vestibläre Migräne und Basilarismigräne?
22-61	Was sind die häufigsten Ursachen einer zentralen und einer peripheren Fazialisparese?
22-62	Wie wird eine idiopathische periphere Fazialisparese behandelt?
22-63	Was bedeutet Polyneuropathie? Was sind die Ursachen und Hauptsymptome?
22-64	Was bedeutet Guillain-Barrè-Syndrom?
22-65	Was bedeutet Myasthenia gravis pseudoparalytica?
22-66	Welche Leitsymptome bestehen bei Myasthenia gravis pseudoparalytica? Welche Therapieformen werden angewandt?
22-67	Was ist eine Muskelatrophie?
22-68	Was bezeichnen Myopathie, Myositis, Muskeldystrophie?
22-69	Wie werden Muskelerkrankungen eingeteilt?
22-70	Was bedeutet okulopharyngeale Muskeldystrophie?
22-71	Was bedeutet Critical-Illness-Polyneuromyopathie?

23 Allgemeine Psychopathologie

23-1 Welche diagnostischen Methoden werden in der Psychiatrie angewandt?

23-2 Wie wird ein psychopathologischer Status erhoben? Welche Kriterien werden erfasst?

23-3 Welche quantitativen und qualitativen Bewusstseinsstörungen werden unterschieden?

23-4 Welche Orientierungsstörungen werden unterschieden?

23-5 Was sind Störungen der Aufmerksamkeit und Konzentration?

23-6 Wie werden Gedächtnisstörungen zeitlich eingeteilt?

23-7 Was sind formale und inhaltliche Denkstörungen? Was bedeutet Wahn?

23-8 Was sind quantitative und qualitative Wahrnehmungsstörungen? Was bedeuten Halluzination und illusionäre Verkennung?

23-9 Was sind Störungen der Affekte?

23-10 Was sind krankhafte Angst, Phobie, innerer Zwang?

23-11 Was sind Störungen des Antriebs und der Psychomotorik? Was bedeutet Stupor?

23-12 Was sind typische Störungen des Ich-Erlebens?

24 Psychische Erkrankungen und Störungen

24-1 Wie werden psychische und Verhaltensstörungen nach ICD-10 eingeteilt?

24-2 Was sind die Hauptmerkmale psychotischer Störungen?

24-3 Was sind die Hauptmerkmale nicht-psychotischer psychischer Störungen?

24-4 Was sind organische psychische Störungen?

24-5	Wie werden organisch begründete psychische Störungen eingeteilt?
24-6	Was bedeutet Delir?
24-7	Was bedeutet Korsakow-Syndrom?
24-8	Was bezeichnet psychische und physische Abhängigkeit?
24-9	Was sind psychotrope Substanzen?
24-10	Welche Erscheinungsbilder werden bei Störungen durch psychotrope Substanzen unterschieden?
24-11	Was bedeutet Schizophrenie?
24-12	Was sind positive und negative Symptome der Schizophrenie?
24-13	Was sind affektive Störungen?
24-14	Was sind die Hauptsymptome bei depressiver Episode? Welches Geschlecht ist häufiger betroffen?
24-15	Was sind die Hauptsymptome bei manischer Episode?
24-16	Was bedeutet schizoaffektive Psychose?
24-17	Was sind Reaktionen auf Belastungen und Anpassungsstörungen?
24-18	Was sind neurotische Störungen?
24-19	Wie werden neurotische Störungen nach dem Beschwerdebild unterschieden?
24-20	Was bedeutet dissoziative Störung?
24-21	Was sind somatoforme Störungen?
24-22	Was sind Verhaltensauffälligkeiten mit körperlichen Störungen?
24-23	Was bedeutet Psychosomatik? Was sind psychosomatische Krankheiten und Störungen?
24-24	Was sind Persönlichkeitsstörungen? Was kennzeichnet den Borderline Typus?
24-25	Was bedeutet Intelligenzminderung?

24-26	Was bedeutet Oligophrenie? In welche Schweregrade wird Oligophrenie eingeteilt?
24-27	Was sind mögliche Ursachen von Oligophrenie?
24-28	Was sind Entwicklungsstörungen?
24-29	Was bedeutet Lese-und Rechtschreibstörung?
24-30	Was ist das Landau-Kleffner-Syndrom?
24-31	Was ist frühkindlicher Autismus (Kanner-Syndrom)?
24-32	Was bedeutet atypischer Autismus?
24-33	Was bedeutet Asperger-Syndrom?
24-34	Wie ist die Therapie der autistischen Syndrome?
24-35	Was bedeutet Rett-Syndrom?
24-36	Welche kindlichen Verhaltensstörungen unterscheidet der ICD-10?
24-37	Was kennzeichnet das Aufmerksamkeitsdefizit-Hyperaktivitätssyndrom (ADHS)?
24-38	Wie wird eine hyperkinetische Störung therapiert?
24-39	Was ist eine Ticstörung?
24-40	Was bedeutet Bindungsstörung?
24-41	Was bedeutet (s)elektiver Mutismus?
24-42	Was sind Kennzeichen der Anorexia nervosa (Magersucht)?
24-43	Was sind Kennzeichen der Bulimia nervosa (Ess-Brechsucht)?

25 Therapie bei psychischen Erkrankungen

25-1	Welche Therapieformen werden bei psychischen Erkrankungen angewandt?
25-2	Wie ist das Wirkprinzip von Psychopharmaka?

25-3	Was bewirken Antipsychotica (syn.: Neuroleptika)? Wozu werden sie eingesetzt? Unerwünschte Wirkungen?
25-4	Was bewirken Antidepressiva? Wozu werden sie eingesetzt? Unerwünschte Wirkungen?
25-5	Wozu werden Lithium-Salze eingesetzt?
25-6	Was bewirken Benzodiazepine (syn.: Tranquilizer)? Wozu werden sie eingesetzt? Unerwünschte Wirkungen?
25-7	Was sind Hypnotika?
25-8	Was sind Psychoanaleptika? Wozu werden sie eingesetzt? Unerwünschte Wirkungen?
25-9	Bei welchen Störungen sind bei Kindern Psychopharmaka zugelassen?
25-10	Was bedeutet Elektrokrampftherapie?
25-11	Welche psychotherapeutischen Verfahren werden eingesetzt?
25-12	Was sind Ansatz, Ziel, und Methode der analytischen tiefenpsychologischen Verfahren?
25-13	Was tiefenpsychologisch fundierte psychodynamische Verfahren?
25-14	Was sind Ansatz, Ziel, Methode und Verfahren der Verhaltenstherapie?
25-15	Was ist Ansatz, Ziel, Methode der Gesprächspsychotherapie (syn.: klientenzentrierte Psychotherapie)?
25-16	Wie wird Psychotherapie praktisch durchgeführt?
25-17	Welche körperorientierten Therapieverfahren und Entspannungsverfahren werden eingesetzt?
25-18	Was bedeutet Soziotherapie?
25-19	Welche psychotherapeutischen Verfahren werden bei Kindern und Jugendlichen eingesetzt?

Antworten

Teil 1
Hals-Nasen-Ohren-Heilkunde

1 Hör-und Gleichgewichtsorgan

Zur Bearbeitung dieses Kapitels sollte Kap. 20 „Neuroanatomische Grundlagen“ bekannt sein. Weitere Fragen zum Hör-und Gleichgewichtsorgan finden Sie in den Kap. 14 bis 18.

1-1 Was gehört zum peripheren Hör- und Gleichgewichtssystem?

- Außenohr (Auris externa)
- Mittelohr (Auris media)
- Innenohr (Auris interna, Labyrinth)
- Gleichgewichtshörnerv (N. vestibulocochlearis)

1-2 Was gehört zum zentralen Hörsystem?

- Zentrale Hörbahn: neuronale Verbindungen von den Nuclei cochleares in der Medulla oblongata über weitere Schaltstationen in der Brücke, im Mitte- und Zwischenhirn zu den primären auditorischen Rindenfeldern im Schläfenlappen
- Hörrinde: primäre und sekundäre auditorische Rindenfelder im Schläfenlappen

---

1-3 Welche makroskopisch-anatomischen Strukturen bilden das Mittelohr?

- Paukenhöhle
- Trommelfell
- Ohrtrompete (Tuba auditiva)
- Gehörknöchelchen (Hammer, Amboss, Steigbügel)
- Pneumatische Räume im Felsenbein
- Musculus tensor tympani, Musculus stapedius

1-4 Welche Funktion hat die Tuba auditiva?

- Druckausgleich: Anpassung des Luftdrucks in der Paukenhöhle an den Luftdruck im Gehörgang um die bestmögliche Schwingungsfähigkeit des Trommelfells zu erreichen
- Drainage: Abfluss von Paukenschleimhautsekret in den Rachen

1-5 Wie wird Luft in die Tuba auditiva eingebracht?

- Die Tubenöffnung geschieht aktiv durch Muskelkontraktion der Mm. tensor palatini (N. V3) und levator palatini (N. IX und N. X) beim Schlucken und Gähnen. Diagnostisch und therapeutisch wird Luft durch Valsalva-Manöver, Politzer-Manöver, Autoinsufflation (nasales Aufblasen eines Ballons), Einführen eines Tubenkatheters eingebracht.

1-6 Was sind die Funktionen des äußeren Ohrs?

- Ohrmuschel: Sammeln des Schalls
- Gehörgang: Verstärken (2–4 kHz durch Resonanz) und Leiten des Schalls zum Trommelfell

1-7 Was sind die Funktonen des Mittelohrs?

- Übertragung der Schallwellen aus dem Gehörgang auf die Perilymphe der Cochlea mit:
  - Luftdruckausgleich zwischen Mittelohr und Gehörgang
  - Verstärkung des Schalldrucks zur Impedanzanpassung → Kap. 14
  - Schallschutz des Innenohres durch Stapediusreflex → Kap. 14

1-8 Was gehört zum Innenohr?

Dazu gehören knöchernes und darin enthaltenes häutiges Labyrinth. Der Raum zwischen beiden ist mit Perilymphe gefüllt. Die Strukturen des häutigen Labyrinths enthalten Endolymphe.

- Knöchernes Labyrinth: Schnecke (Cochlea) mit Vorhoftreppe und Paukentreppe, Vorhof (Vestibulum), drei Bogengänge in drei Raumrichtungen
- Häutiges Labyrinth: Schneckengang (Ductus cochlearis) mit Reissner Membran, Basilarmembran und Gefäßstreifen; Vorhofsäckchen (Sacculus und Ventriculus), häutige Bogengänge mit Erweiterungen (Ampullae)

1-9 Was ist der Vestibularapparat?

Dies ist das periphere und zentrale Organsystem zur Aufrechterhaltung des Gleichgewichts und Orientierung im Raum in Zusammenarbeit mit Sehsinn und Körpersensibilität. Dazu zählen:

- Periphere Rezeptororgane zur Registrierung von Kopfbewegungen für Lage- und Drehsinn: Maculae mit Haarzellen und Otolithen in Sacculus/Utriculus sowie Cristae mit Haarzellen und Cupula in den Ampullen der Bogengänge.
- Ganglion vestibulare und N. vestibularis (Teil des N. vestibulocochlearis)
- Zentrales vestibuläres System: Vestibulariskerne im Hirnstamm mit Verbindungen zu Kleinhirn, Augenmotorik, peripherer Sensomotorik, vegetativem Nervensystem, Thalamus und Großhirnrinde.

1-10 Was ist das Corti-Organ? Wie ist es aufgebaut?

Das Corti-Organ (Organum spirale) ist der Ort der Hörsinneszellen (Haarzellen) des Innenohrs. Es befindet sich im Ductus cochlearis (Schneckengang) in ganzer Länge der Cochlea und besteht aus einer Basilarmembran und einer Deckmembran. Auf der Basilarmembran befinden sich die inneren und äußeren Haarzellen sowie Stützzellen. Stereozilien (Sinneshärchen) der Haarzellen berühren die Deckmembran und werden von Endolymphe umspült. Die Haarzellen haben Kontakt zu den Dendriten der Neurone des Ganglion spirale.

1-11 Was ist das Spiralganglion?

Dies ist die Ansammlung von Perikaryen (Zellkörpern) bipolarer Neurone in der knöchernen Schneckenspindel der Cochlea. Die Dendriten sind mit den Haarzellen synaptisch verbunden, die Axone ziehen als N. cochlearis zum Hirnstamm.

1-12 Was sind die Funktionen des Innenohrs?

- Perilymphraum der Cochlea: Aufnahme der Schwingungen am ovalen Fenster, Auslösen der Wanderwelle, die durch Vorhoftreppe und Paukentreppe läuft und am runden Fenster endet.
- Schneckengang der Cochlea mit Corti-Organ: Auflösung und Verteilung der Frequenzen, frequenzbezogene Erhöhung der Empfindlichkeit des Corti-Organs, Transduktion des Schallreizes in Rezeptorpotential, Transformation des Rezeptorpotenials in fortgeleitete Aktionpotentiale (Einzelheiten → Kap. 14)
- Macula-Organe in Sacculus/Utriculus im Vestibulum: Durch lineare Kopfbewegung wird eine schwerkraftabhängige Verschiebung der Otolithen ausgelöst → Abscherung von Sinneshaaren → Transduktion in Rezeptorpotentiale → Transformation in Aktionspotentiale in den Dendriten der vestibulären Ganglienzellen

- Crista-Organe in den Ampullen der Bogengänge: Durch Drehbewegung des Kopfes werden Endolymphbewegung und damit eine Cupulaauslenkung ausgelöst → Abscherung von Sinneshaaren → Transduktion in Rezeptorpotentiale → Transformation in Aktionspotentiale in den Dendriten der vestibulären Ganglienzellen

---

1-13 Was bedeutet Hörbahn? Was bedeutet auditorischer Cortex?

- Hörbahn ist die neurale Verbindung zwischen dem Corti-Organ des Innenohres und dem primär auditorischen Cortex (Hörrinde) über neuronale Schaltstellen im Hirnstamm, Mittelhirn und Thalamus. Jedes Corti-Organ ist mit beiden Hörrinden verbunden.
- Der primäre auditorische Cortex (AC) ist der Teil der Großhirnrinde, in dem akustische Reize erstmals bewusst wahrgenommen werden. Der primäre AC liegt in beiden Hemisphären im Gyrus temporalis transversus des Schläfenlappens (Heschl-Querwindung).
- Der sekundäre AC enthält abgespeicherte auditive Information zur Schallidentifikation und -interpretation. Er befindet sich beidseitig im Gyrus temporalis superior des Schläfenlappens.

1-14 Was bedeutet Otoskopie? Wie wird sie durchgeführt?

Otoskopie bedeutet wörtlich „Spiegeluntersuchung des Ohres". Man versteht darunter die Betrachtung des Gehörganges und des Trommelfells unter Beleuchtung.

Durchführung: In den Gehörgang wird ein Ohrtrichter eingeführt. Die Lichtzufuhr erfolgt:

- durch eine Lichtquelle neben dem Kopf des Pat. und einen Stirnreflektor
- durch eine Stirnlampe
- durch eine mit dem Trichter fest verbundene Lampe mit Handgriff (Otoskop)
- durch ein Binokularmikroskop mit integrierter Beleuchtung (Standard bei hnoärztlicher Otoskopie)

1-15 Welche Funktionsprüfungen können bei Ohrerkrankungen angezeigt sein?

- Tubenfunktionsprüfung
- Prüfung des Gehörs (Audiometrie) → Kap. 17
- Prüfung des Gleichgewichtssinnes (Vestibulometrie)
- Funktionsprüfungen des N. facialis → Kap. 21

1-16 Wie wird die Funktion der Tube geprüft?

- Während des Valsalva-Manövers wird die Trommelfellbewegung mit dem Binokularmikroskopie betrachtet oder mit dem Hörschlauch auskultiert.
- Tympanometrie → Kap. 15

1-17 Welche Bedeutung haben Nystagmen bei der Prüfung des Gleichgewichtssinns?

Nystagmen sind unwillkürliche, rhythmische, konjugierte (beide Augen betreffende) Augenbewegungen in horizontaler, vertikaler oder rotierender Richtung. Sie können spontan auftreten oder durch Reizung (Körperbewegungen, Temperaturdifferenz) ausgelöst werden. Bei Störungen des vestibulären Gleichgewichtssystems treten in Form und Frequenz charakteristische Nystagmen auf. Grundlage der Nystagmen sind neurale Verbindungen zwischen den Kernen des N. vestibularis und den Kernen der Nn. III, IV und VI, die die Augenmuskeln steuern (vestibulookulärer Reflex).

1-18 Wie werden Nystagmen befundet?

Nystagmen werden durch eine Leuchtbrille betrachtet oder mit einer Videokamera gefilmt und ausgewertet (Nystagmographie). Die Schlagrichtung wird nach der schnellen Phase benannt.

1-19 Welche Vestibularisprüfungen werden mittels Nystagmographie aufgezeichnet und ausgewertet?

- Fahndung nach Spontannystagmen in Ruhe und nach Kopfschütteln
- thermische Reizung der Labyrinthe einzeln
- rotatorische Reizung der Labyrinthe
- Lageprüfung und Lageänderungsprüfung
- Halsdrehtest: Drehung des Körpers bei fixiertem Kopf
- Blickfolgetest: Augen folgen Pendel

1-20 Welche Bedeutung haben vestibulospinale Reflexe bei der Prüfung des Gleichgewichtssinns?

Zwischen den Vestibulariskernen und dem peripheren Bewegungsapparat bestehen neuronale Verbindungen. Die Läsion des Vestibularapparats zeigt sich an reflexgesteuerten peripheren Fehlbewegungen. Durch Fahndung nach diesen Fehlbewegungen können Rückschlüsse auf die Funktion des Vestibularapparats getroffen werden.

- Romberg Stehversuch: Stehen mit geschlossenen Augen und vorgestreckten Armen

- Unterberger Tretversuch: Auf der Stelle treten mit geschlossenen Augen und vorgestreckten Armen
- Finger-Nase-Zeigeversuch: Zeigefinger mit geschlossenen Augen auf Nasenspitze führen.

1-21 Was ist der Kopf-Impuls-Test?

Dies ist eine Prüfung des vestibulookulären Reflexes. Es wird geprüft, ob der Pat. den auf die Nase des Arztes fixierten Blick bei schneller Kopfdrehung zur Seite beibehält oder die Augen den fixierten Punkt erst nach ruckartigen Einstellbewegungen wieder erreichen. Letzteres ist ein Hinweis auf eine perpher vestibuläre Störung. Durch Vergleich der Reaktion bei Drehung nach rechts und links ist eine Aussage über das betroffene Vestibularorgan möglich.

1-22 Wozu dient die Tonschwellenaudiometrie?

- Feststellung oder Ausschluss einer Schwerhörigkeit
- Bestimmung des Ausmaßes (Grad) einer Schwerhörigkeit
- Unterscheidung einer Schallleitungs- von einer Schallempfindungsschwerhörigkeit

---

1-23 Wozu dienen Vestibularisprüfungen?

- Feststellung oder Ausschluss einer Gleichgewichtsstörung
- Unterscheidung zwischen peripher vestibulärer, zentral vestibulärer und nicht vestibulärer Gleichgewichtsstörung

---

1-24 Welche bildgebenden Verfahren werden am Ohr und Felsenbein eingesetzt?

- Röntgen: Darstellung des Pneumatisationsgrades vor Mittelohroperation. Kontrolle nach Cochlea-Implantat (Strahlenbelastung gering)
- Computertomographie: Beste Darstellung aller knöchernen Strukturen (Strahlenbelastung hoch)
- Magnetresonanztomographie: Beste Darstellung des N. vestibulocochlearis und von Hirnstrukturen.

1-25 Was sind Leitsymptome bei Ohrerkrankungen?

- Schmerz der Ohrregion
- Ausfluss aus dem Ohr: serös, schleimig, eitrig, blutig
- Hörminderung
- Ohrgeräuschempfinden (Tinnitus): objektive durch körpereigene Schallquelle (z.B. ohrnahe Blutgefäße); subjektive nur vom Pat. wahrgenommene als Symp-

tom bei vielen Ohrerkrankungen oder als eigenständiges Leiden, dann oft mit psychischer/psychosomatischer Komorbidität
- Hyperakusis: Überempfindlichkeit auf Schall
- Schwindel, Gleichgewichtsstörung
- Gesichtslähmung: N. facialis läuft durch Innen- und Mittelohr.

1-26 Welche topischen nichtoperativen Therapieformen sind im Ohr anwendbar?
- Spülen, Absaugen und instrumentelles Reinigen des Gehörgangs
- Einträufeln von Lösungen mit antibakterieller/antimykotischer/abschwellender Wirkung
- Einlage von Mullstreifen mit Lösungen getränkt oder Salbe bestrichen mit antibakterieller/antimykotischer Wirkung oder zur Blutstillung
- gezieltes Betupfen mit „verschorfenden" oder desinfizierenden Lösungen
- Auflage von Wattetupfer auf das Trommelfell mit anästhesierender Lösung
- Punktion des Trommelfells und Einspritzen von Kortisonlösung zur Innenohrtherapie

---

1-27 In welcher anatomischen Region liegt die Ursache für eine Schallleitungsschwerhörigkeit? Was sind typische Diagnosen mit SLS?

Die Ursache liegt im Gehörgang oder Mittelohr:
- angeborene Fehlbildung des Gehörgangs und /oder Mittelohres → Kap. 18
- Gehörgangsobturation durch Zerumen, Fremdkörper oder Gewebeschwellung bei Otitis externa
- Tubenfunktionsstörung
- akute und chronische Mittelohrentzündung, Cholesteatom
- Otosklerose (zusätzliche sensorische Schwerhörigkeit möglich)
- Trommelfellruptur, Gehörknöchelchenluxation
- Felsenbeinfraktur (auch Schallempfindungsschwerhörigkeit oder Taubheit möglich)

1-28 In welcher anatomischen Region liegt die Ursache für eine Schallempfindungsschwerhörigkeit? Was sind typische Diagnosen mit dauerhafter SES und mit rückbildungsfähiger SES?

Die Ursache liegt in der Hörschnecke oder im Hörgleichgewichtsnerv. Dauerhafte SES bei
- Altersschwerhörigkeit
- angeborene und frühkindlich erworbener Innenohrschwerhörigkeit → Kap. 18
- angeborene Fehlbildung im Bereich des Innenohres oder Hörnerven → Kap. 18

- Lärmschwerhörigkeit
- Tumor des Hörgleichgewichtsnervs: Vestibularisschwannom
- Felsenbeinfraktur (zusätzlich Schallleitungsschwerhörigkeit oder Taubheit möglich)
- Innenohrschädigung durch ototoxische Medikamente.

Rückbildungsfähig: SES bei Hörsturz, Knalltrauma, Menière-Erkrankung, Labyrinthitis

---

1-29 Welche angeborenen Fehlbildungen der Ohrmuschel werden unterschieden?

- abstehende Ohrmuschel
- Mikrotie: verkleinerte, fehlgestaltete Ohrmuschel
- Anotie: fehlende Ohrmuschel
- Präaurikularanhang: Haut- und Knorpelwülste vor der Ohrmuschel
- Ohrfistel: Gang unter der Haut mit Öffnung nach außen

1-30 Was versteht man unter Gehörgangsatresie?

Die Gehörgangsatresie ist eine angeborene Fehlbildung, bei der der Gehörgangskanal nicht vollständig bis zum Trommelfell angelegt ist. Der Verschluss kann durch Haut, Bindegewebe oder Knochen bedingt sein.

1-31 Was sind Folgen einer chronischen Tubenfunktionsstörung?

- Unterdruck im Mittelohr, retrahiertes (eingezogenes) Trommelfell, Schallleitungsschwerhörigkeit → Kap. 14.
- gestörter Sekretablauf in den Rachen, Tubenmittelohrkatarrh, Seromukotympanon
- chronische Otitis media, Cholesteatom
- Mittelohradhäsivprozess (Verwachsen des Trommelfells mit der Paukenhöhlenwand), Paukensklerose (Verhärtung der Paukenschleimhaut), Paukenfibrose (Schleimhautverdickung)

1-32 Was bedeutet Seromukotympanon? Welche Schwerhörigkeit ist die Folge?

Dies ist eine Sekretansammlung im Mittelohr mit seröser (dünnflüssiger) und muköser (schleimiger) Zusammensetzung. Syn.: sekretorische Otitis media, seromuköse Otitis media.

Ursache: Tubenfunktionsstörung, oft nach akuter Otitis media oder Atemwegsallergie

Folge: Schallleitungsschwerhörigkeit zwischen 15 und 30 dB → Kap. 14.

1-33 Was sind wichtige Ursachen für eine Tubenbelüftungsstörung im Kindesalter?

- Rachenmandelhyperplasie → Kap. 3
- rezidivierende Atemwegsinfekte, Rhinopharyngitis, Rhinosinusitis, Atemwegsallergie → Kap. 2
- Nasenseptumdeviation, Nasenmuschelhyperplasie → Kap. 2
- Lippen-Kiefer-Gaumenspalte, auch isolierte, submuköse oder operierte Gaumenspalte → Kap. 11
- Trisomie 21 (Down-Syndrom)
- kraniofaziale Fehlbildungen

1-34 Was sind wichtige Ursachen für eine Tubenfunktionsstörung im Erwachsenenalter?

- Rhinopharyngitis, Atemwegsinfekte
- Rhinosinusitis mit und ohne Polypenbildung
- Nasenseptumdeviation, Nasenmuschelhyperplasie
- nasogastrale Sonde zur Ernährung
- Nasenrachentamponade bei Blutung
- Gutartige und bösartige Tumore der Nasenhöhlen oder des Nasopharynx

1-35 Welche Therapieverfahren werden bei Tubenbelüftungsstörungen im Kindesalter eingesetzt?

- abschwellende Nasensprays
- nasotubale Luftinsufflation, Valsalva-Manöver
- Myringotomie (Parazentese), eventuell mit Paukenröhrcheneinlage (Paukendrainage)
- Adenotomie → Kap. 3
- gegebenenfalls Verschluss einer Lippen-Kiefer-Gaumenspalte
- gegebenenfalls Verkleinerung der Nasenmuscheln bei Hyperplasie → Kap. 2.

1-36 Welches Verfahren zur Tubenerweiterung kann bei Erfolglosigkeit anderer Methoden ab 3 Jahren eingesetzt werden?

Tubendilatation (Erweiterung) mit einem Ballonkatheter, der in Narkose unter endoskopischer Sicht transnasal passager in den knorpelig-membranösen Tubenteil eingeführt wird und nach Flüssigkeitsfüllung die Tube dehnt.

1-37 Wie werden Entzündungen des Ohres bezeichnet?

- Otitis externa: Hautentzündung des Gehörgangs und/oder der Ohrmuschel

- Perichondritis auricularis: Knorpelentzündung der Ohrmuschel
- Myringitis: E. des Trommelfells
- Otitis media: E. des Mittelohres, speziell der Paukenhöhlenschleimhaut
- Mastoiditis: E. der Warzenfortsatzzellen
- Labyrinthitis: E. des Innenohres (häutige Strukturen).
- Tubenmittelohrkatarrh: schleimige E. der Paukenhöhle und Tuba auditiva

---

1-38 Wie wird eine Gehörgangsentzündung behandelt?

- Reinigung des Gehörganges mit Entfernung der Entzündungsprodukte
- Desinfektion mit alkoholischer Lösung
- Tamponade mit antibakteriellen oder antimykotischen (gegen Pilze) und abschwellenden Wirkstoffen

---

1-39 Welche Formen einer Otitis media werden unterschieden? Was sind charakteristische Symptome und Befunde?

Gemeinsames Leitsymptom: Schallleitungsschwerhörigkeit (SLS)

- Akute Otitis media: seröse, schleimige oder eitrige Entzündung der Mittelohrschleimhaut; durch Viren oder Bakterien ausgelöst, schmerzhaft, eventuell vorübergehende Trommelfellperforation, passagere SLS
- Sekretorische Otitis media: akuter oder chronischer, schmerzloser seröser oder schleimiger Paukenerguss;
- bei Tubenfunktionsstörung, passagere oder permanente SLS, Trommelfell intakt
- Chronische Otitis media mesotympanalis: chronische Schleimhautentzündung im Mittelohr; zentraler, persistierender Trommelfelldefekt, permanente SLS, schmerzlos, Sekretion aus der Paukenhöhle
- Chronische Otitis media epitympanalis: chronische Knocheneiterung im Mittelohr; randständiger persistierender Trommelfelldefekt, permanente SLS, schmerzlos, übelriechende Sekretion aus der Paukenhöhle; meistens mit
- Cholesteatom: chronische Knocheneiterung mit zerstörendem Wachstum durch ins Mittelohr eingewachsenes Trommelfellepithel; randständiger, persistierender Trommelfelldefekt mit geschichteten abgeschilferten Epithelmassen; schmerzlos; persistierende SLS, übelriechende Sekretion aus der Paukenhöhle.

1-40 Warum sollte ein Cholesteatom des Mittelohres operiert werden?

Das ins Mittelohr eingewachsene Epithel führt zur chronischen Knocheneiterung mit Knochenzerstörung. Mögliche Komplikationen sind:

- Zerstörung der Gehörknöchelchenkette mit Schallleitungsschwerhörigkeit

- Einbruch in das Innenohr mit Labyrinthitis, Fazialisparese
- Einbruch in das Schädelinnere mit Meningitis, Hirnabszess

1-41 Welche Therapie wird bei akuter bakterieller Otitis media angewandt? Welche Komplikationen sollen hierdurch vermieden werden?

- Therapie: abschwellendes Nasenspray, Schmerzmittel, Antibiotikum (nicht immer nötig), bei drohenden Komplikationen: Myringotomie zur Entfernung von Paukenhöhlensekret
- Ziel: Vermeidung von Mastoiditis, Labyrinthitis, Meningitis

---

1-42 Wie lauten Definition und Leitsymptome bei Mastoiditis, Labyrinthitis, Meningitis als Komplikation einer akuten Otitis media?

- Mastoiditis: Entzündung der Schleimhaut der pneumatischen Zellen im Warzenfortsatz des Felsenbeins, Leitsymptome: schmerzhafte Schwellung hinter der Ohrmuschel, Fieber, Schallleitungsschwerhörigkeit
- Labyrinthitis: Entzündung der Flüssigkeitsräume und Membranen der Hörschnecke und des Gleichgewichtsorganes, Leitsymptome: Drehschwindel mit Spontannystagmus, Erbrechen, Schallempfindungsschwerhörigkeit
- Meningitis: Entzündung der weichen Hirnhäute, Leitsymptome: Nackensteifigkeit, Fieber, Kopfschmerz, Lichtscheu, Erbrechen (→ Kap. 22).

1-43 Bei welchen Krankheitsbildern besteht eine dauerhafte Trommelfellperforation? Was ist im Alltag zu beachten?

- Traumatische Trommelfellruptur
- Zustand nach Einlage eines Paukenröhrchens
- Chronische Otitis media, Cholesteatom

Bis zum spontanen oder operativen Trommelfellverschluss muss das Trommelfell vor Wasser geschützt werden, z. B. durch Ohrstöpsel.

1-44 Was bedeutet Otosklerose? Wie kann diese behandelt werden?

Die Otosklerose ist ein Knochenumbau an der Steigbügelfußplatte und an der Cochlea. Überwiegend besteht eine Fixation der Steigbügelfußplatte mit resultierender Schallleitungsschwerhörigkeit, die operativ behandelt werden kann. Ätiologisch liegen genetische, hormonelle (mehr Frauen betroffen) und immunologische (Masernvirus) Faktoren vor.

- Stapedotomie: Der Steigbügeloberbau wird entfernt, die Fußplatte wird durchbohrt, ein am Amboss befestigter Piston (Kolben) überträgt durch das Bohrloch die Schwingung.

- Stapedektomie/Stapesplastik: Der fixierte Steigbügelknochen wird entfernt und durch eine am Amboss fixierte Prothese ersetzt.

Die bei Befall der Cochlea auftretende Innenohrschwerhörigkeit ist nicht behandelbar.

1-45 Was bedeutet Presbyakusis?

Dies bedeutet Altersschwerhörigkeit. Es liegen Abbauvorgänge im Bereich der Haarzellen und der Neurone des Spiralganglions vor. Kennzeichen ist die im Hochtonbereich beginnende, progrediente Schallempfindungsschwerhörigkeit. Ausgleich durch Hörgeräteversorgung

---

1-46 Warum wird bei Presbyakusis von Betroffenen die Hörgeräteversorgung oft abgelehnt?

- langsamer Verlauf des Hörverlustes
- Gehör für tiefe/mittlere Frequenzen und laute hohe Frequenzen bleibt lange erhalten
- Kompensation durch unbewusstes Lippenablesen und Nachfragen
- unnatürlicher Klang der elektronisch verstärkten Sprache
- Nutzschallfokussierung und Störschallunterdrückung ist technisch noch nicht perfekt gelöst, wenn der Störschall ebenfalls Sprachschall ist

---

1-47 Was ist ein Hörsturz? Wie wird er aktuell therapiert?

Ein Hörsturz ist eine idiopathisch (ohne erkennbare Ursache):

- akut auftretende sensorische Schallempfindungsschwerhörigkeit (SES)
- meistens einseitig
- meistens mit Tinnitusempfinden, oft mit Hyperakusis, selten mit Schwindel

Nach Ausschluss anderer, kausal zu behandelnder akuter SES wird systemisch (per os oder intravenös) oder lokal (transtympanal, Injektion durch das Trommelfell, Wirkstoff gelangt über rundes Fenster in die Cochlea) hochdosiert mit Kortison behandelt. Dazu Abschirmung von Lärm und Stress. Bei Hörverschlechterung unter der Therapie kann eine Ruptur des runden Fensters vorliegen, dann ist eine Tympanoskopie (operative Paukenhöhleninspektion) und ggf. Abdichtung indiziert.

1-48 Was sind Definition, Leitsymptome und Nystagmusbefund des Morbus Menière?

Die ist eine plötzlich auftretende Endolymphstörung (sog. Endolymphhydrops) des Innenohres unklarer Ätiologie. Leitsymptome sind:

- anfallartiger Drehschwindel mit Übelkeit/Erbrechen

- einseitige Innenohrschwerhörigkeit (meistens im Tieftonbereich) während des Schwindels, später bleibend
- einseitiges Ohrgeräusch, eventuell mit Druckgefühl im Ohr

Nystagmusbefund im Anfall: Horizontalnystagmus in das betroffen Ohr (Reiznystagmus → gleiches Ohr)

1-49 Wie wird das Menière-Syndrom aktuell therapiert?

- Im Anfall: Antivertiginose (gegen Schwindel/Übelkeit) als Zäpfen oder i.v.; einmalig Kortison hochdosiert i.v.
- Medikamentöse Prophylaxe: Betahistin per os, transtympanale Injektion von Kortison oder Gentamycin (zerstört vestibuläre Sinneszellen)
- Operative Prophylaxe: Sakkotomie (Verbesserung der Endolymphresorption im sog. Saccus endolymphaticus)

1-50 Was bedeutet Zoster oticus?

Eine Entzündung mit dem Zoster Virus (reaktiviertes Windpockenvirus) mit

- Neuritis (Nervenentzündung) im Bereich des N. facialis mit peripherer Fazialisparese
- Neuritis im Bereich des N. cochleovestibularis mit Schallempfindungsschwerhörigkeit bis Taubheit, Drehschwindel, Erbrechen.
- Effloreszensen (Bläschen, Krusten) an Ohrmuschel, Gehörgang, Trommelfell
- Beteiligung des N. trigeminus und des N. glossopharyngeus ist möglich

---

1-51 Welche Schäden können durch Schall verursacht werden? Was sind die Kennzeichen?

Abhängig von einwirkendem Schalldruckpegel und Zeitdauer:

- Knalltrauma: über 150 dB, unter 3 ms (Millisekunden)
- Explosionstrauma: über 150 dB, über 3 ms
- Akuter Lärmschaden (z.B. Rockkonzert): über 100 dB, mehrere Minuten
- Chronischer Lärmschaden, Lärmschwerhörigkeit: über 85 dB über 8 Stunden an 5 Tagen/Woche

Kennzeichen:

- sensorischer Hörverlust und häufig Tinnitusempfinden durch Haarzellschaden (äußere Haarzellen)
- Beginn bei 4000 Hz (c5-Senke im Tonaudiogramm)
- bei akuten geringgradigen Schäden rückbildungsfähig
- bei Explosionstrauma zusätzlich Trommelfellruptur, Gehörknöchelchenluxation

1-52 Wie kann man Innenohrschäden durch Schall vermeiden?

- Dämpfung der Schallquelle
- Abstand von der Schallquelle
- Gehörschutz (Ohrstöpsel, Kapselgehörschutz)

1-53 Was bedeutet Barotrauma des Mittelohrs?

Dies ist die Verletzung von Trommelfell und Paukenhöhlenschleimhaut durch relativen Unterdruck zur Umgebung. Bei akutem Unterdruck im Mittelohr durch Erhöhung des Umgebungsluftdrucks (oder Wasserdrucks beim Tauchen) und ungenügenden tubalen Druckausgleich kann es zu Schmerz, Einziehung des Trommelfells, Trommelfellriss, Gefäßriss und Einblutung ins Mittelohr kommen. Die Behandlung ist wie bei akuter Tubenfunktionsstörung.

1-54 Wie wird eine traumatische Trommelfellruptur behandelt?

- Aufrichten der eingeschlagenen Perforationsränder (Sauger, Häkchen)
- Auflage einer Silikonfolie als Leitschiene für einige Wochen. Falls erfolglos Myringoplastik: operativer Verschluss der Perforation durch eigenes Gewebe

1-55 Was versteht man unter einer Felsenbeinfraktur? Welche Symptome bestehen?

Die ist eine Fraktur im Bereich des Felsenbeins mit möglicher Eröffnung der Mittelohrräume und des Schädelinneren. Nach Verlauf der Bruchlinie werden Felsenbeinlängsfraktur und Felsenbeinquerfraktur unterschieden. Symptome:

- bleibende Taubheit und rückbildungsfähiger Drehschwindel bei Längsfraktur
- Schallleitungsschwerhörigkeit und Trommelfellruptur bei Querfraktur
- eventuell bleibende Fazialisparese
- Liquorrhö (Austritt von „Hirnwasser“) aus dem Gehörgang oder über die Tuba auditiva in den Rachen
- Komplikation: Meningitis

1-56 Was bedeutet Vestibularisschwannom? Was sind Leitsymptome und Therapie?

Dies ist ein histologisch gutartiger Tumor der von Schwann-Zellen (Hüllzellen) des N. vestibulocochlearis im inneren Gehörgang ausgeht (syn.: Akustikusneurinom).

- Leitsymptom: einseitige progrediente Schallempfindungsschwerhörigkeit, einseitiger Tinnitus, selten Schwindel, selten Fazialisparese.

- Diagnosestellung durch BERA (→ Kap. 15) und Magnetresonanztomografie
- Therapie: Operation oder Bestrahlung

1-57 Welche Ohrerkrankungen können eine periphere Fazialisparese zur Folge haben? Warum?

- akute und chronische Otitis media, Cholesteatom, Mastoiditis
- Zoster oticus
- Vestibularisschwannom
- angeborene und erworbene Fehlbildungen
- Folge von Operationen am Mittelohr und innerem Gehörgang

Der N. facialis verläuft durch das Schläfenbein in enger Nachbarschaft mit N. vestibulocochlearis, Labyrinth, Paukenhöhle, Proc. mastoideus und ist bei Erkrankung/Verletzung/Operation des Ohres oft beteiligt.

1-58 Welche sind die häufigsten Störungen des Vestibularapparats mit charakteristischem Nystagmusbefund?

- Benigner paroxysmaler Lagerungsschwindel
- Akute Neuropathia vestibularis: einseitiger Ausfall des Vestibularorgans
- Labyrinthitis
- Menière-Syndrom
- Vestibularisparoxysmie (Drehschwindelattacken unter 1 Minute Dauer, bis 30-mal pro Tag, durch Gefäßkompression des N. vestibularis)

1-59 Welche häufigen Gleichgewichtsstörungen zeigen keinen auffälligen Nystagmusbefund?

- Schwindel bei erhöhtem oder erniedrigtem Blutdruck
- psychogener, phobischer Schwindel
- Schwindel durch Medikamente: Psychopharmaka, Schmerzmittel auf Morphiumbasis, Blutdrucksenker
- Polyneuropathie mit Gangstörung→ Kap. 22

1-60 Was bedeutet benigner paroxysmaler Lagerungsschwindel? Wie wird dieser behandelt?

BPL bedeutet gutartiger, anfallartiger Schwindel bei schnellen Lageänderungsbewegungen. Es handelt sich um eine Fehllage von Calciumkristallen aus den Macula-Organen in einen Bogengang des Labyrinths. Die Therapie besteht in bestimmten Repositionsmanövern und -übungen.

1-61 Was bedeutet akute einseitige Vestibulopathie?

Dies ist eine akute Funktionsstörung (bis hin zum Ausfall) eines Vestibularorgans mit mehrtägig Schwindel, Übelkeit, Erbrechen ohne kochleäre Symptome. Es besteht ein Horizontalnystagmus in Richtung des gesunden Ohrs. (Ausfallnystagmus → anderes Ohr)

1-62 Was bezeichnet Myringotomie? Was bezeichnet Paukendrainage? Wann können diese indiziert sein?

- Myringotomie (syn. Parazentese) ist die Bezeichnung für einen Schnitt in das Trommelfell und die Absaugung von Sekret aus der Paukenhöhle.
- Paukendrainage bezeichnet zusätzlich die Einlage eines Röhrchens in den Trommelfellschnitt zur Belüftung der Paukenhöhle von außen.

Myringotomie und Paukendrainage können indiziert sein:

- bei Belüftungsstörung der Paukenhöhle, insbesondere bei Paukenerguss
- bei Komplikationen einer akuten Otitis media zur Entfernung des Paukensekrets
- zum Einbringen von Medikamenten, insbesondere bei Hörsturz und Menière-Erkrankung

1-63 Was bezeichnet Tympanoplastik? Wann kann diese indiziert sein?

Die Tympanoplastik ist eine sanierende und hörverbessernde Operation des Mittelohres. Sie kann indiziert sein bei chronischer Otitis media, Cholesteatom, Mittelohrtrauma. Sie umfasst:

- Entfernung krankhafter Schleimhaut- und Knochenprozesse
- Rekonstruktion der Gehörknöchelchenkette
- Verschluss von Trommelfelldefekten

1-64 Was bedeutet Fazialisdekompression?

Dies ist die Freilegung des N. facialis in seinem knöchernen Kanal z. B. bei Einengung und Funktionsverlust durch ein Knochenfragment bei Felsenbeinfraktur.

2 Nase und Nasennebenhöhlen

2-1 Was sind primäre und sekundäre Aufgaben der Atemwege?

- primär: Transport der Atemluft zwischen Umwelt und Lungenbläschen; dabei Reinigung, Anfeuchtung und Erwärmung der Atemluft

- sekundär: Phonation und Resonanz → Kap. 7

2-2 Was sind die Charakteristika der Atemwegsschleimhaut?

Die Atemwegschleimhaut (außer Stimmlippen) besteht aus mit Drüsenzellen durchsetztem Flimmerepithel und drüsenreichem Bindegewebe (Lamina propria). Durch aktive Bewegung der Flimmerhaare werden in Schleimtröpfchen gebundene Schmutzteile in Richtung Rachen befördert. Im Epithel sind Rezeptoren zur Auslösung des Nies- und Hustenreflex. Am Dach der Nasenhöhle befindet sich das Sinnesepithel der Riechschleimhaut.

2-3 Warum werden Nasen(haupt)höhlen und Nasennebenhöhlen als ein Organ betrachtet? Was gehört zu den NNH?

Die NNH sind Ausbuchtungen der Nasenhöhlen im Schädelknochen, sie sind mit den Nasenhöhlen luft- und sekretdurchgängig verbunden.

- Kieferhöhle: Sinus maxillaris
- Stirnhöhle: Sinus frontalis
- Keilbeinhöhle: Sinus sphenoidalis
- Siebbeinzellen: Cellulae ethmoidales

2-4 Was sind Nasenmuscheln?

Dies sind knöcherne, schleimhauthautbedeckte Vorsprünge der seitlichen Nasenwand. Die Schleimhaut kann abhängig von den Luftbedingungen und Atemerfordernissen oder bei Entzündung stark anschwellen und Sekret abgeben.

2-5 Welche anatomischen Strukturen beeinflussen hauptsächlich die nasale Luftdurchgängigkeit?

- Form und Festigkeit des Naseneingangs
- Weite der inneren Nasenklappe (Übergang vom Nasenvorhof in die Nasenhöhlen)
- Form der Nasenscheidewand (Septum nasi)
- Form und Volumen der Nasenmuscheln
- Weite der Choanen (Öffnungen zum Nasopharynx)

2-6 Welche Funktionen hat die Nase?

- Atemfunktion: Reinigung, Befeuchtung, Erwärmung und sensorische Kontrolle der Atemluft
- Sensorische Funktion: Chemische Fern- und Nahorientierung (Riechen)
- Artikulationsfunktion: Resonanzraum für nasale stimmhafte Konsonanten und Vokale

2-7 Was bedeutet gustatorisches (schmeckendes) Riechen?

Bei der Nahrungsaufnahme in den Mund gelangen Moleküle über den Nasopharynx zur Riechschleimhaut. Somit wird auch über den Geruchsinn Information zum Geschmack geliefert. Bei einer Störung des Geruchssinns klagen Pat. oft über eine veränderte Geschmacksemfindung, obwohl die fünf Geschmacksqualitäten (→ Kap. 3) wahrgenommen werden.

2-8 Was bedeutet Rhinoskopie?

Rhinoskopie bedeutet wörtlich „Spiegeluntersuchung der Nase". Man versteht darunter die Betrachtung der Nasenhaupthöhlen und des Nasenrachenraumes unter Beleuchtung. Man unterscheidet eine vordere und hintere Rhinoskopie. Bei der vorderen wird das Innere der Nasenvorhöfe und der Nasenhöhlen betrachtet, bei der hinteren der Nasenrachenraum und der hintere Teil der Nasenhöhlen.

2-9 Wie wird die vordere Rhinoskopie durchgeführt?

Es wird jeweils eine Nasenhöhle durch Einsetzen eines Nasenspekulums und Spreizen des Nasenvorhofs dargestellt. Die Lichtzufuhr erfolgt

- durch eine Lichtquelle neben dem Kopf des Pat. und Stirnreflektor
- durch eine Stirnlampe auf dem Kopf des Arztes
- durch ein Binokularmikroskop mit integrierter Beleuchtung

2-10 Wie wird die hintere Rhinoskopie durchgeführt?

Klassisch wird durch den Mund bei leicht heruntergedrückter Zunge in den Oropharynx zwischen Velum und Rachenhinterwand ein kleiner Spiegel gehalten und 45 Grad nach oben gekippt. Die Lichtzufuhr erfolgt wie bei der vorderen Rhinoskopie. Heutzutage wird statt dieser Methode meistens die Nasenendoskopie bevorzugt.

2-11 Welche endoskopischen Verfahren werden im Bereich von Nase und Nasennebenhöhlen eingesetzt?

- Nasen- und Nasenrachenendoskopie transnasal mit starrer Optik, oder transoral mit gedrehtem Lupenlaryngoskop
- Nasenendoskopie transnasal mit flexibler Optik, weitergeführt als Rhinopharyngolaryngoskopie.
- Nasennebenhöhlenendoskopie transnasal mit starrer Optik über durch Punktion oder Operation angelegte Öffnung

2-12 Welche Funktionsprüfungen können bei Krankheiten der Nase und Nasennebenhöhlen angezeigt sein?

Prüfung der Nasenluftpassage:

- Orientierend durch Prüfung des Beschlagens einer polierten Platte beim Ausatmen oder durch Beurteilung des Strömungsgeräuschs bei wechselseitigem Zuhalten eines Nasenlochs
- Quantitativ durch Rhinomanometrie: Messung des durchströmenden Luftvolumens pro Zeiteinheit in Abhängigkeit vom Druck zwischen Nasenrachen und Naseneingang

Prüfung der Riechfunktion:

- subjektiv durch Vorhalten von einzelnen Duftstoffen
- objektiv durch Olfaktometrie: Messung olfaktorisch evozierter Potentiale → Kap. 21 (keine Routinemethode)

2-13 Welche Untersuchungen werden zur Allergiediagnostik eingesetzt?

- Hauttest: Prick-Test, Intrakutan-Test, Scratch-Test, Reibe-Test
- Provokationstest: nasaler, oraler, bronchialer Provokationstest
- Bluttest: Nachweis von allergenspezifischen Immunglobulinen

2-14 Welche bildgebenden Verfahren werden im Bereich der Nase und Nasennebenhöhlen eingesetzt?

- Sonographie: Übersicht über den Inhalt in Kiefer- und Stirnhöhlen
- Röntgen: Übersicht über alle Nebenhöhlen, Nasenbeinbruch
- Digitale Volumentomographie: gute Darstellung von knöcheren Strukturen und Schleimhaut
- Computertomographie: beste Darstellung aller knöchernen Strukturen und Schleimhaut
- Magnetresonanztomographie: beste Darstellung der Weichteile bei Tumorverdacht

2-15 Was sind die Leitsymptome bei Nasen- und Nasennebenhöhlenerkrankungen?

- Schmerz in der Nase, Druck- oder Schmerzgefühl im Gesichts- und Stirnbereich
- Ausfluss aus der Nase oder in den Rachen (serös, schleimig, eitrig, blutig)
- Nasenbluten (Epistaxis)
- behinderte Nasenatmung
- Riechstörung

- Niesreiz
- geschlossenes Näseln

2-16 Welche topischen nichtoperativen Therapieformen sind üblich?

- Spülungen mit Wasser oder Salzlösung mittels „Nasendusche“ zur Reinigung und Pflege
- Inhalation mit befeuchtenden/abschwellenden/schleimlösenden Wirkstoffen, hierbei wird auch die Schleimhaut der Nasennebenhöhlen erreicht
- Nasensprays mit gefäßverengendem Wirkstoff zur schnellen Schleimhautabschwellung
- Nasensprays mit Kortison zur langfristigen Abschwellung/Polypenverkleinerung/ Unterdrückung allergischer Reaktionen
- Absaugen
- Mulleinlagen mit anästhesierender Wirkung
- Tampons aus gesalbtem Mull oder selbstexpandierendem Schaumstoff oder Ballonkatheter (aus Gummi, durch Füllen expandierbar) zur Blutstillung
- gezielte Koagulation („Verschorfung“) der Schleimhaut mittels Strom zur Blutstillung

2-17 Was ist eine Choanalatresie?

Eine angeborene, ein- oder beidseitige fehlende Choanenöffnung. Bei beidseitiger Atresie kann das Neugeborene nicht durch die Nase atmen, dadurch ist kein Saugen möglich. Operation ist nötig.

2-18 Welche sind die häufigsten Krankheitsbilder mit dem Symptom „dauerhaft behinderte Nasenatmung“? Wie werden diese therapiert?

- Nasenscheidewandverbiegung (Septumdeviation) → Septumplastik
- Nasenmuschelhyperplasie → Conchotomie
- Nasenpolypen → Entfernung, einschließlich (Teil-)Ausräumung der Siebbeinzellen
- Rachenmandelhyperplasie → Adenotomie (→ Kap 3).

2-19 Was versteht man unter Septumplastik? Bei welchem Krankheitsbild kann diese indiziert sein?

Septumplastik ist die operative Begradigung der Nasenscheidewand (Nasenseptum). Sie kann indiziert sein bei Behinderung der Nasenluftpassage durch eine Verbiegung (Septumdeviation) oder bei Auswüchsen (Septumleiste, -sporn) der Nasenscheidewand.

2-20 Was versteht man unter Septorhinoplastik? Bei welchem Krankheitsbild kann diese indiziert sein?

Septorhinoplastik ist die operative Begradigung der Nasenscheidewand und die Formveränderung des äußeren knorpelig-knöchernen Nasengerüstes. Die Septorhinoplastik kann indiziert sein

- zur Verbesserung der Nasenluftpassage, wenn die alleinige Septumplastik aufgrund der anatomischen Verhältnisse nicht genügt
- zur ästhetischen Verbesserung der Nasenform

2-21 Wie können hyperplastische Nasenmuscheln operativ verkleinert werden?

- Schleimhautkoagulation: Herbeiführen einer Schrumpfung der Schleimhaut durch „Verbrennung" mit speziellen Stromelektroden oder Laserstrahl
- Conchotomie und Lateroposition: Abschneiden des freien Muschelrandes mit Schere und Schieben der Restmuschel nach lateral
- Turbinektomie: Entfernen des Knochenkerns der Muschel nach Schleimhautschnitt. Die Schleimhaut wird bei diesem Verfahren nur minimal verletzt

---

2-22 Was sind Ursache und Therapie der akuten Rhinitis?

Die akute Rhinitis ist eine Entzündung der Nasenschleimhaut, durch Viren, selten Bakterien, Allergene, Luftschadstoffe. Es kommt zu Schleimhautanschwellung, Sekretion, Riechstörung. Therapie:

- Abschwellendes (gefäßverengendes) Nasenspray für einige Tage
- Flüssigkeitszufuhr
- Meidung von Schadstoffen, Nasenspülung mit milder Salzlösung
- Bei allergischer oder schadstoffbedingter Ursache auch Kortison-Nasenspray
- Systemische Antibiose nur bei massiver, bakterieller Beteiligung der Nasennebenhöhlen (akute Rhinosinusitis).

2-23 Was sind Nasenpolypen?

Dies sind entzündungsbedingte, gutartige Schleimhauthyperplasien in den Nasennebenhöhlen, die von den Siebbeinzellen aus die Nasenhöhlen verlegen können. Nicht zu verwechseln mit der Rachenmandelhyperplasie (→ Kap. 3), die umgangssprachlich fälschlich „Polypen" genannt wird.

2-24 Was bedeutet Rhinosinusitis? Was ist die Ursache? Welche Diagnostik wird eingesetzt?

Rhinosinusitis ist eine Entzündung der Schleimhaut einer oder mehrerer Nasennebenhöhlen, ausgehend von einer Entzündung der Nasenschleimhaut. Unterschieden wird die akute sezernierende Form von der chronischen Form, die mit Polypenbildung einhergeht oder über 12 Wochen sezerniert.

- Ursache: virale oder bakterielle Infektion, selten Pilze, begünstigt durch behinderte Nasenatmung mit Störung der Ventilation und Drainage der Nebenhöhlen
- Diagnostik: Rhinoskopie und Nasenendoskopie, Bildgebung (Sonografie, Röntgen, Computertomografie), Mikrobiologische Untersuchung des Nasensekrets

---

2-25 Was sind typische Symptome einer akuten Rhinosinusitis?

Gesichts- und Stirnschmerz, Stauungsgefühl im Gesicht, verstopfte Nase, schleimig-eitriger Schnupfen, Riechminderung, geschlossenes Näseln, Fieber.

2-26 Was bedeutet odontogene Sinusitis maxillaris? Was bedeutet Pansinusitis?

- Odontogene Sinusitis: Entzündung einer Kieferhöhle durch Übergreifen einer zahnbedingten Entzündung oder nach einer zahnärztlichen Maßnahme
- Pansinustis: Entzündung aller Nasennebenhöhlen ein- oder beidseitig

---

2-27 Warum sind Manipulationen an Nasen- und Oberlippenfurunkeln zu unterlassen?

Es besteht die Gefahr der Fortleitung der Entzündung auf venösem Weg bis in endokranielle Blutgefäße mit der Komplikation einer Sinus-Cavernosus-Thrombose (Venenentzündung) und Meningitis.

2-28 Was sind allgemeine und örtliche Ursachen für Nasenbluten?

- Allgemein: hoher Blutdruck, Blutgerinnungsstörung, Medikamente, die die Gerinnung beeinflussen, z. B. Acetylsalicylsäure (ASS)
- Örtlich: Schleimhauthyperämie z. B. bei Rhinitis, Schleimhautverletzung durch „Nasenbohren", Nasenprellung, Nasenbeinfraktur; Hämangiom (Blutgefäßgeschwulst), sonstige Tumore, Morbus Osler (genetisch bedingte Blutgefäßerweiterung)

2-29 Welche Erstmaßnahmen können Sie bei Nasenbluten durchführen?

- Ausschnäuzen, dann beide Nasenflügel für fünf Minuten fest zusammendrücken
- Wenn danach noch Blutfluss besteht, kleinen Tampon aus Baumwolle (Mull, Taschentuch) formen, einfetten und bei angehobener Nasenspitze horizontal in die betroffene Nasenhöhle einführen
- Eisbeutel in Nacken legen

2-30 Welche Allergene sind bei Kindern und Jugendlichen die häufigsten Auslöser für eine allergische Rhinitis und Konjunktivitis?

- Gräserpollen, Baumpollen (insbesondere Birke-, Hasel-, Erlenpollen), Hausstaubmilben.

2-31 Welche kausalen und symptomatischen Therapieformen werden bei der allergischen Rhinokonjunktivitis eingesetzt?

- Kausal: Allergenkarenz, spezifische Immuntherapie (Hyposensibilisierung)
- Symptomatisch-topisch: abschwellende Nasensprays, antiallergische Nasensprays und Augentropfen mit und ohne Kortison, Nasenspülungen
- Symptomatisch-systemisch: antiallergische Medikamente in Tablettenform (mit und ohne Kortison), Kortison als intravenöse Injektion (im Notfall).

2-32 Was bedeutet Analgetika-Intoleranz-Syndrom? Welche Therapie ist möglich?

Dies ist eine nicht-allergische Reaktion gegenüber oral aufgenommener Acetylsalicylsäure und ähnlichen Substanzen, die zu Polypenbildung in Nasen und NNH, Riechstörung, chronischer Sinusitis und Asthma bronchiale führt. Die Diagnose wird durch einen Provokationstest gesichert. Therapie:

- Vermeiden von ASS, Kortison-Nasenspray, Operation; bei Rezidiv:
  - systemische Gabe von sog. monoklonalen Antikörpern, die das Immunsystem beeinflussen
  - adaptive Deaktivierung: hochdosierte, langfristige Gabe von ASS löst Gewöhnungseffekt aus.

2-33 Welche konservative und operative Therapie wird bei chronisch-polypöser Rhinosinusitis vorwiegend angewendet? Was bedeutet FESS?

- Konservativ: kortisonhaltiges Nasenspray, Nasenspülung mit Salzlösung, Kortison per os kurzfristig
- Operativ: funktionelle endonasale Nasennebenhöhlenchirurgie (FESS: Functional Endoscopic Sinus Surgery) und endonasale Polypektomie (Polypenentfernung).

Bei FESS werden blockierte Verbindungen zwischen Nasenhöhlen und Nebenhöhlen von Polypen befreit und erweitert, um die Drainage- und Ventilation der Nebenhöhlen wiederherzustellen. Zysten (Schleimsäcke) und große Polypen in den Nebenhöhlen werden entfernt. Dies erfolgt transnasal unter Einsatz von Endoskop, Mikroskop, Monitorbetrachtung, sogar mit computerunterstütztem Navigationssystem.

2-34 Was versteht man unter einer frontobasalen Fraktur (syn.: Rhinobaisfraktur)? Welche Symptome und Komplikationen drohen?

Die frontobasale Fraktur ist eine Fraktur der Schädelbasis, bei der zur Schädelbasis gehörenden Wände von Stirnhöhle, Siebbein, Keilbeinhöhle betroffen sind. Symptome:

- Monokel- oder Brillenhämatom, Einblutung in die Bindehaut
- eventuell Hirnwasserabfluss aus der Nase (Rhinoliquorrhoe)
- eventuell Riechverlust
- eventuell Sehstörung
- Komplikation: Meningitis, Hirnabszess

2-35 Was sind häufige Ursachen für Störungen des Geruchsinns?

- gestörte Luftleitung zur Riechschleimhaut durch geschwollene Nasenschleimhaut bei Rhinitis, Sinusitis, Allergie, Schwangerschaft, durch Medikamente
- gestörte Luftleitung zur Riechschleimhaut durch Nasenpolypen
- Schädigung der Sinneszellen (Fila olfactoria) durch Viren (Schnupfenviren, Covid-19)
- Einwirkung von zentral (Gehirn) angreifenden Medikamenten, z. B. Psychopharmaka)
- degenerative Veränderungen der Riechbahn durch Alter, Diabetes

2-36 Was ist die Folge einer operativen Entfernung des knöchernen Nasen- oder Kieferhöhlenbodens bei Karzinom?

Es besteht eine plastisch-chirurgisch oder prothetisch zu verschließende Verbindung zur Mundhöhle mit

- Artikulationsstörung
- offener Rhinophonie
- oraler Schluckstörung.

3 Mundhöhle und Rachen

3-1 Was ist der Mundvorhof?

Das Vestibulum oris ist der veränderliche Raum zwischen Lippen und Wangen einerseits und den Zahnreihen im Ober- und Unterkiefer andererseits.

3-2 Was ist die eigentliche Mundhöhle?

Die Cavitas oris proprium ist der veränderliche Raum, der von den Zahnreihen im Ober- und Unterkiefer, dem harten und weichen Gaumen, und dem Mundboden begrenz wird.

3-3 Wie ist die Schleimhaut in Mundhöhle und Rachen beschaffen?

Die Schleimhaut im Bereich der oberen Speisewege besteht aus mehrschichtigem, unverhorntem Plattenepithel An der Gingiva (Zahnfleisch) ist es schwach verhornt. Der mechanisch weniger beanspruchte Nasopharynx ist mit Flimmerepithel ausgekleidet.

3-4 Wie wird der Rachen eingeteilt, zu welchen Höhlen bestehen jeweils Verbindungen?

- Einteilung in Nasopharynx, Oropharynx, Hypopharynx (oder Laryngopharynx). Öffnungen bestehen jeweils zu den Nasenhöhlen, zur Mundhöhle, zum Endolarynx.

3-5 Was ist der lymphatische Rachenring? Wozu dient er?

Es handelt sich um Ansammlungen von Lymphgewebe an mehreren Stellen des Rachenraums, das der Abwehr von Erregern in Atemluft und Nahrung dient.

- Gaumenmandeln zwischen vorderem und hinterem Gaumenbogen
- Rachenmandel am Dach des Nasopharynx
- Zungengrundmandel an der Zungenwurzel
- Seitenstränge beidseitig um die Öffnung der Tuba auditiva und caudal davon an der Rachenhinterwand des Oropharynx

3-6 Wie werden die Zähne eindeutig benannt?

Durch ein zweistelliges Zahlensystem.

- Die erste Zahl bezeichnet den Quadranten im Uhrzeigersinn von rechts oben bis rechts unten mit 1 bis 4 (bleibendes Gebiss) bzw. 5 bis 8 (Milchgebiss).
- Die zweite Zahl bezeichnet den Zahn in jedem Quadranten von mesial (Zahnbogenmitte) nach distal (Zahnbogenenden) mit 1 bis 8 im bleibenden Gebiss, 1 bis 5 im Milchgebiss.

3-7 Wie sind Mundhöhle und Rachen sensibel innerviert?

- Mundhöhle: N. trigeminus
- Zunge: vorderes Drittel N. trigeminus, hinteres Drittel N. glossopharyngeus
- Gaumensegel: oralseitig N. trigeminus, pharynxseitig N. glossopharyngeus
- Nasopharynx: N. trigeminus
- Oropharynx: N. glossopharyngeus
- Hypopharynx: N. vagus

3-8 Welche Muskeln und zugehörige Nerven sind an Kau-, Artikulations- und Schluckbewegungen beteiligt?

- Lippen- und Wangenformung: mimische Muskeln z. B. M. orbicularis oris, M. buccinator (N. VII)
- Kieferöffner: Mundbodenmuskeln (syn.: obere Zungenbeinmuskeln): M. digastricus (N. V3 und N. VII), M. mylohyoideus (N. V3), M. geniohyoideus (N. XII)
- Kieferschließer, Vor-, Rück- und Seitschieber: Mm. temporalis, masseter, pterygoidei (N. V3)
- Zungenbeweger und Zungenformer: Zungenmuskeln, N. XII
- Gaumensegelheber: M. levator veli palatini (N. IX)
- Gaumensegelspanner: M. tensor veli palatini (N. V3)
- Gaumenbogenspanner: M. palatoglossus, M. palatopharyngeus (PP aus N. IX und N. X)
- Schlundschnürer: Mm. constrictores pharyngis (PP aus N. IX und N. X)
- Schlundheber: Mm. palotopharyngeus, stylopharyngeus, salpingopharyngeus (N. IX).

Der Plexus pharyngeus (PP) ist ein Nervengeflecht im Rachen aus motorischen und sensiblen Fasern des N. glossopharyngeus und N. vagus.

3-9 Wo ist der Geschmackssinn lokalisiert?

Auf der Zungenoberfläche bis in die Valleculae epiglotticae befinden sich Rezeptoren für die Qualitäten süß, sauer, salzig, bitter, umami in den sog. Geschmackspapillen

Die geschmackssensorische afferente Nervenleitung für die vorderen 2/3 der Zunge läuft in der Chorda tympani des N. facialis, für das hintere Drittel im N. glossopharyngeus.

3-10 Wo münden die Speicheldrüsen?

- Unterkiefer- und Unterzungendrüse am Mundboden hinter den Zähnen 31 und 41
- Ohrspeicheldrüse an der Wange gegenüber den Zähnen 15 und 25

3-11 Welche Funktionen haben Mundhöhle und Rachen?

- Atemfunktion: Nasopharynx und Oropharynx sind Teil der Atemwege mit entsprechenden Aufgaben → Kap. 2
- Schluckfunktion: Mundhöhle mit Zunge und Zähnen, Oropharynx und Hypopharynx sind für Aufnahme, Vorbereitung, Transport von Material in die Speiseröhre zuständig

- Sensorische Funktion: Geschmacksinn und Oberflächensensibilität der Zunge orientieren über die Nahrungsbestandteile
- Abwehrfunktion: der lymphatische Rachenring ist Erstkontaktstelle für inhalierte und ingestierte Erreger
- Artikulationsfunktion: Mundhöhle und Rachen gehören zum veränderlichen Resonanzraum und bilden zusammen mit der Zunge die Artikulationszonen für die Konsonanten

---

3-12 Wie werden Mundhöhle und Mundrachen (außer Zungengrund) untersucht?

- Inspektion mit Einsatz von Zungen- und Wangenspatel unter Reflektor- oder Stirnlampenbeleuchtung
- Beweglichkeitsprüfung von Lippen, Wangen, Zunge, Gaumensegel, Rachenhinterwand, Kiefergelenk
- Sensibilitätsprüfung von Zunge, Gaumensegel, Rachenhinterwand
- Palpation mit Zeigefinger
- Geschmacksprüfung: Lösung von Zucker, Salz, Zitrone, Chinin aufträufeln/sprühen
- Speichelsekretionsprüfung: Inspektion der Mündungen während Drüsen ausgestrichen werden

---

3-13 Wie werden die drei Etagen des Rachens visuell untersucht?

- Oropharynx (außer Zungengrund): Inspektion wie Mundhöhle
- Zungengrund, Hypopharynx: indirekte Laryngoskopie → Kap. 4
- Nasopharynx: hintere Rhinoskopie, besser endoskopisch transnasal oder transoral→ Kap. 2
- Gesamter Pharynx: flexible transnasale Rhinopharyngolaryngoskopie

---

3-14 Wie werden in Mundhöhle und Rachen sensible und motorische Neven geprüft?

- N. trigeminus: sensibel Gesichtshaut und Schleimhaut der Mundhöhle, motorisch Kieferschluss
- N. facialis: motorisch Stirnrunzeln, Augenschluss, Naserümpfen, Lippenspreizen, Lippenrunden
- N. glossopharyngeus: sensibel Schleimhaut Rachenhinterwand, motorisch Gaumensegelhebung auf /a:/
- N. vagus: sensibel Schleimhaut Rachenhinterwand, motorisch Rachenbewegung auf /a:/
- N. hypoglossus: motorisch: Zungenbewegung

3-15 Wie wird der Geschmackssinn geprüft?

- Aufträufeln/Aufsprühen der Lösungen von Zucker, Zitrone, Salz, Chinin
- Bestimmen der Empfindungsschwelle mit Gleichstrom: Elektrogustometrie
- Messen gustatorisch evozierter Potentiale → Kap. 21 (keine Routinemethode).

3-16 Welche bildgebenden Verfahren werden im Bereich von Mundhöhle und Rachen eingesetzt?

- Sonographie: Beurteilung der Speicheldrüsen, des Mundbodens
- Röntgen: Zähne, Kieferknochen, Kiefergelenk, Schluckdiagnostik → Kap. 13
- Computertomographie: beste Darstellung der knöchernen Strukturen und Schleimhaut
- Magnetresonanztomographie: beste Darstellung der Weichteile bei Tumorverdacht

3-17 Was sind Leitsymptome bei Erkrankungen der Mundhöhle und des Rachens?

- regionaler Schmerz
- Trockenheitsgefühl, Geschmacksbeeinträchtigung
- Sekretfluss (serös, schleimig, eitrig, blutig)
- Kaustörung, Artikulationsstörung, offenes Näseln
- Schluckbehinderung, Schluckschmerz, Fehlschlucken mit Hustenreiz
- Schwellung am äußeren Hals

3-18 Welche topischen nichtoperativen Therapieformen sind üblich?

- Spülen und Gurgeln mit befeuchtenden/desinfizierenden, Lösungen
- Inhalieren über Nase erreicht Rachen mit befeuchtenden/schleimlösenden Wirkstoffen
- gezieltes Betupfen mit schmerzstillenden, desinfizierenden, verschorfenden Lösungen
- gezieltes Koagulieren (“Verschorfen“) mit elektrischem Strom
- Absaugen

3-19 Was sind wichtige angeborene Fehlbildungen im Mundbereich?

- (Lippen-Kiefer-)Gaumenspalte → Kap. 11
- Submuköse Gaumenspalte: Muskulatur klafft, Schleimhaut ist geschlossen, Uvula bifida (gespaltenes Zäpfchen) als „Minimalausprägung“

- Ankyloglossie: Fixierung der Zungenspitze am Mundboden durch erheblich verkürztes Zungenbändchen. Bei nicht möglicher interdentaler Zungenlage sollte das Zungenbändchen durchtrennt werden.
- Makroglossie: krankhaft große Zunge, oft bei genetischen Syndromen (z.B. Down)
- Pierre-Robin-Syndrom: Gaumenspalte, Mikrogenie (hypoplastischer Unterkiefer), Glossoptose (Zunge fällt nach dorsal mit Verlegung der Atemwege → Tracheotomie → Kap. 5), Tubenfunktionsstörung.

3-20 Wie werden Entzündungen in Mundhöhle und Rachen bezeichnet?

Entzündung der:

- Mundschleimhaut: Stomatitis
- Zungenschleimhaut: Glossitis
- Rachenmandel: Adenoiditis
- Gaumenmandeln: Tonsillitis
- Rachenschleimhaut: Pharyngitis

3-21 Welche häufigen Veränderungen der Zungenoberfläche können Sie bei der Mundhöhleninspektion erkennen?

- Belegte Zunge: Grauer, abbürstbarer Belag aus abgeschilferten Zellen, Speiseresten, Bakterien, Pilzen
- Furchenzunge: harmlos
- Landkartenzunge: harmlos, girlandenförmiger grauer Saum um hellrote Flecken
- Haarzunge: Verhornung und schwarze/braune Verfärbung der Fadenpapillen; z.B. durch Rauchen, Alkohol, Antibiotikaeinnahme.
- Soorstomatitis: Pilzinfektion, grauweißer, schwer abstreifbarer, flächenhafter Belag, evtl. bis in Rachen

---

3-22 Was bedeutet Adenoidhyperplasie?

Adenoidhyperplasie ist eine Gewebevermehrung der Rachenmandel mit Größenzunahme durch häufige Infekte der oberen Luftwege mit Stimulation des lymphatischen Gewebes, typischerweise im Kleinkindesalter auftretend.

3-23 Was sind die Symptome und Folgen einer Rachenmandelhyperplasie?

- behinderte Nasenatmung, geschlossenes Näseln, Mundatmung, Schnarchen, Schlafstörung
- gestörte Mittelohrbelüftung, Tubenfunktionsstörung, häufige Paukenergüsse und Mittelohrentzündungen, Schallleitungsschwerhörigkeit

3-24 Was versteht man unter Adenotomie oder Adenektomie? Bei welchem Krankheitsbild kann diese indiziert sein?

Adenotomie (Adenektomie) ist die Entfernung der Rachenmandel. Sie kann indiziert sein bei Rachenmandelhyperplasie oder chronischer Adenoiditis (Rachenmandelentzündung).

3-25 Was bedeutet Tonsillenhyperplasie?

Tonsillenhyperplasie ist die Gewebevermehrung der Gaumenmandeln mit Größenzunahme. Ursachen sind häufige Infekt der oberen Luftwege. Eine Gewebevermehrung der Zungengrundmandel wird Zungengrundhyperplasie genannt, diese tritt gelegentlich nach Gaumenmandelentfernung auf.

3-26 Was sind Symptome und Folgen der Gaumenmandelhyperplasie?

- behinderte Nasenatmung, Mundatmung, Schnarchen, Schlafstörung mit Sauerstoffmangel
- Schluckbehinderung, Artikulationsstörung (kloßiger Klang, geschlossenes Näseln), myofunktionelle Störung, Zahnfehlstellung

3-27 Was versteht man unter Tonsillektomie? Bei welchem Krankheitsbild kann diese indiziert sein?

Tonsillektomie ist die Entfernung der Gaumenmandel(n). Indikation:

- Gaumenmandelhyperplasie ab sechs Jahren
- Chronische rezidivierende Tonsillitis (Gaumenmandelentzündung) ab 6 Jahren
- Tonsillarabszess: akute Tonsillitis mit Abszessbildung (Eiteransammlung) hinter der Gaumenmandel
- Tumor in der Gaumenmandel

3-28 Was versteht man unter Tonsillotomie? Bei welchem Krankheitsbild kann diese indiziert sein?

Tonsillotomie ist die laserchirurgische (oder mit vergleichbaren Verfahren durchgeführte) Verkleinerung der Gaumenmandeln. Sie kann indiziert sein bei Gaumenmandelhyperplasie, oder rezidivierenden Gaumenmandelentzündungen, wenn Kinder für eine Tonsillektomie aus immunologischen oder operationsbedingten Gründen zu jung sind (grundsätzlich unter sechs Jahren).

3-29 Was bedeutet Mononucleosis infectiosa? Was sind die Leitsymptome und der HNO-Befund?

Mononucleosis infectiosa (auch Pfeiffer-Drüsenfieber oder Monozytenangina genannt) ist eine akute, fieberhafte Entzündung des lymphatischen Gewebes, insbesondere der Gaumenmandeln, ausgelöst durch Epstein-Barr-Viren.

- Leitsymptome: anhaltendes hohes Fieber, Abgeschlagenheit, Schluckschmerz, Schluckbehinderung
- Befund: Schwellung des lymphatischen Rachenrings, insbesondere der Gaumenmandeln mit ausgedehnten Belägen, Lymphknotenschwellung zervikal und nuchal

3-30 Was bedeutet Globus pharyngis? Welche Therapie ist möglich ?

Es bedeutet wörtlich „Kloßgefühl im Rachen". Dies kann sein:

- ein Symptom bei organischen Erkrankungen im Rachen- , Kehlkopf oder Halsbereich sein, z.B. Entzündung oder Tumor dieser Organe, Tonsillenhyperplasie, Zenker-Divertikel, Reflux (GERD), Halswirbelsäulenveränderung, Neuralgie, Schilddrüsenhyperplasie → Therapie kausal medikamentös oder chirurgisch
- ein Symptom bei hyperfunktioneller Stimmstörung → Logopädie
- ein Symptom bei muskulärer Fehlspannung im Bereich der Halswirbelsäule → manuelle Therapie
- eine sog. somatoforme Störung (→ Kap. 24) → Entspannungstraining, Psychotherapie.

3-31 Welche Diagnostik ist bei Globus pharyngis zum Ausschluss einer organischen Ursache erforderlich?

- HNO-Status mit flexibler oder Lupen-Pharyngolaryngoskopie
- Palpation und Sonographie des Halses speziell Lymphknoten, Schilddrüse
- Röntgen der Halswirbelsäule, evtl. Röntgenkontrastmitteldarstellung des Schluckakts
- evtl. flexible Gastroösophagoskopie
- evtl. CT oder MRT des Halses

3-32 Was bedeutet Zenker-Divertikel (Hypopharynxdivertikel)?

Dies ist eine sackartige Ausstülpung der Hypopharynxschleimhaut durch eine muskuläre Dehiszenz (Auseinanderklaffen) zwischen Pars obliqua und Pars fundiformis des M. cricopharyngeus der Teil des M. constrictor pharyngis inferior ist (sog. Killian-Dreieck). Ursache sind Koordinationsstörungen zwischen pharyngealer Propulsion (muskulärer Vortrieb) des Bolus und Erschlaffung des oberen Ösphagussphinkters → Kap. 5

3-33 Was sind Symptome, Diagnostik und Therapie des Zenker-Divertikels?

- Symptome: Dysphagie mit Regurgitation von Schleim und unverdauter Nahrung, Mundgeruch, Fremdkörpergefühl im Hals, Husten
- Laryngoskopisch ist eventuell schaumiges Sekret im Hypopharynx zu sehen. Röntgenkontrastmitteldarstellung des Pharynx und Ösophagus beim Schlucken zeigt Füllung des Divertikelsacks.
- Therapie: endoskopische Durchtrennung der sog. Divertikelschwelle oder (selten) offene transzervikale Abtragung des Divertikels

---

3-34 Welche ätiologischen Faktoren sind für Mundhöhlen-, Oro- und Hypopharynxkarzinome bekannt?

- inhalierte Noxen (Rauchen, Zementstaub)
- ingestierte Noxen (Alkohol)
- humanes Papilloma-Virus (bestimmte Subtypen)
- schlechte Mund-Zahn-Hygiene
- chronischer Magensäurereflux beim Hypopharynxkarzinom)

3-35 Was sind typische Symptome/Befunde bei Oropharynx- (z.B. Gaumenmandelkarzinom) oder Hypopharynxkarzinom?

- einseitiger, in das Ohr ziehender Schluckschmerz
- geschwürige oder leukoplakische Schleimhautveränderung
- Lymphknotenschwellung im Kieferwinkel

3-36 Was sind typische Symptome/Befunde bei Zungen- und Mundbodenkarzinom?

- brennender Schmerz
- starker Mundgeruch
- geschwürige oder leukoplakische Schleimhautveränderung
- Lymphknotenschwellung im seitlichen Unterkieferbereich oder unter dem Kinn

---

3-37 Welches operative Verfahren wird zur Entfernung eines Hypopharynxkarzinoms bevorzugt angewandt? Welche Maximal-Operation kann abhängig von Tumorgröße und -sitz erforderlich sein?

Die transoral-endoskopische laserchirurgische Pharynxteilresektion ist die Methode der Wahl. Zusätzlich ist meistens eine Neck dissection (→ Kap. 6) nötig.

Maximal kann zur Tumorentfernung eine transzervikale Pharynxteilresektion mit Laryngektomie erforderlich sein. Je nach Ausmaß der Resektion ist eine plastisch-chirurgische Defektdeckung nötig.

3-38 Welche Funktionen können nach Tumoroperationen und -bestrahlungen im Mundhöhlen- und Oropharynxbereich beeinträchtigt sein? Was ist ein häufiger Schleimhautbefund?

- Mundfeuchtigkeit, Geschmack
- Kaufunktion, Schluckfunktion
- Atemfunktion
- Artikulation und Nasalität

Häufig sieht man trockene, rissige Schleimhaut mit weißem Soorbefall (Pilzinfektion)

3-39 Was sind häufige Ursachen für Störungen des Geschmacksinns?

- Entzündungen der Zungenschleimhaut durch Pilzbefall, Bakterien, Viren, Alkohol
- Zungenpapillenatrophie durch Alter, radioaktive Bestrahlung, Anämie
- mangelhafte Zahn- und Mundhygiene, Dauergebrauch desinfizierender Spüllösungen
- Unverträglichkeit von Zahnprothesenmaterial
- Medikamente mit schleimhautaustrocknender oder zentraler Wirkung: Psychopharmaka, Blutdrucksenker
- degenerative Veränderung der nervalen Geschmacksleitung und -wahrnehmung durch Alter, Diabetes
- Bei Virusinfektion bei viraler Rhinitis und Covid-19 Infektion liegt oft eine Störung des gustatorischen Riechens (→ Kap. 2) vor.

4 Kehlkopf

4-1 Welche Gelenkverbindungen bestehen im Kehlkopf? Welche Bewegungen sind jeweils möglich?

- Articulatio cricothyroidea (Ringknorpel-Schildknorpelgelenk beidseitig): Kippbewegung zwischen Ring- und Schildknorpel
- Articulatio cricoarytaenoidea (Ringknorpel-Stellknorpelgelenk beidseitig): Drehbewegung und Schiebebewegung der Stellknorpel auf dem Ringknorpel

4-2 Welche Muskeln heben, welche senken den Kehlkopf? Welche motorischen Nerven sind beteiligt?

- Heber: obere Zungenbeinmuskeln (suprahyoidale Muskeln): M. mylohyoideus, M. digastricus anterior (beide N. V3), M. geniohyoideus (N. XII); Schlundheber: Mm. palatopharyngeus, stylopharyngeus, salpingopharyngeus (alle N. IX mit N. X). Bei fixiertem Zungenbein hebt auch der M. thyrohyoideus den Kehlkopf
- Senker: untere Zungenbeinmuskeln (infrahyoidale Muskeln): Mm sternohyoideus, sternothyroideus, omohyoideus (alle Plexus cervicalis der Spinalnerven C1-C3)

4-3 Welche Muskeln öffnen, welche schließen die Glottis? Welche spannen die Stimmlippen?

- Stimmlippengrobspanner: M. cricothyroideus
- Stimmlippenfeinspanner: M. vocalis (= M. thyroarytaenoideus medialis)
- Glottisöffner: M. cricoarytaenoideus posterior
- Glottisschließer hinteres Drittel: M. arytaenoideus obliquus, M. arytaenoideus transversus
- Glottisschließer vordere 2/3: M. cricoarytaenoideus lateralis, M. thyroarytaenoideus lateralis

---

4-4 Wie ist die motorische und sensible Versorgung des Kehlkopfes?

- Der Kehlkopf wird motorisch und sensibel von den Nn. laryngei aus dem N. vagus versorgt.
- Der N. laryngeus superior versorgt mit dem Ramus internus sensibel die Schleimhaut supraglottisch und glottisch, mit dem Ramus externus motorisch den M. cricothyroideus und den M. ventricularis (Taschenfaltenmuskel).
- Der N. laryngeus recurrens versorgt sensibel die Schleimhaut subglottisch, motorisch die übrigen in Frage 4-3 genannten Muskeln.

4-5 Wie ist der feingewebliche Schichtaufbau der Stimmlippe im membranösen Teil von medial nach lateral? Wie werden die Schichten nach dem Body-Cover-Modell interpretiert? Wie ist der Schichtaufbau im kartilaginären Teil?

Membranöser Teil: vordere 2/3 der Stimmlippe

- Plattenepithel und lockeres Bindegewebe (Reinke-Raum): Cover (Bedeckung)
- elastisches und straffes Bindegewebe (Lig. vocale): Transition (Übergang)
- Muskulatur (M. vocalis): Body (Körper).

Kartilaginärer Teil: hinteres 1/3 der Stimmlippe
- Plattenepithel und lockeres Bindegewebe
- Ary-Knorpel

4-6 Welche Funktionen hat der Kehlkopf?
- Schutz der unteren Luftwege beim Schluckakt durch reflektorisches Abdichten des Endolarynx:
  1. Dorsalkippung der Epiglottis
  2. Verengung auf Taschenfaltenebene
  3. fester Glottisschluss
- Reinigung und Schutz der unteren Luftwege durch Auswurf von Schleim und Fremdkörpern durch willkürlichen oder reflektorischen Hustenstoß
- Regulierung des Atemstromes durch Glottisweite
- Stimmbildung (Phonation) durch angeregte Stimmlippenschwingung
- Mithilfe bei der Bauchpresse durch Glottisschluss

4-7 Was bedeutet Laryngoskopie?
Laryngoskopie bedeutet wörtlich „Spiegeluntersuchung des Kehlkopfes". Man versteht darunter die Betrachtung des Kehlkopfs, des Hypopharynx, des Zungengrunds und des Trachealeingangs unter Beleuchtung.
Bei direkter Laryngoskopie gelangen Blick und Licht geradlinig in den Kehlkopf, bei indirekter werden Blick und Licht 90 Grad umgelenkt.

4-8 Wie werden indirekte und direkte Laryngoskopie charakterisiert?
- Die indirekte Laryngoskopie wird am sitzenden Patienten durchgeführt, dabei müssen Licht und Blick 90 Grad umgelenkt werden. Eine Narkose ist nicht nötig, höchstens Oberflächenanästhersie zur Ausschaltung des Würgereizes.
- Die direkte Laryngoskopie wird am liegenden, mit überstrecktem Hals gelagerten Patienten durchgeführt. Dabei werden über ein Rohr oder einen Spatel der Zungengrund und der Kehldeckel angehoben. Licht und Blick gelangen geradlinig in den Endolarynx. Der Patient ist bewusstlos oder in Vollnarkose.

4-9 Welche Verfahren gehören zur indirekten Laryngoskopie? Wie sind diese charakterisiert?
- Betrachtung über einen gekippten Spiegel am Gaumensegel mit bloßem Auge und Licht über Stirnlampe/Stirnreflektor. Oberflächenanästhesie des Velums wegen Würgereiz und Vorziehen der Zunge sind nötig. Nur noch selten angewandt.

- Betrachtung über einen gekippten Spiegel am Gaumensegel mit Blick und Licht durch ein Binokularmikroskop. Oberflächenanästhesie des Velums und Vorziehen der Zunge sind nötig. Vergrößertes, räumliches Bild.
- Betrachtung und Lichtzufuhr über ein durch die Mundhöhle in den Oropharynx eingeführtes starres Lupenlaryngoskop mit Umlenkung von Blick und Licht; Oberflächenanästhesie des Zungenrückens und der Rachenhinterwand wegen Würgereiz und Vorziehen der Zunge sind nötig. Vergrößertes Bild. Videokameraanschluss ist möglich.
- Betrachtung und Lichtzufuhr über ein flexibles, über Nase und Rachen eingeführtes Endoskop (Rhinopharyngolaryngoskop). Oberflächenanästhesie und Abschwellen einer Nasenhöhle ist nötig. Kein Würgereiz. Nasenhöhle und gesamter Pharynx werden mituntersucht. Videokameraanschluss ist möglich.

4-10 Was ist der Vorteil der Videoaufzeichnung und Monitorbetrachtung bei der Laryngoskopie oder Laryngostroboskopie?

- entspanntes Betrachten, speziell auch bei Eingriffen in indirekter Laryngoskopie
- Mitbetrachten z. B. durch Logopädin
- Aufzeichnung und Dokumentation

4-11 Wie und wozu wird die direkte Mikrolaryngoskopie eingesetzt?

Patient ist mit überstrecktem Kopf gelagert, intubiert, narkotisiert. Die Einstellung des Kehlkopfinneren erfolgt transoral über ein starres Rohr, das auf dem Brustkorb des Patienten gestützt ist. Blick und Licht gelangen über ein vorgesetztes Binokularmikroskop in den Kehlkopf. Einsatz:

- genaue Untersuchung mit Vergrößerung
- mikrochirurgische Operationen mit durch das Rohr geführten Instrumenten oder dem Laserstrahl

---

4-12 Nach welchen Kriterien wird der Befund einer Laryngoskopie beurteilt?

- Schleimhautbeschaffenheit des Larynx, des Hypopharynx, des Trachealeingangs, des Zungengrundes, insbesondere der Stimmlippen (Farbe, Form, Sekretauflagerung, Oberflächenveränderung)
- respiratorische Beweglichkeit (Adduktion, Abduktion) durch Phonation von /hi:/
- Form und Symmetrie des Kehlkopfes, insbesondere der Stimmlippen
- Vollständigkeit des Glottisschlusses, Form und Lage einer Glottisschlussinsuffizienz
- supraglottische Aktivität (Taschenfalten, Epiglottis)

Bei der direkten Mikrolaryngoskopie ist keine funktionelle Untersuchung möglich (Narkose!).

4-13 Welche Stimmlippenpositionen werden bei der indirekten Laryngoskopie unterschieden?

- Medianposition (Phonationsstellung)
- Paramedianposition
- Intermediärposition
- Lateralposition (Respirationsstellung)

4-14 Welche Funktionsprüfungen können bei Kehlkopferkrankungen angezeigt sein?

- Prüfung der Luftpassage: orientierend auditiv: auf Stridor achten bei Inspiration, quantitativ durch Lungenfunktionsprüfung → Kap. 7
- Stimmfunktion: orientierend auditiv nach dem RBH-System, weitere Verfahren → Kap. 7
- Schluckfunktion: orientierend durch Probeschluck und Laryngopharyngoskopie, weitere Verfahren → Kap. 13.

4-15 Welche bildgebenden Verfahren werden im Bereich des Kehlkopfes eingesetzt?

- Sonografie: Halsweichteile, Lymphknoten
- Röntgen: Übersicht Kehlkopfgerüst, Schluckdiagnostik → Kap. 13
- Computertomografie: Darstellung aller knöchernen und knorpeligen Strukturen und Schleimhaut
- Magnetresonanztomografie: Darstellung der Weichteile, speziell Lymphknoten bei Tumorverdacht

4-16 Was sind die Leitsymptome bei Kehlkopferkrankungen?

- Stimmstörung, besonders Heiserkeit bis Aphonie
- Hustenreiz
- Luftnot, inspiratorischer Stridor
- Schluckstörung
- Schmerz beim Sprechen und/oder Schlucken
- Schwellung am äußeren Hals

4-17 Welche topischen nichtoperativen Therapieformen sind möglich?

- Inhalieren mit befeuchtenden, schleimlösenden, abschwellenden Wirkstoffen

- Absaugen transoral in Oberflächenanästhesie und indirekter Laryngoskopie

---

4-18 Was bedeutet Stridor? Was ist ein Stridor congenitus?

Stridor ist ein reibendes Atemgeräusch, hervorgerufen durch Engstellen in den Atemwegen.

- Inspiratiorischer Stridor: Engstelle im Bereich von Larynx und Trachea
- Exspiratorischer Stridor: Engstelle im Bereich der Bronchien

Stridor congenitus: mit der Geburt auftretender Stridor, der auf eine Fehlbildung im Kehlkopf mit Luftnot hinweist, z. B. eine Laryngomalazie (Absinken des Kehldeckels auf den Kehlkopfeingang wegen Weichheit des Knorpels) oder ein Diaphragma laryngis (Segelbildung zwischen den Stimmlippen).

4-19 Was ist eine Laryngozele?

Dies ist eine angeborene oder durch habituell erhöhten exspiratorischen Luftdruck (Glasbläser) bedingte Ausweitung des Ventriculus laryngis in die Taschenfalte als innere L. oder in die paralaryngealen Weichteile als äußere L.

4-20 Was ist ein äußeres Kehlkopftrauma?

Dies ist eine Verletzung des Kehlkopfgerüsts und/oder der Kehlkopfweichteile durch stumpfe oder scharfe Gewalt auf den äußeren Hals. Typische Verletzungen und Erstmaßnahmen sind:

- Stimmlippenhämatom → Heiserkeit → Stimmruhe
- ausgedehntes Larynhämatom oder Larynxödem→ Heiserkeit, Luftnot → Kühlung, Kortison, Tracheotomie
- Schleimhautriss mit Einblutung in die tieferen Luftwege → Luftnot → Tracheotomie, Blutstillung, Bronchiallavage
- Knorpelgerüstfraktur mit Einblutung in tiefere Luftwege → lebensbedrohliche Luftnot →Tracheotomie, Blutstillung, Intensivmedizin.

Die weitere Therapie ist abhängig vom Ausmaß: Kortison, innere Schienung, plastisch-chirurgische Maßnahmen.

Bei offenen Verletzungen drohen Narbenbildung, Synechien, Larynx- und Trachealstenosen

---

4-21 Was ist ein inneres Kehlkopftrauma?

Dies ist eine Verletzung des Endolarynx durch Fremdkörper oder Intubation. Typische Verletzungen und Erstmaßnahmen sind:

- Fremdkörper, z. B. Gräte in Vallaculae/Recessus piriformis/Endolarynx → Extraktion in indirekter Laryngoskopie oder direkter Mikrolaryngoskopie

- Akutes Intubationstrauma bei Narkoseeinleitung oder Reanimation: Läsion des Stimmlippengewebes (Einblutung, Schleimhautriss) mit Narben und Verwachsungen der vorderen Glottis (Synechie), Luxation eines Arytaenoidknorpels mit Stimmlippenstillstand → Heiserkeit
- Spätfolge etwa drei Wochen nach Intubation: Granulom („Körnchengeschwulst") beidseitig am Proc. vocalis des Aryknorpels → Missempfindung, Heiserkeit → mikrochirurgische Abtragung
- Chronische Verletzung bei Langzeitintubation: zirkuläre Narben, Stenose → Atemstörung → plastisch-chirurgische Erweiterung

---

4-22 Wie entstehen Kehlkopf- und Trachealstenosen?

- angeborene Segelbildung
- Narbenbildung nach innerem Trauma, insbesondere nach Langzeitintubation
- Narbenbildung nach äußerem Trauma, auch nach Tracheotomie → Kap. 5
- Kompression von außen durch Struma → Kap. 6 oder Tumor

4-23 Was sind Ätiologie, Symptome, Befunde, Therapie bei akuter Laryngitis?

Die akute Laryngitis ist eine viral oder bakteriell ausgelöste Entzündung der Kehlkopfschleimhaut, oft mit Beteiligung der Tracheal-, Rachen- und Nasenschleimhaut

- Symptome: Heiserkeit bis Aphonie, Schluckschmerz, Husten
- Befund: Stimmlippen gerötet, geschwollen, Fibrin- und Schleimauflagerung
- Therapie: Stimmruhe, Inhalation (Emser Salz, Mukolytika, abschwellende Nasentropfen), Antibiotikum systemisch bei bakterieller Ätiologie, Kortison systemisch als Notfallmedikation bei massiver Schwellung

---

4-24 Was sind mögliche Ursachen einer chronischen Laryngitis? Was ist entsprechend die kausale Therapie?

- Rauchen → Einstellen
- Magensaftreflux bis in Kehlkopf → Änderung des Ess- und Schlafverhaltens, säureblockierende Medikamente (→ GERD, Kap. 5)
- inhalative Umweltnoxen (z. B. Arbeit im Staub) → Schutzmaßnahmen
- inhalative Kortikoide („Asthmaspray") → Dosisreduktion
- chronische Sinusitis → konservative/operative Sanierung der Nasennebenhöhlen
- chronisch falscher Stimmgebrauch → Logopädie

4-25 Wie ist der laryngoskopische Befund bei chronischer Laryngitis?

Die Kehlkopfschleimhaut ist trocken. Die Stimmlippenschleimhaut ist verdickt, blass oder gerötet, eventuell durch Hyperkeratosen (Verhornungen) und Leukoplakien (weiße Flecken) verändert, eventuell mit zähem Schleim bedeckt. Bei der Laryngitis posterior ist die Interarytaenoidschleimhaut verdickt, verplumpt.

4-26 Was sind häufige gutartige Tumore und Pseudotumore der Stimmlippen?

- Polyp: umschrieben Schleimhauthyperplasie am Stimmlippenrand
- Zyste: sekretgefülltes Säckchen unter dem Stimmlippenepithel
- Varizen: blutgefüllte, verdickte Venen auf den Stimmlippen
- Intubationsgranulome: Spätfolge nach Intubation
- Phonationsverdickungen → Kap. 7
- Kontaktgranulom → Kap. 7
- Reinke-Ödem → Kap. 7
- Papillom: virusbedingte „blumenkohlähnliche" Epithelveränderung, auch bei Kindern; bei Erwachsenen mögliche Präkanzerose
- Leukoplakie („weißer Fleck"): unklare weiße Epithelverdickung, mögliche Präkanzerose

---

4-27 Welche Ödembildungen kommen im Kehlkopf vor?

- supraglottisches Ödem: Aryepiglottische Falten und Interarytaenoidfalte betroffen, Gefahr der Luftnot; bei Allergie, Insektenstich, Verletzung, nach Neck dissection
- glottisches epitheliales Randödem: reaktiv bei Stimmüberlastung, Entzündung
- glottisches subepitheliales Ödem (Reinke-Ödem) → Kap. 7

4-28 Was ist eine Präkanzerose?

Dies ist eine Epithelveränderung, die in ein Karzinom übergehen kann. Histologisch werden bei den fehlgebildeten Zellen Dysplasiegrade I, II, III unterschieden.

4-29 Was sind disponierende Faktoren für ein Larynxkarzinom?

- Rauchen
- Alkohol
- inhalative Umweltnoxen, z. B. Asbest, Arbeit im Staub
- chronische Laryngitis mit Epitheldysplasie
- Larynxpapillomatose im Erwachsenenalter
- genetische Disposition
- radioaktive Strahlung

4-30 Wie werden Larynxkarzinome nach der anatomischen Region eingeteilt? Wie ist die relative Häufigkeit?

- supraglottische ca. 30 %
- glottische ca. 70 % (einschließlich transglottische)
- subglottische unter 1 %

Transglottisch bezeichnet eine nicht näher bestimmbare Ausgangsregion bei Befall von Stimmlippe, Ventrikel und Taschenfalte.

4-31 Welche Bewegungsstörungen der Stimmlippen lassen sich unterscheiden? Wo liegt die die Ursache?

- Zentrale (supranukleäre) Bewegungsstörung: 1. Motoneuron der Pyramidenbahn oder extrapyramidalmotorisches System
- Nukleäre Parese: Nucleus. ambiguus (Vagus-Kern) in der Medulla oblongata
- Infranukläre Parese:
  1. N. vagus oberhalb des Abgangs der Nn. laryngei
  2. N. laryngeus superior
  3. N. laryngeus recurrens
  4. N. laryngeus superior und N. laryngeus recurrens kombiniert
- Spasmodische Dysphonie: neurogen; wo ist unbekannt
- Induzierte Laryngeale Obstruktion: unbekannt
- Laryngospasmus: mechanische oder chemische Reizung im Larynx, Störung im Kalziumstoffwechsel (Hypokalziämie)
- Myogene Bewegungsstörung: Kehlkopfmuskeln oder neuromuskulärer Übergang
- Arthrogene Bewegungsstörung: Articulatio cricoarytaenoidea

4-32 Was ist das Leitsymptom und der laryngoskopische Befund bei ein- oder beidseitiger Rekurrensparese?

- Einseitige Rekurrensparese: Heiserkeit speziell Behauchtheit, verkürzte Phonationszeit; Stimmlippenstillstand einseitig in Median-/Paramendianposition
- Beidseitige Rekurrensparese: Luftnot, inspiratorischer Stridor; Stimmlippenstillstand beidseitig in Median/Paramedianposition

4-33 Was sind häufige Ursachen einer Rekurrensparese?

- Operation an der Schilddrüse
- Karzinom im Bereich Schilddrüse, Bronchien, Ösophagus
- virale Entzündung
- idiopathisch (autoimmune Genese wird vermutet)
- Operation im oberen Thoraxbereich (Herz, Aorta, Bronchien, Ösophagus)

4-34 Was sind Leitsymptome und laryngoskopischer Befund bei einseitiger nukleärer oder infranukleärer Vagusparese (oberhalb Abgang Nn. larygei) ? Welcher Hirnnerv ist oft mitbetroffen?

- Symptome: Heiserkeit mit Behauchtheit bis Aphonie; Schluckstörung mit Hustenreiz und Aspirationsgefahr, verkürzte Phonationszeit
- Befund: Stimmlippenstillstand einseitig in Intermediärposition
- Nukleäre Vagusparese ist oft kombiniert mit Glossopharyngeusparese, dann auch Rachen- und Gaumensegel einseitig komplett gelähmt mit erheblicher Schluckstörung.

4-35 Was bedeutet induzierte laryngeale Obstruktion (syn.: Vocal Cord Dysfunction?) Wie wird diese behandelt? Was bedeutet EILO?

ILO ist eine Form der paradoxen Stimmlippenbewegung, die zu einem anfallartigen Glottisschluss mit subjektiver Atemnot führt. Vorausgehend oft Kitzelgefühl im Kehlkopf und Hustenreiz. Die Erscheinung ist nach ein bis zwei Minuten vorüber. Ursache wahrscheinlich psychogen, ausgelöst (induziert) durch äußere Reize oder körperliche Anstrengung. In letzterem Fall wird von Exercise-induced-laryngeal-Obstruction (EILO) gesprochen.

Therapie: Entspannungstraining, Atemtherapie. Bei Beginn der Symptome: Hechelatmung.

4-36 Was ist ein Laryngospasmus (Glottiskrampf)?

Die ist eine durch Vagusreflex (afferente und efferente Nervenleitung) ausgelöste feste Adduktion der Stimmlippen mit möglicher Erstickung bei

- Mechanischer Reizung: endolaryngealer Fremdkörper, Ausleitung einer Intubationsnarkose
- Chemische Reizung: Gase
- Hyperreflexie bei Hypokalziämie (zu wenig Kalzium im Blut)

4-37 Welche endoskopischen Operationen kommen bei der Kehlkopfchirurgie zum Einsatz?

- transoral unter lupenendoskopischer oder flexibel-endoskopischer Laryngoskopie mit gebogenen Instrumenten
- transnasal mit flexibel-endoskopischer Laryngoskopie mit Mikroinstrument oder Laserstrahl durch den Arbeitskanal des Endoskops
- transoral in direkter Mikrolaryngoskopie mit Instrumenten oder mit Laserstrahl

4-38 Welche offenen Operationen kommen bei der Kehlkopfchirurgie zum Einsatz?

Offen (syn. transzervikal) bedeutet Zugang nach Schnitt durch die Halshaut und Präparation der prälaryngealen Muskulatur.

- offene Freilegung einer Schildknorpelaußenseite (Thyroplastik→ Kap. 7)
- offene Freilegung des Schildknorpels, Spaltung des Schildknorpels und Eröffnung des Kehlkopfinneren (Thyrotomie und Teilresektion)
- offene Entfernung des gesamten Kehlkopfes (Laryngektomie)

4-39 Welche Operationen sind in indirekter Laryngoskopie möglich?

- Injektion, z. B. Botulinumtoxin oder Material zur Augmentation
- Biopsie (Gewebeprobenentnahme)
- Fremdkörperextraktion aus dem supraglottischen Kehlkopf
- Abtragung von Stimmlippenveränderungen, sofern einhändig möglich (instrumentell oder mit Laser)

4-40 Welche Operationen sind in direkter Mikrolaryngoskopie möglich?

- Injektion, Biopsie, Fremdkörperextraktion, Blutstillung, Schleimhautnaht
- Abtragung, Ausschälung, Absaugung, Verödung von pathologischem Gewebe
- Aryknorpelentfernung zur Glottiserweiterung
- Dekortikation, Chordektomie, Teilresektion (Laser)

4-41 Was sind Vorteile der Chirurgie in direkter Mikrolaryngoskopie?

- Operationsgebiet ist durch Narkose des Pat. absolut ruhig
- Blick durch das Binokularmikroskop ermöglicht vergrößertes, räumliches Sehen
- Beidhändiges Operieren ist möglich
- Umfangreiches Operieren mit Laserstrahl ist möglich

4-42 Welche Operationen werden bei bösartigen Kehlkopftumoren durchgeführt?

- Direkte Mikrolaryngoskopie: mikrochirurgisch instrumentell: Dekortikation, Chordektomie
- Direkte Mikrolarygoskopie: laserchirurgisch: Dekortikation, Chordektomie, Teilresektion unterschiedlichen Ausmaßes
- offen: Kehlkopfteilresektion, Laryngektomie
- offen: Neck dissection → Kap. 6
- Tracheotomie passager wegen postoperativem Ödem nach Teilresektion oder palliativ bei Inoperabilität

4-43 Was bedeutet Dekortikation?

Dekortikation („Stimmlippen-Stripping“) ist die teilweise oder vollständige Abtragung des Stimmlippenepithels, endoskopisch instrumentell, ein- oder beidseitig.

4-44 Was bedeutet Chordektomie?

Chordektomie ist die teilweise oder vollständige Entfernung einer Stimmlippe, endoskopisch instrumentell oder laserchirurgisch, selten offen instrumentell.

4-45 Was bedeuten vertikale und horizontale Teilresektion?

- Vertikale Teilresektion: Entfernung von Gewebe einer Kehlkopfseite, die über die Chordektomie hinausgeht und auf die andere Kehlkopfseite übergreifen kann
- Horizontale Teilresektion: Entfernung des supraglottischen Kehlkopfes in Höhe der Taschenfalten

4-46 Was bedeutet Laryngektomie? Bei welchem Krankheitsbild kann diese indiziert sein?

Laryngektomie ist die vollständige Entfernung des Kehlkopfes.
Sie kann indiziert sein beim Kehlkopfkarzinom oder beim Hypopharynxkarzinom, wenn aufgrund der Ausdehnung eine organerhaltende Operation nicht möglich ist und eine primäre Strahlentherapie zu schlechterem Heilerfolg führen würde.

5 Luftröhre und Speiseröhre

5-1 Was ist der Tracheobronchialbaum?

Luftröhre und Bronchien bilden ein schleimhautausgekleidetes Röhrensystem aus Knorpelspangen und straffem Bindegewebe. Die Trachea zweigt sich in den linken und rechten Hauptbronchus auf, die sich wiederum in immer kleinere Bronchien verästeln.

5-2 Was bedeutet Tracheobronchoskopie? Wie wird diese durchgeführt?

Tracheobronchoskopie bedeutet „Spiegelung“ der Luftröhre und der Bronchien.
Sie erfolgt durch Einführen eines

- starren Endoskops über Mundhöhle, Rachen und Kehlkopf in Luftröhre und Hauptbronchien oder
- flexiblen Endoskops über Nase, Rachen, Kehlkopf in Luftröhre und Bronchien

5-3 Wozu ist die Tracheobronchoskopie aus hals-nasen-ohrenärztlicher Sicht indiziert?

Fremdkörperentfernung, Tumorsuche, Biopsie, Blutstillung, Gewebeabtragung mit Laserstrahl.

5-4 Was sind Leitsymptome bei Erkrankungen des Tracheobronchialbaumes?

- Husten, trocken oder mit Auswurf (schleimig, blutig, mit aspiriertem Material)
- Dyspnoe (Luftnot), Stridor-Atmung
- schmerzhafte Atmung

5-5 Was bedeutet endotracheale Intubation? Wann ist diese indiziert?

Die endotracheale Intubation ist die Einführung eines Schlauches in die Luftröhre über:

- Nase, Rachen, Kehlkopf (nasotracheale Intubation) oder
- Mundhöhle, Rachen, Kehlkopf (orotracheale Intubation)

Indiziert ist die Intubation:

- zur Beatmung bei Atemstillstand oder lebensbedrohlicher Dyspnoe
- zur Beatmung und Zufuhr von inhalativen Medikamenten bei Narkosen

5-6 Was bedeutet Tracheotomie? Bei welchen Krankheitsbildern ist diese indiziert?

Tracheotomie ist die Eröffnung der Luftröhre von außen zur Bildung eines Tracheostomas, d. h. einer Atemöffnung der Luftröhre am äußeren Hals. Sie kann indiziert sein:

- bei Atemnot, wenn eine Intubation nicht möglich ist
- bei Langzeitbeatmung
- prophylaktisch vor größeren Operationen im Rachen- und Kehlkopfbereich

5-7 Wie wird eine Tracheotomie durchgeführt?

- Chirurgische Tracheotomie: Hautschnitt und Freipräparation der Trachealvorderwand, meistens in Höhe der 2. und 3. Trachealknorpelspange, dabei Durchtrennen und Vernähen des Schilddrüsenisthmus, Ausstanzen eines Knorpelstückes, Vernähen des Trachealfensters mit der Halshaut. Alle Indikationen.
- Chirurgische Tracheotomie mit plastischem Tracheostoma: Der Knorpel wird nur u-förmig eingeschnitten und als Gleitlager für die Kanüle nach innen geklappt. Die Schleimhaut der Knorpelbrücke und des Trachealfensters werden sorgfältig mit der Halshaut vernäht. Indikation: Bei Erwarten eines Langzeit- oder Dauerkanülentragens.

- Punktions-Dilatationstracheotomie: die Trachealvorderwand wird unter flexibel-tracheoskopischer Kontrolle punktiert, die Punktionsstelle mit einem Dilatator (Aufdehner) gedehnt bis die Trachealkanüle eingeschoben werden kann. Indikation: vorübergehende Beatmung auf Intensivstation.

5-8 Was bedeutet Koniotomie? Wann kann diese indiziert sein?

Koniotomie ist die Eröffnung des subglottischen Kehlkopfes durch Schnitt durch das Ligamentum cricothyroideum (= Ligamentum conicum) zwischen Schild- und Ringknorpel.

Sie kann indiziert sein als Notfallmaßnahme bei akuter Luftnot durch Verengung in Rachen und Kehlkopf, z. B. durch Fremdkörper, Ödem, Blutung, wenn Intubation oder Tracheotomie nicht möglich sind.

5-9 Welche Funktionen erfüllt die Trachealkanüle?

- Platzhalter, um Tracheostomaschrumpfung zu verhindern
- Aspirationsschutz durch Blockung: Abdichtung zwischen Kanülenwand und Trachea durch aufblasbaren, zirkulären Ballon (Manschette, Cuff)
- Fixierung des Luftschlauchs bei maschineller Beatmung
- Umleitung der Exspirationsluft zur Phonation mittels Ventilklappe

---

5-10 Welche Trachealkanülen werden unterschieden?

- nach dem Material: Kunststoff und Silber
- nach der Biegefähigkeit: starr oder flexibel (nur Kunststoff)
- nach der Länge: normale, kurze (Stoma-Knopf), überlange
- nach der Gestaltung: mit oder ohne Sieb- bzw. Fensterungsbohrung; mit oder ohne Innenkanüle; mit oder ohne Sprechventilaufsatz (Ventilklappe)
- nach der Blockierbarkeit: mit oder ohne aufblasbarer Manschette

---

5-11 Wann wird eine blockbare Trachealkanüle verwendet?

- bei maschineller Beatmung zur Fixierung der Kanüle in der Trachea
- bei Aspirationsgefahr zur Vermeidung von Eindringen von Speichel, Flüssigkeit, Nahrung in die Bronchien

---

5-12 Wann ist eine gesiebte Kanüle mit Sprechventilaufsatz indiziert?

Um Phonation zu ermöglichen nach Tracheotomie bei vorhandenem Kehlkopf, ohne Aspirationsgefahr, ohne maschinelle Beatmung. Nicht verwechseln mit Stimmventilprothese bei Laryngektomie → Kap. 8

5-13 Was sind Vorteil und Nachteil einer Innenkanüle?

- Vorteil: Während der Reinigung der Innenkanüle von Schleim und Borken kann die Außenkanüle in der Trachea verbleiben.
- Nachteil: Bei gleichem Außendruchmesser der Kanüle ist der Innendurchmesser, die Weite des verfügbaren Lumens, kleiner.

5-14 Was gehört zur Tracheostomapflege? Was bedeutet HME?

- Absaugen durch die Kanüle oder durch das Tracheostoma
- Hautschutz mit Zinksalbe/Stomaöl und beschichteter Kompresse
- Kanülenwechsel je nach Krankheitsbild und Kanülentyp täglich bis alle 2 Wochen
- Innenkanüle mehrfach täglich reinigen
- Luftbefeuchtung über externen Luftbefeuchter
- Luftfilterung über HME (Heat-Moisture-Exchanger, Wärme-Feuchtigkeitsaustauscher): Kanülenaufsatz mit Filter, der Wärme und Feuchtigkeit der Ausatmungsluft entnimmt und der Einatmungsluft zuführt.

5-15 Was bedeutet Dekanülierung? Was ist die Voraussetzung?

Dekanülierung ist das schrittweise Umstellen des Patienten von Tracheostomaatmung auf natürliche nasale Atmung mit dem Ziel, auf die Kanüle zu verzichten und das Tracheostoma zu schließen. Voraussetzung:

- keine Aspiration ohne Blockung
- keine Luftnot bei zugehaltenem, dann zugestöpseltem Stoma

5-16 Wie wird ein Tracheostoma verschlossen?

Nach endgültiger Dekanulierung lässt man das Stoma unter Wundpflaster-Verschluss schrumpfen. Bei chirurgisch-plastischem Stoma muss die Haut am Stomarand nach zehn Tagen zirkulär entfernt werden, dann wird die Restöffnung durch Hautnaht verschlossen. Bei Dilatationsstoma ist meistens keine Naht erforderlich.

5-17 Wie ist der Ösophagus aufgebaut? Was ist Peristaltik?

Der Ösophagus (Speiseröhre) ist ein schleimhautausgekleideter Muskelschlauch mit einer inneren Ringmuskel- und einer äußeren Längsmuskelschicht. Peristaltik ist die reflektorisch ablaufende, synchronisierte Kontraktion der Ringmuskeln zum Weitertransport von Flüssigkeit und Nahrung.

5-18 Was versteht man unter oberem und unterem Ösophagussphinkter?

Die Sphinkter sind Schließsysteme des Ösophagus zum Rachen (oberer ÖS) und zum Magen (unterer ÖS), die reflektorisch gesteuert werden. Die Sphinkter ändern die Öffnungsweite durch den Kontraktionszustand der Ringmuskulatur und der Blutfüllung von Venen.

5-19 Was versteht man unter Ösophagoskopie? Wie wird diese durchgeführt? Bei welchen Krankheitsbildern kann diese indiziert sein?

Ösophagoskopie ist die Betrachtung des Speiseröhreninneren unter Beleuchtung:

- durch Einführen eines starren Rohres mit integrierter Beleuchtung über Mundhöhle und Rachen in den Ösophagus in Intubationsnarkose oder
- durch Einführen eines flexiblen Endoskopes über Mundhöhle und Rachen in den Ösophagus (als Gastroösophagoskopie bis in den Magen) in Oberflächenanästhesie oder Kurznarkose, auch mit Kameraaufsatz und Monitorbetrachtung.

Die Ösophagoskopie kann indiziert sein zur Diagnose und Therapie bei Fremdkörper, Entzündung, Blutung, Tumor, Dysphagie, Stenose, Divertikel.

5-20 Was sind Leitsymptome bei Erkrankungen der Speiseröhre?

- Schmerz hinter dem Brustbein oder zwischen den Schulterblättern
- Schluckbehinderung, Schluckschmerz, Aspiration
- Sodbrennen
- Regurgitation (Rücktransport Richtung Rachen) von Speichel, Nahrung, Blut

5-21 Wie werden festsitzende Fremdkörper aus dem Ösophagus entfernt?

Festsitzende Fremdkörper (z.B. Knochen, Fleischbrocken, Zahnprothesenteil, Münze bei Kindern) müssen in starrer Ösophagoskopie mit langen mechanischen Zängelchen durch das Endoskoprohr vorsichtig entfernt werden. Eine Wandverletzung kann zur lebensbedrohlichen Mediastinitis (Entzündung des Brustmittelraumes) führen.

5-22 Was bedeutet GERD? Welche Erkrankungen und Störungen können hierdurch im HNO-Bereich mit verursacht werden?

GERD bedeutet gastroösophageale Refluxkrankheit (Gastro-Esophageal Reflux Disease) und kann zu folgenden HNO-Krankheiten führen:

- Ulzeröse Pharyngitis, ulzeröse Ösophagitis
- Globus pharyngis (Kloßgefühl im Hals) → Kap. 3
- Kontaktgranulom/Kontakulzeration der Stimmlippe → Kap. 7
- Chronische Laryngitis

5-23 Welche diagnostischen und therapeutischen Maßnahmen werden bei GERD durchgeführt?

- Diagnostik: flexible oder Lupen-Pharyngolaryngoskopie, flexible Ösophagogastroskopie, 24-Stunden-pH-Metrie (Säuremessung), intraösophageale Manometrie (Druckmessung)
- Therapie: Gewichtsreduktion, Verzicht auf späte Abendmahlzeit, Hochlagern des Oberkörpers beim Schlafen, Vermeidung der Säurestimulation durch entsprechende Diät, Einnahme von systemischem Säureblocker (Protonenpumpeninhibitor), operative Verbesserung des ösophagogastralen Verschlusses z. B. Verengung des Mageneinganges

5-24 Was bedeutet OMIEI? Wie kann diese Ösophagitis verhindert werden?

Dies bedeutet Ösophagusverletzung durch orale Medikamenteneinnahme (Oral Medication-Induced Esophageal Injury): Tabletten mit rauer Oberfläche oder schleimhautreizenden Bestandteilen (z. B. ASS) können eine Ösophagitis mit Geschwürbildung verursachen. Vorbeugung: Kapseln mit glatter Oberfläche, Wasserschluck vor und nach der Einnahme.

6 Hals, Speicheldrüsen und Onkologie

6-1 Welche wichtigen Krankheitsbilder führen zu sicht- oder tastbaren Schwellungen am äußeren Hals?

- Infektionen im HNO-Zahn-Mund-Kieferbereich mit reaktiver Lymphadenitis (Entzündung)
- Erkrankung der Lymphknoten: akute oder chronische Lymphadenitis, Hyperplasie, benignes oder malignes Lymphom, Metastase bei bösartigem Tumor im Kopf-Hals-Bereich
- Erkrankung der Schilddrüse: Thyreoiditis (Entzündung), Struma, Karzinom
- Erkrankung der Ohr- und Unterkieferspeicheldrüsen: Sialadenitis (Entzündung), Speichelstau durch Steinbildung, Entzündung, Tumor
- Erkrankung der Blutgefäße: Fehlbildung, Tumor
- Halszyste: angeborene Fehlbildung in Form eines Epithelsacks
- Äußere Laryngozele → Kap. 4

6-2 Welche bildgebenden Verfahren werden am Hals eingesetzt?

- Sonographie: Schilddrüse, Lymphknoten, Blutgefäße
- Röntgen: Übersicht Halswirbelsäule (HWS). Proc. styloideus

- Computertomographie: alle Strukturen, speziell Kehlkopf, Trachea, HWS
- Magnetresonanztomographie: alle Strukturen bei Tumorverdacht
- Szintigraphie: Messung der Schilddrüsenaktivität durch zugeführtes radioaktives Jod

---

6-3 Wie werden die Speicheldrüsen sekretorisch efferent innerviert?

- Unterkiefer und Unterzungenspeicheldrüsen vom N. facialis
- Ohrspeicheldrüse vom N. glossopharyngeus

6-4 Was sind die Leitsymptome einer Erkrankung der Ohr- oder Unterkieferspeicheldrüse?

- Drüsenschwellung, schmerzlos oder schmerzhaft, ein- oder beidseitig
- Mundtrockenheit (Xerostomie)
- periphere Fazialisparese bei bösartigem Tumor

6-5 Was bedeutet Sjögren-Syndrom?

Sjögren-Syndrom ist eine chronisch-entzündliche Autoimmunerkrankung mit:

- schmerzloser Anschwellung der Ohr- und seltener Unterkieferspeicheldrüsen (Sialadenitis)
- Sicca-Symptomatik (Trockenheit) in den oberen Luft- und Speisewegen sowie am Auge:
- Xerostomie, Xerophtalmie, Keratokonjunktivitis sicca, Rhinopharyngitis sicca
- weiteren rheumatischen Symptomen

6-6 Was bedeutet Sialolithiasis? Welche Therapie kann indiziert sein?

Sialolithiasis ist die Bildung von Speichelsteinen, vorwiegend in den Unterkieferspeicheldrüsen.

Therapie:

- Speichelflussanregung, Drüsenmassage
- Speichelgangdehnung und -schlitzung
- Lithotripse: Steinzertrümmerung von außen mittels Ultraschall
- Endoskopische Zerkleinerung und Extraktion
- Exstirpation (Ausschälung) der Drüse

6-7 Was ist eine Ranula?

Das ist eine Schwellung der Unterzungenspeicheldrüse durch Sekretstau. Bei der Inspektion des Mundbodens mit angehobener Zunge gut zu erkennen.

6-8 Was bedeuten Struma nodosa, Struma diffusa, Struma maligna, blande Struma?

Struma bedeutet tast- oder sichtbare Vergrößerung der Schilddrüse. Die Adjektive bedeuten:

- nodosa: durch knotige Gewebevermehrung
- diffusa: durch gleichmäßige Gewebevermehrung
- maligna: durch bösartiges Wachstum
- blande: nicht entzündlich, nicht tumorbedingt, euthyreot

6-9 Was bedeuten Euthyreose, Hyperthyreose, Hypothyreose?

Bezeichnung für die hormonelle Tätigkeit der Schilddrüse:

- Euthyreose: normale Schilddrüsenfunktion, Schilddrüsenhormone im Blut normal
- Hyperthyreose: Schilddrüsenüberfunktion, Schilddrüsenhormone im Blut erhöht
- Hypothyreose: Schilddrüsenunterfunktion, Schilddrüsenhormone im Blut erniedrigt

6-10 Was ist die häufigste Ursache und Pathogenese einer gutartigen Struma?

Jodmangel → weniger Schilddrüsenhormon produziert → weniger Schilddrüsenhormon im Blut → Ausschüttung von TSH (Schilddrüse stimulierendes Hormon) aus der Hypophyse → Anregung zu Vermehrung der Thyreozyten → Größenzunahme der Schilddrüse

6-11 Welche Nerven sind bei wichtigen Operationen am Hals gefährdet?

- N. facialis (alle Äste) bei Parotidektomie (Entfernung der Ohrspeicheldrüse)
- N. facialis (nur Mundast) bei Exstirpation (vollständige Entfernung) der Glandula submandibularis (Unterkieferspeicheldrüse)
- Nn. laryngei bei Operation an der Schilddrüse, z.B. Thyreoidektomie (Schilddrüsenentfernung)
- N. accessorius bei Lymphknotenexstirpaton. Bei Neck Dissection muss er aus onkologischen Gründen oft entfernt werden.

6-12 Was sind wesentliche Kennzeichen von malignen (bösartigen) Tumoren?

- schnelles, eindringendes Wachstum
- schlecht von der Umgebung abgrenzbar
- unreifes Gewebe, hohe Zellteilungsrate, atypische Zellen

- Absiedelungen in Lymphknoten und anderen Organen
- häufig Rezidiv

6-13 Was sind Kennzeichen von benignen (gutartigen) Tumoren?

- langsames, verdrängendes Wachstum
- gut von der Umgebung abgrenzbar
- ausgereiftes Gewebe, niedrige Zellteilungsrate, keine atypischen Zellen
- keine Absiedelungen
- selten Rezidiv

6-14 Was umfasst die HNO-ärztliche Diagnostik bei Verdacht auf Tumorerkrankung?

Basisdiagnostik:

- HNO-Status unter Einsatz des Binokularmikroskopes, Palpation des Halses, Inspektion
- Lupenendoskopie und/oder flexible Endoskopie zur Erstdiagnostik, eventuell mit Gewebeprobenentnahme
- Sonographie der Halslymphknoten, Schilddrüse und Speicheldrüsen

Optionale Diagnostik:

- Endoskopie in Narkose: direkte Mikrolaryngoskopie, Bronchoskopie, Ösophagoskopie mit Gewebeprobenentnahme
- Gewebeprobenentnahme transoral (Gaumenmandeln) oder transzervikal (Lymphknoten, Speicheldrüse)
- Labordiagnostik: Tumormarker, Mikrobiologie, präoperative Routinediagnostik
- Bildgebung der Tumorregion (Computertomographie, Magnetresonanztomographie) bzw. zum Metastasenausschluss (Sonographie, Röntgen, CT, MRT, Ganzkörperszintigraphie)
- Audiometrie, Vestibulometrie bei Tumoren des Ohres und N. vestibulocochlearis

---

6-15 Was bedeutet TNM-Klassifikation?

Die TNM-Klassifikation ist ein Schema zur Stadieneinteilung (Grad 0, I, II, III oder IV) bösartiger Tumore. Grundlage ist die klinische Diagnostik. Es bedeutet:

- T: Primärtumor: Größe, Ausdehnung: T0 bis T4
- N: Nodus, regionäre Lymphknotenmetastase: Vorhandensein, Größe N0 bis N3
- M: Fernmetastase: Vorhandensein M0, M1

6-16 Welches glottische Larynxkarzinom hat die bessere Heilungschance: a) T1 N0 M0 oder b) T4 N1 M1 Warum?

Karzinom a) hat bessere Prognose denn die Ausdehnung ist auf einen Organbereich, hier die Stimmlippe, begrenzt; es liegt keine Lymphknotenmetastase und keine Fernmetastase vor.

Bei b) hat der Tumor die Organgrenzen überschritten, es sind regionäre und Fernmetastasen nachgewiesen.

6-17 Was bedeuten lymphogene und hämatogene Metastasierung?

Metastasierung ist ein Zeichen für ein fortgeschrittenes Stadium mit schlechter Prognose.

- Lymphogene M.: Tumorzellen werden über die Lymphwege in die regionären, zum Ausgangsorgan gehörenden Lymphknoten transportiert und bilden dort Metastasen (Tochtergeschwülste).
- Hämatogene M.: Tumorzellen erreichen auf dem Blutweg andere Organe z.B. Leber, Lunge, Knochen, Gehirn und bilden in diesen Metastasen

6-18 Was bedeutet Tumorsesektion?

Das ist die vollständige chirurgische Entfernung eines Tumors. Bei bösartigem Tumor mit Sicherheitsabstand zum gesunden Gewebe.

6-19 Was bedeutet Neck dissection? Wann ist diese indiziert?

Die ist die Entfernung der Lymphknoten und Lymphbahnen zwischen Schlüsselbein und Schädelbasis in einem Block einschließlich des umgebenden Fett- und Bindegewebes einer oder beider Halsseiten. Sie ist indiziert bei bösartigen Erkrankungen des Kopf-Halsbereiches mit nachgewiesener oder wahrscheinlicher oder möglicher Metastasierung in die Lymphknoten.

6-20 Welche Formen der Neck dissection werden nach dem Ausmaß der entfernten Lymphknoten werden unterschieden?

- Radikale ND: Entfernung von 5 Lymphknotengruppen und wichtiger, nicht-lymphatischer Strukturen, z.B. N. accessorius
- Modifizierte radikale ND: Erhalt wichtiger nicht-lymphatischer Strukturen, z.B. N. accessorius
- Selektive oder funktionelle ND: Entfernung von weniger als 5 Lymphknotengruppen

6-21 Welche Formen der Neck dissection werden nach der Zielindikation unterschieden?

- elektive ND bei möglichen oder wahrscheinlichen Lymphknotenmetastasen
- therapeutische ND bei nachgewiesenen Lymphknotenmetastasen

6-22 Welche nicht-chirurgischen Verfahren werden bei bösartigen Tumoren im Kopf-Hals-Bereich eingesetzt?

- Radioaktive Strahlentherapie: als primäre Strahlentherapie statt Operation (z.B. bei Verweigerung oder Inoperabilität) oder sekundäre Strahlentherapie nach Operation
- Chemotherapie: zur Tumorverkleinerung vor Operation oder Strahlentherapie
- Kombination von Chemo- und Strahlentherapie statt Operation (z.B. bei Verweigerung oder Inoperabilität)

6-23 Was bedeuten kurative und palliative Tumortherapie?

- Kurative Therapie strebt die Heilung des Pat. von der Tumorerkrankung an.
- Palliative Therapie dient der Verzögerung des Tumorwachstums und der Verbesserung der Lebensqualität bei unmöglicher Heilung.

6-24 Was können Folgen einer Tumorresektion im HNO-Bereich und/oder Neck Dissection sein?

Gewebeschädigung, Gewebeverluste und/oder periphere Nervenläsion können zu:

- Atemstörung mit Notwendigkeit der Tracheostomaatmung
- Stimmstörung bis zu völligem Stimmverlust
- Schluckstörung von Kaustörung bis Aspiration
- Artikulationsstörung (Dysglossie, offene Rhinophonie)
- Einschränkung von Kopfdrehung und Schulterhebung führen.

6-25 Welche unerwünschten Wirkungen können bei Strahlentherapie im Kopf-Hals-Bereich auftreten?

- Akut: Schleimhautschwellung (auch im Kehlkopf), Schleimhautentzündung, Mund- und Rachentrockenheit, Hautrötung und -verbrennung, Knochen- und Knorpelnekrose
- Chronisch: Mund- und Rachentrockenheit, Schleimhaut-, Muskel-, Bindegewebe- und Hautverhärtung (Fibrose, Induration), Speicheldrüsenatrophie, Nervenläsionen

Betroffen sind hierdurch Schluck- und Stimmfunktion, bei Kehlkopfödem auch Atemfunktion.

6-26 Wie werden Gewebeverluste nach Tumorresektion plastisch-chirurgisch ausgeglichen?

Durch Verschiebung oder Verlagerung von patienteneigenem Gewebe:

- lokaler Verschiebelappen aus der Nähe des Resektionsgebiets
- gestielter Lappen mit Haut-Muskel-Faszie aus dem Brustbereich
- freie Transplantate mit Gefäßanbindung, z.B. Haut-Muskel-Faszie aus dem Unterarm
- Knochen aus Beckenkamm oder Rippe, Knorpel aus Rippenbogen

Teil 2
Phoniatrie

7 Stimmstörungen

Zur Bearbeitung dieses Kapitels sollten Kap. 4 „Kehlkopf“ und Kap. 5 „Luftröhre und Speiseröhre“ bekannt sein.

7-1 Welche aerodynamischen und myoelastischen Vorgänge bewirken eine Stimmlippenschwingung?

- Die Stimmlippen werden aktiv durch die Kehlkopfmuskeln in Phonationsstellung gebracht (adduziert) und entsprechend der beabsichtigten Tonhöhe in der Spannung eingestellt.
- Beim Ausatmen entsteht durch die geschlossene Glottis ein subglottischer Druck.
- Der subglottische Druck öffnet die Glottis, die Luft entweicht.
- Durch elastische Kräfte der Stimmbänder und Kehlkopfmuskeln sowie durch den Bernoulli-Effekt (Sogwirkung auf die Stimmlippen beim Durchströmen der Luft) schließt sich die Glottis wieder.
- Glottisöffnung und -schluss stellen eine Bewegung in horizontaler und vertikaler Richtung dar.
- Zusätzlich besteht eine Eigenbewegung der gegenüber dem Musculus vocalis und dem festen Bindegewebe verschieblichen Stimmlippenschleimhaut, die Randkantenverschiebung.
- Dieser Vorgang wiederholt sich periodisch und führt zu Verdichtungen und Verdünnungen der durchströmenden Luftteilchen und damit zu periodischen Luftdruckänderungen
- Die periodischen Luftdruckänderungen sind hörbare Schallwellen, der primäre Kehlkopfklang.

7-2 Von welchen anatomisch-physiologischen Parametern hängen Grundtonhöhe und Lautstärke des primären Stimmschalls ab?

- Der Grundtonhöhenumfang eines Menschen ist durch Länge, Masse und Form der Stimmlippen, also die Anatomie vorgegeben. Innerhalb dieser Vorgabe stellt ein Mensch die gewünschte Tonhöhe durch Änderung der Stimmlippenspannung ein.
- Die Lautstärke hängt vom subglottischen Anblasdruck ab, der vom exspiratorischen Luftstrom (Volumen/Zeit) und der Festigkeit des Glottisschlusses bestimmt wird. Die maximal erreichbare Lautstärke ist somit durch die Kraft der Atem- und Kehlkopfmuskeln vorgegeben. Unterhalb dieser Grenze kann ein Mensch durch Dosierung der Atem- und Kehlkopfmuskelarbeit die Lautstärke einstellen.

7-3 Was bedeuten primärer und sekundärer Stimmschall?

- Der primäre Stimmschall ist der an der Glottis erzeugte Kehlkopfschall, der ein harmonisches Klangspektrum mit Grundton und um 12 dB pro Oktave abnehmenden Obertönen aufweist. Dieser Schall ist nur experimentell oder durch Simulation am Computermodell registrierbar.
- Der sekundäre Stimmschall ist der durch Resonanzeffekte im Ansatzrohr in seiner spektralen Zusammensetzung modifizierte primäre Kehlkopfschall, der von Mund und Nase abgegeben wird. Die auditive oder computergestützte Analyse des hörbaren Stimmschalls erlaubt Rückschlüsse auf den primären Kehlkopfschall.

7-4 Was bedeutet Ansatzrohr?

Dies ist der veränderliche, luftgefüllte Raum oberhalb der Glottis: supraglottischer Kehlkopf, Rachen, Mundhöhle, Nasenhöhlen mit Nasennebenhöhlen. Es dient als Vokaltrakt der Resonanz des Kehlkopfschalls und als Artikulationsorgan der Hemmstellenbildung der Konsonanten.

7-5 Welche Atemformen werden nach der Art der aktiven Thoraxerweiterung unterschieden? Welche Atemform gilt als physiologisch?

- Abdominalatmung (Bauchatmung, Zwerchfellatmung): Thoraxerweiterung durch Zwerchfellkontraktion
- Thorakalatmung (Brustatmung, Kostalatmung): Thoraxerweiterung durch Rippenhebung, speziell bei Hebung der unteren Rippen Flankenatmung genannt
- Klavikularatmung (Schlüsselbeinbeinatmung): Thoraxerweiterung durch Hebung des Schultergürtels.

Physiologisch ist die kosto-abdominale Atmung, die Brust-Flanken-Bauchatmung.

7-6 Wie ist die Vitalkapazität definiert? Wie wird die Vitalkapazität bestimmt? In welcher Größenordnung liegt die Vitalkapazität bei Mann und Frau?

- VK ist das nach maximaler Inspiration mit stärkster Anstrengung ausgeatmete Lungenvolumen
- VK = Atemzugvolumen + inspiratorisches Reservevolumen + exspiratorisches Reservevolumen
- VK-Bestimmung mit einem Spirometer. Mann: 3–5 Liter, Frau: 2–4 Liter (untrainierte Personen).

7-7 Was bedeuten FEV1 und PEF als Messergebnisse bei der Lungenfunktionsprüfung? Wie werden sie bestimmt?

FEV1 bedeutet forciertes exspiratorisches 1-Sekunden-Volumen (forcierte 1-Sekundenkapazität)

- FEV1 ist das nach maximaler Inspiration in einer Sekunde ausgeatmete Volumen
- Angabe in Liter oder in Prozent der Vitalkapazität
- Bestimmung anhand der Volumen-Zeitkurve der Lungenfunktionsprüfung.

PEF bedeutet Peak-Flow-Messung (Peak Exspiratory Flow)

- PEF ist die nach maximaler Inspiration bei forcierter Ausatmung erreichbare Atemstromstärke (Volumen / Zeit).
- Angabe in Liter/Sekunde
- Bestimmung anhand der Fluss-Volumen-Kurve der Lungenfunktionsprüfung.

7-8 Wie ist der Zusammenhang zwischen Atemstörungen und Stimmstörungen?

- Organische Atemstörungen können durch die verminderte Atemleistung Ursache einer symptomatischen funktionellen Stimmstörung sein.
- Funktionelle Atemstörungen können Symptom einer funktionellen Stimmstörung sein.

7-9 Welche organischen Atemstörungen werden unterschieden?

- obstruktive Störung durch Erhöhung des Strömungswiderstandes in den Atemwegen
- restriktive Atemstörung durch Verminderung der Ausdehnung von Lunge oder Thorax
- Gasaustauschstörung in den Alveolen
- zentrale Atemregulationsstörung

7-10 Welche Atemparameter können durch funktionelle Atemstörungen ohne organpathologische Veränderungen verändert sein?

- Atemfrequenz und Atemrhythmus
- Atemtiefe: transportiertes Luftvolumen
- Atemform
- Atemquotient: Zeitdauer Inspiration / Zeitdauer Exspiration

7-11 Welche wichtigen Krankheitsbilder bedingen obstruktive oder restriktive Atemstörungen?

Obstruktion durch

- Larynx-, Tracheal- oder Bronchialfremdkörper
- Stimmlippenparese
- Larynx-, Tracheal- oder Bronchialtumor
- Larynx- oder Trachealstenose
- Asthma bronchiale, COPD (Chronic Obstructiv Pulmonary Disease).

Restriktion durch

- Lungenfibrose: Vermehrte Bindegewebsbildung um Alveolen
- Lungenresektion (Entfernung von Lungengewebe)
- Kyphosskoliose (Wirbelsäulenfehlbildung)
- Bechterew-Erkrankung (Entzündung der Wirbelsäulengelenke)
- Querschnittslähmung

7-12 Welche Orientierungswerte gelten für den Atemquotienten bei Erwachsenen bei Ruhe-, Sprech-, Singatmung?

- Der Atemquotient ist definiert als Zeitdauer der Inspiration/Zeitdauer der Exspiration.
- Er beträgt bei Ruheatmung ungefähr 1:1,5; bei Sprechatmung 1:3–6; bei Singatmung bis 1:30.

7-13 Was bedeutet Appoggio oder Atemstütze?

- als Vorgang: aktive, bewusste muskuläre Steuerung der Ausatmung
- als Zustand: Appoggio ist derjenige Halt, den die Einatmungsmuskulatur dem Zusammensinken des Brustkorbs bei der Ausatmung entgegensetzt um optimale Dosierung der Luftabgabe zu erzielen.

7-14 Welche laryngoskopischen Verfahren werden zur anatomischen und orientierend funktionellen Beurteilung von Glottis und Ansatzrohr eingesetzt?

- indirekte Laryngoskopie über Kehlkopfspiegel, ideal mit Blick und Licht durch Binokularmikroskop
- transorale Lupenlaryngoskopie über starre Winkeloptik
- flexible transnasale Rhinopharyngolaryngoskopie über Glasfaser-Optik
- direkte Mikrolaryngoskopie → Kap. 4.

Bei allen Verfahren ist durch Vorschaltung einer Videokamera Monitorbetrachtung und Aufzeichnung möglich.

7-15 Welche laryngoskopischen Verfahren werden zur anatomischen und funktionellen Stimmlippenbeurteilung eingesetzt?

- Laryngostroboskopie: bei Kombination der mikroskopgestützten indirekten Laryngoskopie, der Lupenlayngoskopie oder der flexiblen Laryngoskopie mit der stroboskopischen Technik entsteht eine scheinbare Zeitlupe des Schwingungsablaufs.
- Video-Laryngostroboskopie: zur Dokumentation können Mikroskop und Endoskop mit einer Videokamera ausgestattet werden um Monitorbetrachtung und Aufzeichnung zu ermöglichen. Im Monitorbild werden Schalldruckpegel und Frequenz des phonierten Tones angezeigt.
- Hochgeschwindigkeitskinematographie des Larynx: bei Kombination der Lupenlaryngoskopie mit einer Hochgeschwindigkeitsvideokamera (4000 Bilder pro Sekunde) können die Stimmlippenschwingungen in echter Zeitlupe monitorbetrachtet und dokumentiert werden.

7-16 Was ist das Prinzip der Larynxstroboskopie?

Bei Betrachtung der Stimmlippenschwingungen mit kontinuierlichem Licht sind diese nicht erkennbar, da ihre Frequenz über der Verschmelzungsfrequenz des Auges (25 Hz) liegt. Durch Stroboskopie wird der Schwingungsablauf sichtbar:

- Die Stimmlippen werden mit Blitzlicht beleuchtet, das in der Frequenz ungefähr 1 Hz von der Frequenz des phonierten Tones abweicht, die dem Gerät über ein Mikrofon zugeführt wird.
- Dadurch werden die Stimmlippenschwingungen zu jeweils anderen Zeitpunkten der Schwingungsphase beleuchtet.
- Das Auge setzt diese Einzelbilder zu einem Film von Schwingungen von 1 Hz zusammen, dadurch wird der Schwingungsvorgangs sichtbar
- Die sichtbare Schwingung ist keine zeitlupenartige Verlangsamung von einzelnen Schwingungen, sondern setzt sich aus den im Blitzlicht getroffenen Teilphasen nacheinander ablaufender Schwingungen zusammen.

7-17 Welche Möglichkeiten bietet die Hochgeschwindigkeitskinematografie im Unterschied zur Stroboskopie?

- Darstellung als Videofilm mit der Möglichkeit der echten Zeitlupe von aufeinanderfolgenden Schwingungen. Damit sind Periodizitätsunterschiede zwischen den Schwingungen sowie Ein- und Ausschwingvorgänge zu erkennen. Da keine Mikrofonsteuerung durch die Patientenstimme nötig ist, sind auch aphone Stimmen darstellbar.
- Darstellung als Video-Kymogramm: Durch jede Stelle der Glottis lässt sich durch Computerbearbeitung ein optischer Schnitt legen und die Schwingungsfolge analysieren.
- Darstellung als Glottogramm: Die Offen- und Schlussphasen der Schwingungen werden als Oszillogramm dargestellt und berechnet.

7-18 Nach welchen Kriterien wird der Befund einer Stimmlippenstroboskopie beurteilt?

- Amplitude (horizontale Schwingungsweite) rechts und/oder links
- Randkantenverschiebung rechts und/oder links
- Aufhebung der phonatorischen Beweglichkeit rechts und/oder links
- Vollständigkeit des Glottisschluss
- Symmetrie der Schwingungen nach Gleichmäßigkeit und Gleichzeitigkeit
- Regelmäßigkeit des Schwingungsablaufes in zeitlicher Abfolge
- Supraglottische Kontraktionen/Schwingungen rechts und/oder links

7-19 Was bedeutet respiratorischer Stillstand? Was bedeutet phonatorischer Stillstand?

- Respiratorischer Stillstand ist die Aufhebung von Stimmlippenadduktion und -abduktion.
- Phonatorischer Stillstand ist die Aufhebung der Schwingungsfähigkeit und Randkantenverschiebung.

7-20 Wie wird eine Elektroglottographie durchgeführt?

Dies ist eine Methode um ein Oszillogramm der phonatorischen Öffnungs-Schließungs- und geschlossenen Phase aufzuzeichnen. Durch zwei auf der Halshaut über den Schildknorpeln angebrachte Elektroden wird ein Strom durch die Glottis geleitet. Durch das Öffnen und Schließen der Glottis ändert sich der elektrische Widerstand, der im Zeitverlauf als Maß für die phonatorische Glottisweite aufgezeichnet wird.

7-21 Welche Größen sind bei der Beurteilung einer Elektroglottographie wichtig?

- Offen-Quotient: Dauer der Öffnungs- plus Schließungsphase zu Periodendauer
- Schluss-Quotient: Dauer der Schlussphase zu Periodendauer

7-22 Wie wird die Elektromyographie des Kehlkopfs durchgeführt?

Hierbei wird die elektrische Aktivität (Ruhe- und Aktionspotentiale) in Kehlkopfmuskeln aufgezeichnet. Dabei ist Oberflächenanästhesie nötig.

- Transkutanes Verfahren: Einführen der bipolaren Nadelelektrode durch das Ligamentum cricothyroideum
- Transorales Verfahren: Einführen der bipolaren Nadelelektrode oder auflegbarer Flachelektroden während einer Lupenlaryngoskopie oder flexiblen Laryngoskopie.

7-23 Wozu kann eine Elektromyographie des Kehlkopfes indiziert sein?

- zur Unterscheidung von neurogener und myogener Bewegungsstörung der Stimmlippe
- zur Unterscheidung einer Luxation des Arytaenoidknorpels von einer Parese bei Stimmlippenstillstand

7-24 Was bedeutet Heiserkeit?

Heiserkeit ist eine pathologische Klangänderung der Stimme, die durch anatomische Veränderungen der Stimmlippen und/oder Beeinträchtigung der phonatorischen Glottisfunktion bedingt ist und auditiv als Rauigkeit und/oder Behauchtheit auffällt.

Physikalisch liegt der Rauigkeit eine Aperiodizität der Schwingungen bei Unregelmäßigkeiten im Schwingungsverlauf zugrunde, der Behauchtheit ein additives turbulentes Strömungsgeräusch bei unvollständigem Glottisschluss.

Pathogenetisch für Heiserkeit sind:

- Änderungen der Form, Masse, Spannung der Stimmlippen
- Ungleichmäßigkeiten der Stimmlippenränder,
- Irregularitäten der Stimmlippenschwingung
- Insuffizienz des Stimmlippenschlusses
- Verminderter subglottischer Anblasdruck

7-25 Was bedeutet RBH-System? Wie wird der normale Stimmklang eingestuft?

Das RBH-System ist eine subjektive, auditive Einteilung des Stimmklangs nach den Kriterien Rauigkeit, Behauchtheit und resultierender Heiserkeit in jeweils vier Abstufungen von 0 bis 3. Euphone Stimme: R0B0H0.

7-26 Was bedeutet GRBAS System?

Das GRBAS-System ist eine subjektive, auditive Einteilung des Stimmklangs nach den Kriterien G Gesamtgrad der Heiserkeit, R Rauigkeit, B Behauchtheit, A Asthenie (Schwachheit), S Strained qualitiy (Gepresstheit) in vier Abstufungen von 0 bis 3. Euphone Stimme: G0R0B0A0S0

7-27 Wie wird der Phonationsquotient (PQ) bestimmt?

PQ ist definiert als Vitalkapazität geteilt durch maximale Tonhaltedauer. Angabe in ml/s .

- Die Vitalkapazität wird mit dem Spirometer gemessen: nach maximaler Einatmung erfolgt maximale Ausatmung in das Spirometer.
- Die maximale Tonhaltedauer wird mit der Stoppuhr gemessen: nach maximaler Einatmung wird in mittlerer Sprechstimmlage möglichst lange/a:/phoniert.

7-28 Was wird bei der Stimmfeldmessung bestimmt?

Die Stimmfeldmessung ist die graphische Darstellung der Stimmdynamik und des Stimmumfangs.

Beim Singstimmfeld wird für jeden Ton des individuellen Stimmumfanges die minimale und die maximale Lautstärke bestimmt, mit der dieser phoniert werden kann. Das Ergebnis wird in ein Diagramm eingetragen:

- y-Achse: Schalldruckpegel in dB
- x-Achse: Frequenz in Hz oder musikalische Tonbezeichnung

Zusätzlich werden Frequenzen und Schalldruckpegel der Sprech- und Rufstimme eingetragen.

7-29 Wie wird eine Stimmfeldmessung durchgeführt?

- Umgebungslautstärke < 45 dB, hallarme Raumakustik (Wohnzimmerakustik)
- Mund-Mikrofonabstand 30 cm, aufrecht stehende, entspannte Haltung
- Aufzeichnung, Diagrammerstellung, Messwertdarstellung mit Computerprogramm.
- Singstimmfeld:
- Testvokal [a:], Töne müssen zwei Sekunden gehalten werden
- Leise vor lauten Einzeltönen prüfen
- Tiefe vor hohen Einzeltönen prüfen
- oder Glissando mit leiser, dann mit lauter Phonation

Sprechstimmfeld: Zählen oder Text lesen in leiser Sprechstimme, in Umgangslautstärke, in Vortragslautstärke

Rufstimmfeld: Rufen mit maximal möglicher Lautstärke

7-30 Was sind die normalen Werte stimmgesunder Personen für Stimmdynamik und Stimmumfang?

- Stimmumfang: 2–2,5 Oktaven (24–30 Halbtöne)
- Stimmdynamik: mindestens 45 dB in der gleichen Frequenz, minimaler Schallpegel ≤ 50 dB, maximaler ≥ 90 dB.

7-31 Welche stimmlichen Kriterien sind einer auditiven Beurteilung, gegebenenfalls unter Einsatz welcher einfachen Hilfsmittel zugänglich?

- Mittlere Sprechstimmlage: Klavier oder Keyboard oder PC für Referenztöne
- Tonhöhenumfang: Klavier oder Keyboard oder PC für Referenztöne
- Dynamikumfang: subjektive Einschätzung oder Schallpegelmesser
- Maximale Tonhaltedauer: Stoppuhr
- Stimmklangqualität, z. B. nach RBH-System
- Stimmeinsatz und -absatz
- Stimmregisterprüfung
- Musikalität der Stimme: Schwellton, Gleitton
- Musikalität des Gehörs: Nachsingen vorgegebener Töne

7-32 Welche stimmlichen Kriterien können mit Mikrofon und Anzeige des Stroboskops bestimmt werden?

Mittlere Sprechstimmlage, Grundtonhöhen- und Schalldruckpegelumfang

7-33 Wie sind die Normalwerte für die mittlere Sprechstimmlage bei Männern und Frauen in Hertz und in musikalischen Tönen? Was bedeutet Indifferenzlage?

Die mittlere Sprechstimmlage ist die am häufigsten verwendete Grundtonhöhe eines Sprechvorgangs.

- Mittlere Sprechstimmlage bei Männern: 100–140 Hz, G–c ; bei Frauen: 200–280 Hz, g–c1
- Indifferenzlage ist die mittlere Sprechtonhöhe bei entspannter Sprechweise.

7-34 Was bedeuten Stimmeinsatz und Stimmabsatz?

Stimmeinsatz: akustischer Effekt durch die Stimmlippeneinstellung bei Phonationsbeginn. Formen:

- Behaucht, verhaucht: Luftströmungsgeräusch zu Phonationsbeginn, hypofunktionelles Zeichen
- Weich bis fest: subglottischer Druck und Glottisschluss sind koordiniert, physiologisch

- Hart: verschlossene Glottis wird mit knallendem Druck gesprengt, hyperfunktionelles Zeichen

Stimmabsatz: akustischer Effekt bei Phonationsende, Einteilung wie bei Stimmeinsatz.

7-35 Was bedeuten Jitter, Shimmer, Periodenkorrelation?

Dies sind sog. Irregularitätsmaße zur Quantifizierung des auditiven Stimmparameters „Rauigkeit“ Sie werden durch Analyse eines gehaltenen Vokals bestimmt.

- Jitter ist ein Maß für die Schwankungen der Grundtonfrequenz aufeinander folgender Schwingungen und damit ein Maß für die Irregularität der Grundfrequenz eines gehaltenen Tones.
- Shimmer ist ein Maß für die Schwankung der Amplituden aufeinander folgender Schwingungen und damit ein Maß für die Irregularität des Schalldruckpegels eines gehaltenen Tones
- Periodenkorrelation ist ein Maß für die Ähnlichkeit von aufeinander folgenden Perioden der komplexen Schwingungen (Grundton und Obertöne) und damit ein Maß für die Regularität der Schwingung

---

7-36 Was bedeutet Glottis-to-Noise-Excitation-Ratio?

GNR oder GNE bedeutet „Verhältnis von glottaler Anregung zu Geräuschanregung“ und ist ein sog. Rauschmaß zur Quantifizierung des auditiven Parameters „Behauchtheit“. Es wird durch computergestützte Analyse eines gehaltenen Vokals bestimmt und gibt an, inwieweit der Stimmschall durch Stimmlippenschwingung oder durch turbulentes Rauschen erzeugt wird.

7-37 Wie wird eine computergestützte Heiserkeitsanalyse durchgeführt?

- Umgebungslautstärke < 45 dB, hallarme Raumakustik (Wohnzimmerakustik)
- Mund-Mikrofon-Abstand 30 cm, aufrecht stehende, entspannte Haltung
- Phonieren von /a:/ über 3 Sekunden; Rechner ermittelt:
- Analyseparameter: Shimmer, Jitter, Periodenkorrelation als Maß für Irregularität der Schwingungen (Rauigkeit), Glottal-to-Noise-Excitation-Ratio als Maß für Rauschen (Behauchtheit)

7-38 Welche Parameter des Stimmschalles werden im Spektrogramm (Sonagramm) dargestellt? Wozu kann es therapeutisch eingesetzt werden?

- Zeitverlauf des Schallereignisses auf der x-Achse
- Frequenz der Teiltöne und Geräusche auf der y-Achse
- Intensität der einzelnen Frequenzbereiche als Farbabstufung

Die Echtzeit-Spektrographie wird als Biofeedback-Methode eingesetzt bei der Stimmübungstherapie. Der Pat. kann das stimmliche Ergebnis seiner Übung am Monitor mitverfolgen und korrigieren.

7-39 Welche stimmlichen Parameter sind sonografisch bei Phonation eines Vokals darstellbar?

- Lage und Stabilität der Grundfrequenz
- Lage der Formanten und Zusammensetzung der Teiltöne
- Periodische und aperiodische Komponenten

7-40 Was bedeutet Voice Handicap Index?

Der VHI ist ein strukturierter Analysebogen mit Aussagen zur Selbstbewertung der Stimmstörung und Kommunikationseinschränkung durch den Pat. Er ist in deutscher Sprache verfügbar.

Der Pat. quantifiziert das Zutreffen der jeweiligen Aussage auf einer fünfstufigen Skala von 0 (trifft niemals zu) bis 4 (trifft immer zu). Es gibt den VHI mit 30 oder 12 Fragen. Zusätzlich macht der Pat. Angaben zur Sprech- und Singstimmbelastung.

7-41 Was bedeutet Dysphonie Severity Index?

Der DSI ist ein „Globalmaß" zur Stimmqualität, die in einem Zahlenwert ausgedrückt wird.

In die Formel zur Berechnung gehen ein:

- die höchste im Stimmfeld erreichte Frequenz
- der geringste im Stimmfeld erreichte Schalldruckpegel
- maximale Phonationszeit
- Jitter-Wert

7-42 Welche Kriterien umfasst das Basisprotokoll der European Laryngological Society zur Stimmbeurteilung?

- Perzeption: subjektiv-auditive Beurteilung z. B. RBH oder GRBAS
- Videolaryngostroboskopie: Glottisschluss, Regularität, Randkantenverschiebung, Symmetrie
- Aerodynamische Untersuchung: maximale Tonhaltedauer, Vitalkapazität, Phonationsquotient
- Akustische Messungen: Jitter, Shimmer, Rauschmaß, Werte des Singstimmfeldes
- Selbstbewertung: Stimmqualität, kommunikative Beeinträchtigung, z. B. VHI-Bogen.

7-43 Wie wird ein Stimmbelastungstest durch durchgeführt?

- Umgebungslautstärke < 45 dB, hallarme Raumakustik (Wohnzimmerakustik)
- Mund-Mikrofon-Abstand 30 cm, aufrecht stehende, entspannte Haltung
- Aufzeichnung und Auswertung mit Computerprogramm
- 15 min Sprechen in Indifferenzsprechlage bei Schallpegel von 70–75 dB (oder 10 min bei 75–80 dB): z. B. Vokalreihe, Zahlenreihe, Text lesen
- Pat. kann vorgegeben Lautstärke durch Blick auf Monitor, z. B. durch Ampelfarben kontrollieren
- Aufzeichnung: Grundtonhöhe, Schalldruckpegel, Heiserkeitsmaße (Jitter. Shimmer, GNS)

Auswertung: Stabilität von Grundtonhöhe und Schalldruckpegel, keine Anzeichen von Heiserkeit

7-44 Welches sind die Symptome einer Stimmstörung?

- Stimmklangänderung, speziell Heiserkeit mit den Komponenten Rauigkeit und Behauchtheit
- Diplophonie, Pressklang
- Eingeschränkte stimmliche Leistungsfähigkeit hinsichtlich Stimmumfang, Stimmdynamik, Stimmausdauer
- unwillkürliche Änderung der mittleren Sprechtonhöhe
- subjektive Missempfindungen im Halsbereich: Globus (Kloß), Fremdkörper, Druck, Trockenheit,
- Schmerz beim Sprechen
- zwanghafte glottale Geräuschbildung: Räuspern, Husten

Hauptsymptome und Kennzeichen einer Stimmstörung sind Stimmklangänderung und einschränkte stimmliche Leistungsfähigkeit.

7-45 Wie werden Stimmstörungen eingeteilt?

- Primär organische: durch pathologisch-anatomischen Befund im Kehlkopf, an der nervalen oder hormonellen Steuerung
- Primär funktionelle: durch Störung der muskulären Spannung, ohne pathologisch-anatomischen Befund im Kehlkopf, an der nervalen oder hormonellen Steuerung
- Phonationsassoziierte mit sekundär organischem Befund: funktionelle Stimmstörung führt zu pathologisch-anatomischer Veränderung im Kehlkopf
- Sekundär funktionelle: durch extralaryngeale organische Erkrankung oder Medikamentenwirkung (Einordnung als symptomatische primär funktionelle ist auch möglich.)
- Stimmstörung durch organische und funktionelle Faktoren ohne eindeutige Kausalbeziehung

7-46 Welche Ursachen kommen für eine primär organische Stimmstörung in Betracht?

Alle → Kap. 4

- Dysplasie
- Traumafolge
- Entzündung
- Tumor- oder Pseudotumor
- Systemerkrankung mit Beteiligung von Kehlkopfmuskeln oder -gelenken
- neurogene Läsion als zentrale Bewegungsstörung oder periphere Lähmung
- Hormonstörung
- Altersinvolution oder -degeneration

7-47 Was kennzeichnet eine dysplastische Dysphonie?

Dies ist eine Stimmstörung durch Fehlbildung des Kehlkopfes, angeboren oder im Rahmen des Kehlkopfwachstums entstanden. Kennzeichen:

- Kehlkopfgerüst und/oder Glottis sind in Größe/Form/Symmetrie auffällig
- muskuläre Über- oder Unterspannung
- Einschränkung von Stimmdynamik und Stimmumfang
- verminderte stimmliche Belastbarkeit

Eine dysplastische Stimmstörung schließt das Ergreifen eines Sprechberufes aus.

7-48 Was bedeutet Sulcus glottidis oder Sulcus vocalis?

Dies ist die häufigste dysplastische Dysphonie, auch Folge von Verletzung oder Entzündung. Kennzeichen:

- Längsfurche im membranösen Teil der Stimmlippe(n) durch Verwachsung des Epithels mit der Muskelfaszie
- aufgehobene Randkantenverschiebung im Bereich der Verwachsung
- Stimmklang ist unterschiedlich rau und behaucht, es besteht verminderte stimmliche Belastbarkeit
- Weder Logopädie noch Phonochirurgie können das Problem zuverlässig lösen.

7-49 Welche Symptomatik zeigen zentral-neurologische Bewegungsstörungen des Kehlkopfes?

- Einschränkung, Verlangsamung und/oder Asymmetrie der Adduktions- und Abduktionsbewegung
- Tonuserhöhung oder -verminderung mit zu festem oder unvollständigem phonatorischen Glottisschluss
- Hyperkinese wie Tremor, Myoklonie (Einzelzuckung)

- spastische Bewegungsstörung, Dystonie (anhaltende Muskelverkrampfung)
- dissoziierte Parese: willkürliche Beweglichkeit ist aufgehoben, reflektorische Beweglichkeit (Husten) ist erhalten
- häufig assoziierte neurologische Störungen: Dysarthrie → Kap. 11, Dysphagie → Kap. 13

7-50 Was bedeutet spasmodische Dysphonie? Wie wird sie aktuell therapiert?

Dies ist eine fokale Dystonie → Kap. 21. Dabei ist die zentral-neurologische Kontrolle der Muskelspannung einzelner Muskeln während der Phonation gestört; unbekannte Ätiologie.

- Kennzeichen: krampfartige muskuläre Tonuserhöhungen (Spasmen) im Bereich Atmung und Stimmgebung.
- Beim Adduktortyp (90 Prozent) führen die Krämpfe zu einer verstärkten Adduktion der Stimmlippen in Phonationsstellung: gepresster, knarrender Stimmklang, Stimmunreinheit, Stimmtremor.
- Beim Abduktortyp mit unvollständigem phonatorischen Glottisschluss: behauchte bis aphone Stimme.
- Therapie: Injektion von Botulinumtoxin in die Mm. vocales: a) transzervikal oder transoral unter flexibel-endoskopischer Kontrolle; b) transnasal durch den Arbeitskanal des flexiblen Endoskops. c) transoral in direkter Mikrolaryngoskopie. Damit ist die Reizübertragung von Nerv auf Muskel für drei Monate blockiert und der Muskel entspannt.

7-51 Was sind Leitsymptom und laryngoskopischer Leitbefund bei <u>einseitiger</u> peripherer Parese des N. laryngeus superior, des N. laryngeus inferior, des N. vagus oberhalb des Abganges der Nn. laryngei?

- N. laryngeus superior: geringgradige Einschränkung des Tonhöhenumfangs nach oben, Stimmlippe spannungsreduziert
- N. laryngeus inferior: Heiserkeit mit Behauchtheit, Stimmlippe steht in Median- oder Paramedianposition still.
- N. vagus: Heiserkeit, ausgeprägte Behauchtheit, Stimmlippe steht spannungsreduziert in Intermediär- oder Lateralposition still.

7-52 Was sind Leitsymptom und laryngoskopischer Leitbefund bei <u>beidseitiger</u> peripherer Parese der Nn. laryngei superiores, der Nn. laryngei inferiores, beider Nn. laryngei?

- N. laryngeus superior: Einschränkung des Tonhöhenumfangs nach oben, Stimmlippen sind spannungsreduziert

- N. laryngeus recurrens: Luftnot, Stridor, Stimmlippen stehen in Median- oder Paramedianposition still
- N. laryngeus superior und N. recurrens: Aphonie, häufiges Luftholen beim Sprechen, Stimmlippen stehen spannungsreduziert in Intermediär- oder Lateralposition still

---

7-53 Was ist das Ziel der logopädischen Behandlung bei einseitiger Rekurrensparese?

- Erweiterung der Motilität der gesunden Stimmlippe über die Mittellinie hinaus
- Aktivierung und Atrophievermeidung der gelähmten Stimmlippe

---

7-54 Was ist das Ziel der operativen Therapie einer einseitigen und beidseitigen Rekurrensparese?

- Einseitig: Stimme verbessern, Atmung nicht beeinträchtigen
- Beidseitig: Atmung verbessern, Stimme nicht beeinträchtigen

---

7-55 Welche operativen Verfahren werden bei einseitiger und beidseitiger Rekurrensparese angewandt?

Einseitige Parese erfordert Glottisverengung durch

- Augmentation: Verstärkung der gelähmten Stimmlippe durch Einspritzen von körpereigenem und körperfremdem Material unter laryngoskopischer Kontrolle
- Verlagerung der gelähmten Stimmlippe nach median durch Einbringen eines Knorpelspans oder einer Titanspange von außen durch Eröffnung eines Schildknorpelfensters (Medialisationsthyroplastik)

Beidseitige Parese erfordert Glottiserweiterung durch

- Lateralisierung einer gelähmten Stimmlippe durch Exzision des Arytaenoidknorpels, eventuell mit Vernähen der Reststimmlippe nach lateral, endoskopisch mikro- oder laserchirurgisch
- Verlagerung einer gelähmten Stimmlippen nach lateral von außen nach Eröffnung eines Schildknorpelfensters (Lateralisationsthyroplastik)

7-56 Welche Voraussetzungen sollten vor Anwendung einer perkutanen Reizstromtherapie bei einseitiger Stimmlippenparese gegeben sein?

- Bestimmung des Akkomodationsquotienten um Aussage über die Reizbarkeit und die notwendige Stromstärke zu erhalten. Akkomodationsquotient: Verhältnis der Stromstärke, die tetanische Dauerkontraktion auslöst zur Stromstärke, die Einzelzuckung auslöst

- Lupenendoskopische Kontrolle der Adduktionszuckung zur Überprüfung des Effekts
- Kombination der Stromapplikation mit simultanen Stimmübungen

---

7-57 Wann ist eine perkutane Elektrotherapie bei Stimmlippenlähmung kontraindiziert?

- beidseitige Rekurrensparese ohne Tracheostoma wegen der Gefahr des Glottiskrampfes mit Erstickung
- Herzschrittmacher wegen möglicher Störspannungen
- vorangegangene Strahlenbehandlung im Halsbereich wegen der Hautverdickung

---

7-58 Wie beeinflussen Medikamente die Stimme?

- Austrocknende Wirkung auf Schleimhaut durch Psychopharmaka und Blutdrucksenker
- Transparenzverlust des Stimmlippenepithels als Erstzeichen einer chronischen Laryngitis durch inhaliertes Kortikoid
- Pilzinfektion mit Soorbelag auf den Stimmlippen durch inhaliertes Kortikoid, sog. „Asthma-Spray“
- Muskelschwäche im Kehlkopf durch systemisches Kortikoidgabe
- Koordinationsstörung der nervalen Steuerung durch Neuro- und Psychopharmaka
- Stimm- und Muskelveränderung durch Sexualhormone, Anabolika, Schilddrüsenhormone

---

7-59 Was sind altersbedingte Veränderungen mit Auswirkungen auf Stimmklang und Stimmleistung?

- Abnahme der Vitalkapazität bewirkt verminderten subglottischer Druck.
- Verknöcherung des Knorpels mit Elastizitätsverlust vermindert Stimmumfang.
- Atrophie der Schleimhaut mit Verlust von Schleimdrüsen führt zur Austrocknung.
- Muskelatrophie und Abnahme elastischer Fasern bewirkt Glottisschlussinsuffizienz.
- Atrophie der Rachenschleimhaut und -muskulatur bewirkt Resonanzverlust des Ansatzrohres.
- Verminderung der Sexualhormone kann zu Stimmvertiefung bei Frauen, zu Stimmerhöhung bei Männern führen.

7-60 Bei welchen organischen Kehlkopferkrankungen ist keine primäre logopädische Therapie angezeigt? Warum?

Die primäre logopädische Therapie wäre bei folgenden Krankheitsbildern erfolglos (e) oder gefährlich (g):

- akute Laryngitis (g)
- chronische Laryngitis ohne ursächliche hyperfunktionelle Störung (e)
- Reinke-Ödem, Papillom, Zyste, Varizen der Stimmlippen (e)
- Stimmlippenkarzinom und Präkanzerose (z. B. Leukoplakie, e, g)
- Intubationsgranulom (e)
- beidseitige Parese des Nervus recurrens ohne Tracheotomie (e, g)
- Larynxdysplasien (z. B. Sulcus glottidis, e).

7-61 Was sind Orientierungswerte für Beginn und Dauer der Mutation sowie Vertiefung der mittleren Sprech-Stimmlage bei der Mutation von Jungen und Mädchen?

- ♂: Beginn mit 11–15 Jahren, Dauer 1–2 Jahre, Vertiefung um 12 Halbtöne auf G-c
- ♀: Beginn mit 11–13 Jahren, Dauer 2–3 Monate, Vertiefung um 3–4 Halbtöne auf g-c1.

7-62 Wie sind funktionelle Mutationsstörungen definiert?

Funktionelle Mutationsstörungen sind Störungen

- des Beginns, der Zeitdauer, des stimmlichen Ergebnisses der Mutation
- bei altersentsprechender, normaler Kehlkopfanatomie und normalem Testosteron- bzw. Östrogenspiegel.

7-63 Wie sind organische Mutationsstörungen definiert?

Organische Mutationsstörungen sind Folge von endokrinen Störungen (Geschlechtshormone, hypophysäre Steuerungshormone), mit nicht altersentsprechendem Kehlkopf- und Hormonbefund, die sich zeigen als:

- Ausbleiben der Mutation bei Jungen oder Mädchen oder
- verfrühte oder verspätete Mutation bei Jungen oder Mädchen oder
- virilisierende (vermännlichende) Mutation bei Mädchen

7-64 Welche funktionellen Mutationsstörungen können eine logopädische Behandlung erfordern?

- Mutationsfistelstimme: Beibehaltung der kindlichen Stimmlage
- Unvollständige Mutation: Unvollständiges Absinken der Sprechstimmlage, weniger als 12 Halbtöne

- Stark verlängerte Mutation: Umkippen der Stimme und Stimmunreinheit über mehr als 2 Jahre
- Mutationsbass bei ♂: Vorübergehend Absinken der Stimmlage unter die physiologische Stimmlage mit Stimmunreinheit und verminderter Belastungsfähigkeit.

7-65 Welche hormonell bedingten Stimmstörungen gelten als physiologisch bei Frauen?

- Prämenstruelle und menstruelle Dysphonie: Hyperämie der Stimmlippenschleimhaut
- Laryngopathie gravidarum: Hyperämie und ödematöse Schwellung der Stimmlippenschleimhaut in der Schwangerschaft
- Stimmvertiefung nach der Menopause

7-66 Was bedeutet Virilisierung der Stimme? Wodurch wird sie ausgelöst?

Virilisierung (Vermännlichung) der Stimme bedeutet eine funktionelle, selten auch morphologische Veränderung des weiblichen Kehlkopfes, die bei Mädchen und Frauen zum Absinken der mittleren Sprechstimmlage und des Tonhöhenumfangs führt. Begleitend oft Stimmermüdung, Stimmrauigkeit.

Ursachen:

- Zufuhr von Androgenen (männliche Sexualhormone), Anabolika, Gestagenen (in Ovulationshemmern)
- übermäßige, krankhafte Produktion von Androgenen

7-67 Funktionsstörungen und Krankheiten welcher endokrinen Organe können eine hormonelle Stimmstörung verursachen?

- Hypophyse: Wachstumshormon, Steuerungshormone von Schilddrüse und Geschlechtsdrüsen
- Schilddrüse: Schilddrüsenhormone
- Geschlechtsdrüsen: Testosteron bzw. Östrogen, Gestagen
- Nebenschilddrüse: Parathormon
- Nebennierenrinde: Androgene

7-68 Welche Faktoren können eine primär funktionelle Stimmstörung bewirken?

- Konstitutionelle: anlagebedingte körperliche und psychische Persönlichkeitsstruktur
- Habituelle: falsche Sprechgewohnheiten („kommt von innen“)
- Ponogene: übermäßige Stimmbelastung („kommt von außen“)

- Psychogene: neurotische und psychoreaktive Fehlhaltungen und Entwicklungen
- Symptomatische: reduzierter Kräftezustand durch Allgemeinerkrankung oder Alter, im weiteren Sinn extralaryngeale Erkrankung

---

7-69 Wie ist die Pathogenese bei typischen symptomatischen oder extralaryngealen funktionellen Stimmstörungen?

- Alter, Herzerkrankung, Krebserkrankung → reduzierte Muskelkraft und Atemleistung → Hypofunktion.
- organische Atemwegserkrankung → reduzierte Atemleistung → Hypofunktion
- Gaumenspalte mit vermindertem muskulären Artikulationswiderstand → erhöhter exspiratorischer Luftstrom → erhöhter Anblasdruck → Hyperfunktion
- Veränderungen/Störungen der Halswirbelsäule → Irritation von Muskeln mit indirekter Wirkung auf Kehlkopf (Rachen, Zungenbeinmuskeln) → Erhöhung/Erniedrigung der Stimmlippenspannung → Hyper- oder Hypofunktion

---

7-70 Wie werden funktionelle Stimmstörungen nach der Leitsymptomatik eingeteilt?

- Funktionelle Dysphonie mit hypofunktioneller Symptomatik: Leitsymptom muskuläre Unterspannung
- Funktionelle Dysphonie mit hyperfunktioneller Symptomatik: Leitsymptom muskuläre Überspannung
- Funktionelle Dysphonie mit gemischt hyper-hypofunktioneller Symptomatik: zeit-, situations- oder belastungsabhängig stehen Über- oder Unterspannung im Vordergrund

---

7-71 Was sind typische Zeichen der Hypofunktion?

- Körperspannung und -haltung: schlaff,
- Atmung: flach, funktionell gestört
- Phonatorischer Glottisschluss: unvollständig im mittleren Drittel (ovalärer Spalt) oder nach dorsal offen
- Stimmlippentonus vermindert: Amplitude erweitert, Randkantenverschiebung verstärkt, Schlusskontakt kurz
- Stimmklang behaucht, resonanzarm; Stimmzittern
- Stimmeinsatz behaucht

7-72 Was sind typische Zeichen der Hyperfunktion?

- Körperspannung- und Haltung: angespannt
- Atmung: Neigung zu Thorakalatmung

- Phonatorischer Glottisschluss: vollständig oder feiner Spalt in ganzer Länge
- Stimmlippentonus erhöht: Amplitude verkürzt, Randkantenverschiebung vermindert, Schlusskontakt lang, Schleimpünktchenauflagerung
- Supraglottische Anspannung der Taschenfalten, Anspannung der Rachenmuskulatur
- Stimmklang normal bis gepresst, resonanzarm
- Stimmeinsatz hart

7-73 Was bedeutet Lombard-Effekt oder Lombard-Reflex?

Bei Vertäubung des Gehörs durch Umgebungslärm oder Geräuschzufuhr über Kopfhörer wird die Lautstärke und meistens auch die Tonhöhe beim Sprechen erhöht. Der Lombard-Effekt gilt als ein Faktor in der Entstehung einer hyperfunktionellen Dysphonie.

7-74 Was sind Kennzeichen einer psychogenen Aphonie?

- plötzlicher Beginn
- völlige Tonlosigkeit beim Sprechen und Singen, nur Flüstern
- erhaltenes klangvolles Räuspern und Husten mit vollständiger Stimmlippenadduktion
- unauffälliger laryngoskopischer Befund bis auf unvollständige Adduktion bei Phonationsversuch

---

7-75 Was kennzeichnet eine psychogene Dysphonie?

- Euphone und dysphone Phasen wechseln sich ab, entsprechend sind Befunde einer hyper- oder hypofunktionellen oder unauffälligen Stimme zu erheben
- Die Stimmqualität wird vom Pat. schlechter empfunden als sie objektiv ist.
- Zusätzlich zur logopädischen Therapie kann eine psychiatrisch-psychotherapeutische Abklärung/Therapie nötig sein.

7-76 Was bedeutet Dysodie? Was sind die Symptome?

Dysodie bedeutet funktionelle Störung der Singstimme bei normaler Sprechstimme.

Symptome beim Singen sind:

- Atemfrequenz zu kurz, überstürzte Einatmung
- behauchte oder harte Stimmeinsätze
- Stimmklang belegt oder behaucht
- Schwellton gelingt nicht vollständig, Schwierigkeit beim Registerwechsel
- Intonationsunsicherheit und -fehler

- Tonhöhenumfang eingeschränkt, Tieftonbereich gestört, Hochton nur mit verstärktem Kraftaufwand
- Dynamikumfang eingeschränkt, piano gestört, forte nur mit erhöhtem Kraftaufwand
- Angst vor Auftritt (Lampenfieber)
- Missempfindungen im Halsbereich (Trockenheits- und Verschleimungs-gefühl)
- Stimmermüdung, Singunlust

7-77 Was bedeutet zervikogene Dysphonie? Was ist therapeutisch zu beachten?

Dies ist eine funktionelle Stimmstörung durch Muskeltonusänderung in Zusammenhang mit der Halswirbelsäule. Außer der Stimmstörung besteht oft ein Globusgefühl.

- Organische Pathogenese: Osteophyten (Knochenverdickung) an den ventralen Kanten der Wirbelkörper irritieren die Rachenmuskulatur und den Plexus cervicalis (Nervengeflecht aus C1 bis C4, innerviert M. sternothyroideus und M. thyrohyoideus, denen eine indirekt stimmlippenspannende Wirkung zugeschrieben wird). Die Osteophyten beeinflussen somit die Stimmlippenspannung.
- Funktionelle Pathogenese: Reversibel gestörte Gelenkbeweglichkeit („Blockade") im Bereich der Halswirbelgelenke bewirkt Spannungsdysbalance der Halsmuskulatur mit Auswirkung auf Stimmlippenspannung

Die empfohlene Manualtherapie an der Halswirbelsäule ist nur nach Bildgebung und nur von erfahrenen Manualtherapeutinnen durchzuführen, da neurologische Komplikationen möglich sind.

7-78 Was sind phonationsassoziierte sekundär-organische Veränderungen?

Die sind pathologisch-anatomische Befunde die als Folge einer primär hyperfunktionellen Stimmstörung auftreten:

- Hyperämie der Stimmlippen durch akute oder habituelle Stimmüberlastung
- Phonationsverdickung der Stimmlippenränder, Stimmlippenknötchen
- Taschenfaltenhyperplasie mit Schwingungsanregung der Taschenfalten

---

7-79 Was sind Phonationsverdickungen?

Dies sind ödematöse („weiche") oder fibröse („harte") umschriebene Epithelverdickungen am Stimmlippenrand, typisch beidseits am Übergang vom vorderen zum mittleren Glottisdrittel.

- Ursache: hyperfunktionelle Stimmstörung
- Im Kindesalter häufiger bei ♂, im Erwachsenenalter häufiger bei ♀
- Vorbeugung und Rezidivprophylaxe: Stimmhygiene, eventuell Berufswechsel
- Therapie: weiche → Logopädie, harte → mikrochirurgische Abtragung und Logopädie.

7-80 Was bedeutet Sanduhrglottis?

Sanduhrglottis ist eine Form der Glottisschlussinsuffizienz. Sie ist typisch für Phonationsverdickungen an korrespondierenden Stellen beider Stimmlippen. Schlusskontakt nur an den verdickten Stellen, anterior und posterior davon bleibt die Glottis offen.

7-81 Was bedeutet „Sandwich-Behandlung" bei sekundär organischen Stimmstörungen?

Die mikrochirurgische Therapie der Stimmlippenveränderung wird durch eine prä- und postoperative logopädische Übungsbehandlung eingerahmt. Die präoperative Logopädie dient dem Abbau der hyperfunktionellen Störung, die postoperative der Rezidivprophylaxe und wenn nötig Besserung des Glottisschlusses.

7-82 Was bedeuten erwünschte und unerwünschte Taschenfaltenstimme?

Taschenfaltenstimme ist die Erzeugung des primären Kehlkopfklanges durch Schwingung der Taschenfalten, hervorgerufen durch supraglottische Aktivität.

- Die erwünschte Taschenfaltenstimme ist Therapieziel, falls auf Stimmlippenebene kein Glottisschluss zustande kommt, z. B. nach Tumoroperation an den Stimmlippen.
- Die unerwünschte Taschenfaltenstimme ist Schwingungsanregung der Taschenfalten trotz ausreichendem Glottisschluss als Folge einer krankhaften muskulären Überspannung.

7-83 Bei welchen Stimmlippenbefunden gelten Stimmüberlastung und hyperfunktionelle Stimmstörung als Co-Faktoren der Pathogenese?

- Polypen
- Kontaktreaktionen (Ulzeration, Granulom)
- Reinke-Ödeme
- Chronische Laryngitis (nicht in jedem Fall!) → Kap. 4.

7-84 Wie entsteht ein Stimmlippenpolyp? Wie wird er therapiert?

Dies ist eine gutartige Schleimhauthyperplasie, die gestielt oder breitbasig, ein- oder beidseitig am Stimmlippenrand sitzt. Es gibt ödematöse, teleangiektatische (blutgefäßreiche) und myxomatöse (bindegewebig-schleimige) Polypen.

- Pathogenese: Phonationstrauma mit zusätzlicher Entzündung
- Therapie: Abtragung in direkter oder indirekter Laryngoskopie, Stimmhygiene

7-85 Was ist ein Kontaktgranulom der Stimmlippen? Welche Faktoren können zur Ätiopathogenese beitragen? Wie ist die Therapie?

Dies ist ein gutartiger, körnchenartiger Pseudotumor an der Schleimhaut der Proc. vocales der Arytaenoidknorpel. Als ursächliche Faktoren gelten:

- überwiegend Männer mit oft habituell zu niedriger Sprechstimmlage
- reduzierter Tonus im mittleren Stimmlippendrittel
- hyperfunktionelle Stimmgebung mit hartem Aufeinanderschlagen der Proc. vocales (Hammer-Amboss-Effekt)
- gastroösophagealer Reflux mit Penetration von Magensaft in den hinteren Kehlkopfbereich führt zu umschriebener Schleimhautentzündung.

Symptome: harter Stimmeinsatz, Kloßgefühl, Räusperzwang, Schmerz am seitlichen Kehlkopf.

Therapie: wie bei GERD → Kap. 5, Logopädie

7-86 Was ist ein Reinke-Ödem? Wie wird es therapiert?

Dies ist ein subepitheliales Ödem des Reinke-Raums, meistens beidseitig, das zu lappiger Verdickung des Stimmlippenrandes führt.

- Pathogenese: Rauchen, hyperfunktionelle Phonation, überwiegend Frauen
- Therapie: Mucosuction in direkter Mikrolaryngoskopie: Inzision des Epithels, Absaugen des gallertigen Ödems, Naht. Einstellen des Rauchens. Abbau der Hyperfunktion durch Logopädie

7-87 Was bedeutet Bresgen-Handgriff? Wozu wird er eingesetzt?

- Leichter Fingerdruck auf den Kehlkopf unterhalb des Adamapfels zur Entspannung des M. cricothyroideus bewirkt Verminderung einer überhöhten Stimmlippenspannung.
- Wird diagnostisch und therapeutisch eingesetzt zum Erreichen der tiefen Stimmlage bei Mutationsfistelstimme.

7-88 Welche prinzipiellen therapeutischen Möglichkeiten bestehen bei Stimmstörungen?

- Beratung zur Stimmhygiene
- Logopädie
- Physikalische Therapie (z. B. Wärme, Inhalation, Reizstrom)
- Physiotherapie
- Psychotherapie
- Pharmakotherapie (lokal oder systemisch)
- Phonochirurgie

7-89 Wie wird das Therapieziel Euphonie definiert?

- Sprech- bzw. singökonomische Körperhaltung und Gesamtmuskelspannung
- angemessener Tonus der Atem-, Phonations- und Artikulationsmuskulatur
- weicher Stimmeinsatz
- Klang ohne Rauigkeit oder Behauchtheit
- obertonreiches Klangspektrum
- angemessener Einsatz prosodischer Akzent

7-90 An welchen Funktionskreisen setzt die funktionelle Stimmtherapie an?

- Wahrnehmung der eigenen Stimme, Atmung und Artikulation
- Gesamtkörperlicher Muskeltonus, Haltung, Bewegungsverhalten
- Atmung, Phonation, Resonanz, Artikulation
- Gesamtpersönlichkeit
- Transfer in die Alltagskommunikation

7-91 Was sind indirekte Methoden sind in der funktionellen Stimmtherapie?

Indirekte Verfahren setzen kognitiv oder psychosomatisch an:

- Beratung zur Stimmhygiene
- Entspannungsübungen wie Autogenes Training nach Schultz, Progressive Muskelrelaxation nach Jacobsen, Bewusstheit durch Bewegung nach Feldenkrais, Stressbewältigung durch Übung der Achtsamkeit nach Kabat, Yoga und andere

7-92 Was sind direkte Methoden in der funktionellen Stimmtherapie?

Direkte Verfahren gehen vorwiegend übend oder manualtherapeutisch vor.

- Bei den übenden Methoden werden entsprechend der Funktionskreise Einzelsymptome oder komplexe physiologische Abläufe modifiziert oder ein ganzheitlicher Ansatz angestrebt.

- Bei den manualtherapeutischen werden Gelenke- und Muskeln im Hals- und Thoraxbereich mobilisiert, gedehnt, massiert.

Manuelle Therapie und manualtherapeutisch („Behandlung mit der Hand") nicht verwechseln mit manualgestützte Therapie: dies bedeutet, die Behandlungsschritte sind standardisiert und schriftlich in einem „Manual („Handbuch") fixiert.

7-93 Was ist das Lee-Silverman-Voice Treatment?

Die ist ein übendes Verfahren der Stimm- und Schlucktherapie das sich besonders bei Pat. mit Parkinson bewährt hat. Dabei wird Wahrnehmung und Kraft der Kehlkopf-, Zungenbein- und Atemmuskeln (→ Kap. 3 und 4) durch Lautstärkeübungen verbessert.

7-94 Was sind Semi-occluded Vocal Tract Exercises? Was ist die Lax-Vox-Methode?

SOVTE sind Stimmübungen mit einem teilweise verschlossenen Vokaltrakt. Dadurch wird der supraglottische Druck erhöht und dem subglottischen Druck angenähert, um die Phonation zu erleichtern.

Lax-Vox ist eine SOVTE Methode. Dabei wird mit den Lippen ein Plastikschlauch fest umschlossen, dessen freies Ende in ein Wasserglas eintaucht. Durch Singen von [u:] in verschiedenen Tonhöhen in einer Schallstärke, die das Wasser zum Blubbern bringt wird die Phonation verbessert.

7-95 Was sind spezielle Maßnahmen bei der logopädischen Behandlung von kindlichen Stimmstörungen?

- intensive Einbeziehung der Eltern (beraten, anleiten)
- Abstellen jeglichen Stimmmissbrauchs: Schreien, Räuspern, Hüsteln
- bevorzugt spielerische Verfahren einbeziehen
- Ermittlung und Anbahnen der altersphysiologischen Indifferenzsprechstimmlage
- Förderung der Musikalität (Gehör, Rhythmus) und der auditiven Wahrnehmung

---

7-96 Was bedeutet Phonochirurgie? Welche grundsätzlichen Verfahren werden angewandt?

Phonochirurgie sind operative Verfahren, die mit dem Ziel der Verbesserung, der Wiederherstellung oder der Änderung der Stimme durchgeführt werden.

- Injektionen durch die Halshaut und Membrana cricothyroidea in die Stimmlippen unter flexibler oder lupenlaryngoskopischer Visualisierung (Monitorbetrachtung)

- transorale Eingriffe/Injektionen mit gebogenen Instrumenten an den Stimmlippen unter flexibler oder lupenlaryngoskopischer Visualisierung
- transnasale Operationen an den Stimmlippen durch den Arbeitskanal des flexiblen Endoskops mit feinsten Instrumenten oder Laserstrahl. Der Arbeitskanal ist ein Lumen zur Einführung feinster Instrumente durch das flexible Endoskop
- transorale Operationen an den Stimmlippen in direkter Mikrolaryngoskopie: instrumentelle oder laserchirurgische Operationen, Injektionen
- offene Eingriffe am Kehlkopfskelett (Rahmenchirurgie, Thyroplastik) zur Änderung der Glottisweite bzw. Stimmlippenspannung
- offene rekonstruktive plastische Chirurgie nach Teilresektion zur Bildung einer funktionsfähigen Glottis
- Bildung einer ösophagotrachealen Verbindung zur Stimmrehabilitation mit Ventilprothese nach Laryngektomie → Kap. 8

7-97 Was ist der photoangiolytische Laser?

Dies ist ein Laserchirurgie-System („Gefäßauflösung mit Licht“) mit dem transoral in direkter Mikroslayngoskopie oder transnasal durch den Arbeitskanal des flexiblen Endoskops koagulierende (verödende) Eingriffe an Blutgefäßen unter Schonung des Epithels möglich sind. Damit kann z. B. die Blutversorgung von Papillomen unterbunden werden.

7-98 Was bedeutet Thyroplastik?

Dies ist eine Operationsmethode bei der nach Hautschnitt und Abpräparieren von Muskeln der Schildknorpel freigelegt wird. Durch Schnitte am Knorpel kann:

- die Glottis erweitert oder verengt werden: Lateralisation oder Medialisation
- die Stimmlippenspannung erhöht oder vermindert werden: Tension oder Relaxation

Vorteil: Die Stimmlippe bleibt unverletzt. Die Operation ist in Lokalanästhesie durchführbar mit intraoperativer Kontrolle von Atemluftpassage und Phonation.

7-99 Was sind die Grundtypen der Thyroplastik für welche Indikation?

- Medialisationsthyroplastik zur phonatorischen Glottisverengung, bei einseitiger Rekurrensparese
- Lateralisationsthyroplastik zur respiratorischen Glottiserweiterung, bei beidseitiger Rekurrensparese

- Relaxationsthyroplastik zur Spannungsminderung der Stimmlippen in anterior-posterior Richtung zur Stimmvertiefung
- Tensionsthyroplastik zur Spannungserhöhung der Stimmlippen in anterior-posterior Richtung zur Stimmerhöhung

8 Stimmrehabilitation nach Kehlkopfoperationen

Zur Bearbeitung dieses Kapitels sollten Kap. 4 „Kehlkopf" und Kap. 5 „Luftröhre und Speiseröhre" bekannt sein.

8-1 Wie ist die Nachsorge nach Operationen im Kehlkopf?

- mindestens drei Tage Stimmruhe, das bedeutet Sprechverbot einschließlich Flüstern, danach bis drei Wochen Stimmschonung: kein Singen, Schreien, lautes Sprechen
- tägliche Lupen- oder flexible Laryngoskopie solange Gewebeschwellung auftreten kann, dann wöchentlich bis zum vollständigen Abheilen
- Atemluftbefeuchtung durch Vernebler in Klinik, ambulant Inhalation mit Sole
- abschwellende und schleimlösende Medikation über Inhalator oder per os
- Hustenblockierende Medikation per os
- frühestens nach drei Wochen logopädische Stimmtherapie, falls phoniatrisch indiziert
- Strahlentherapie nach drei Wochen, falls onkologisch indiziert

---

8-2 Wie ist die Nachsorge nach Tracheotomie?

- Wechsel der Trachealkanüle abhängig vom Kanülentyp, erstmals am 2. postoperativen Tag
- laryngoskopische und Wundkontrolle solange Blutung auftreten kann
- Regelmäßiges Absaugen durch die Kanüle
- Maßnahmen zur Tracheobronchialpflege wie bei (8-1 beschrieben
- Verwendung einer Sprechkanüle außer bei Kontraindikation: Pat. bewusstlos, Pat. wird maschinell beatmet, Pat . ist erheblicher tracheobronchial verschleimt
- logopädische Schluck- oder Stimmtherapie, wenn indiziert nach Abheilen der Tracheostomawunde

---

8-3 Wie ist die Nachsorge nach Laryngektomie?

- Wundkontrolle, Kanülenwechsel und Maßnahmen zur Tracheobronchialpflege wie bei Frage 8-1 und 8-2 beschrieben

- Regelmäßiges Absaugen durch die Kanüle
- Kontrolle des Tracheostomas und des Sitzes der Stimmventilprothese, wenn vorhanden
- Nasogastrale Ernährungssonde wird zehn Tage postoperativ entfernt nach röntgenologischer Untersuchung mit Probeschluck.
- Nach Sondenentfernung kann logopädische Stimmrehabilitation beginnen.

8-4 Welche grundsätzlichen Indikationen gibt es für Logopädie nach Operationen an den Stimmlippen?

- Verbesserung der Schwingungsfähigkeit
- Verbesserung des Glottisschlusses
- Abbau einer hyperfunktionellen Störung

8-5 Welche Ziele hat die logopädische Therapie nach Tumoroperationen im Kehlkopf?

- Verbesserung der Schwingungsfähigkeit der Stimmlippen oder der Narbe
- Verbesserung des Glottisschlusses
- Anbahnung der erwünschten Taschenfaltenstimme bei nicht verbesserungsfähigem Glottisschluss
- Anbahnung der Ventilprothesen- oder der Ruktusstimme nach Laryngektomie
- Verbesserung des Kehlkopfverschlusses beim Schlucken nach supraglottischer Resektion

---

8-6 Wie ist die Glottisfunktion nach ein- und beidseitiger Dekortikation?

- Eventuell unvollständiger Glottisschluss
- Infiltration (entzündliche Verdickung) der Stimmlippen und Verlust des Reinke-Raums bewirken Aufhebung der Randkantenverschiebung und verkürzte Amplituden
- Bei gleichzeitiger beidseitiger Dekortikation besteht Gefahr der Stimmlippensynechie (Verwachsung) an der vorderen Kommissur mit Verkürzung der schwingungsfähigen Stimmlippenmasse

---

8-7 Wie ist die Glottisfunktion nach Chordektomie und vertikaler Teilresektion?

- Narbenbildung im Bereich des entfernten Gewebes; durch eingeschränkte Schwingungsfähigkeit des Narbengewebes sind die Amplituden verkürzt, die Randkantenverschiebung ist aufgehoben, der Schwingungsablauf ist seitendifferent und unregelmäßig.

- Glottisschluss erfolgt zwischen Stimmlippe und Narbe, er ist meistens unvollständig.
- Verstärktes Pressen der supraglottischen Strukturen, eventuell erfolgt Taschenfaltenphonation.
- Bei frontolateraler Teilresektion, die über die vordere Kommisur greift, wird die schwingungsfähige Stimmlippenmasse beidseitig verkürzt.

8-8 Wie ist die Atem- und Stimmsituation nach Laryngektomie? Welche Sinnesfunktion ist erschwert?

- Luft- und Speiseweg sind vollständig voneinander getrennt.
- Die Atmung erfolgt über Tracheostoma.
- Der Tongenerator Kehlkopf ist entfernt.
- Die Phonation mittels einer Ersatzglottis am oberen Ösophagussphinkter ist möglich, allerdings kann die Luft die Ersatzglottis nur über einen tracheo-ösophagealen Shunt oder ösophagealen Ructus erreichen.
- Riechen ist erschwert, da keine Inspiration über Nase möglich ist.

8-9 Was kann die Glottisfunktion nach Laryngektomie übernehmen?

- schwingungsfähiges Schleimhaut- und Muskelgewebe am oberen Ösophagussphinkter, das sog. pharyngo-ösophageale Segment (M. cricopharyngeus, kranialer Ringmuskeln des. Ösophagus)
- elektromechanischer Schwingungsgenerator, der am äußeren Hals aufgesetzt wird

---

8-10 Wie erfolgt die Luftzufuhr zur Pseudoglottis am oberen Ösophagussphinkter nach Laryngektomie?

- durch Ructus von willkürlich in den Ösophagus eingebrachter Luft
- durch eine operative Öffnung zwischen Trachea und Ösophagus (Shunt) mit Ventil

---

8-11 Wie funktioniert die Ösophagusersatzstimme nach Laryngektomie mittels Ventilprothese?

Als Pseudoglottis dient schwingungsfähiges Schleimhaut- und Muskelgewebe am oberen Ösophagussphinkter (pharyngo-ösophageales Segment). Als Luft für den Anblasdruck wird die Ausatmungsluft über eine operativ angelegte tracheoösophageale Verbindung (Shunt)) an die Pseudoglottis geleitet. Eine Ventilprothese, die in die Shunt-Verbindung eingelegt wird, hält die Luftpassage offen und verhindert Flüssigkeits- und Nahrungsübertritt aus dem Ösophagus in die Trachea.

8-12 Wie funktioniert die Ösophagusersatzstimme nach Laryngektomie mittels Ructus?

Als Pseudoglottis dient schwingungsfähiges Schleimhaut- und Muskelgewebe am oberen Ösophagussphinkter (pharyngo-ösophageales Segment). Die Luft für den Anblasdruck wird aus dem Ösophagus mittels Ructus („Aufstoßen") an die Pseudoglottis gebracht. Zuvor wird Luft über den Mund in den Ösophagus befördert, entweder durch Einsaugen durch thorakalen Unterruck während der Inspiration (Aspirationsmethode) oder durch Luftschlucken durch Zungen- und Kieferbewegungen (Injektionsmethode).

8-13 Welche Methode zur Stimmrehabilitation nach Laryngektomie wird bevorzugt? Warum?

Die Ösophagusersatzstimme mit Shunt und Ventilprothese wird favorisiert. Vorteile:

- Die Stimmanbahnung geht einfacher und schneller als das Erlernen der Ructusstimme.
- Die Luftkapazität reicht für flüssig gesprochene längere Sätze, bei der Ructusstimme dagegen nur für 3–4 Silben.
- Bei der Ructusstimme sind „Schmatz"-Geräusche durch das Einziehen der Luft unvermeidbar.

8-14 Was sind Nachteile und Komplikationen der Ösophagusersatzstimme mittels Ventilprothese?

Regelmäßiger Prothesenwechsel ist erforderlich, vom Arzt durchzuführen. Komplikationen:

- Fremdkörperreaktionen als Granulationsbildung und Entzündung des umgebenden Gewebes
- Erweiterung des Shunts mit Undichtigkeit der Prothese und Aspiration der Prothese
- Abgleiten der Prothese in den Ösophagus.

8-15 Was ist der Unterschied in der Indikation für eine Sprechkanüle oder eine Stimmventilprothese? Was ist beiden Prothesen gemeinsam?

- Sprechkanüle: nach Tracheotomie wegen Ateminsuffizienz; Glottis mit Möglichkeit des phonatorischen Schließens ist vorhanden
- Stimmventilprothese: nach Laryngektomie; keine Glottis vorhanden; pharyngo-ösophageales Segment als Ersatzglottis

Gemeinsam ist beiden, dass beim Sprechen durch Verschluss des Tracheostomas die Exspirationsluft an die Glottis bzw. Ersatzglottis umgeleitet werden muss.

9 Störungen der Sprach- und Sprechentwicklung

9-1 Was ist Sprache?

Sprache ist ein Wissenssystem, das der menschlichen Kommunikation dient. Sprache besteht aus Elementen (Phoneme, suprasegmentale Elemente, Grapheme, Satzzeichen) und Regeln zu deren Anwendung.

9-2 Was bedeuten Sprachverständnis und Sprachproduktion?

- Sprachverständnis, die rezeptive Kommunikationsleistung, ist die Fähigkeit, aus Laut- oder Schriftzeichen Bedeutungen (Bewusstseinsinhalte) zu entschlüsseln.
- Sprachproduktion, die expressive Kommunikationsleistung, ist die Fähigkeit, Bewusstseinsinhalte in Laut- oder Schriftzeichen zu verschlüsseln und an die Umwelt abzugeben.

9-3 Was bedeuten Sprachkompetenz und Sprachperformanz? Was sind Sprachmodalitäten?

- Sprachkompetenz ist die unbewusste Beherrschung der Elemente und Regeln des Sprachsystems.
- Sprachperformanz ist der bewusste Gebrauch des sprachlichen Wissens in der Kommunikationssituation.
- Sprachliche Kompetenz und Performanz zeigt sich in den Modalitäten auditives und visuelles Sprachverstehen, Sprechen und Schreiben.

9-4 Was sind Sprachstörungen?

Sprachstörungen sind Einschränkungen oder Normabweichungen bei expressiven und/oder rezeptiven Sprachleistungen in laut- und/oder schriftsprachlicher Kompetenz und/oder Performanz. Sie betreffen eine, mehrere oder alle sprachlichen Ebenen: Phonetik/Phonologie/Prosodie, Morphologie/Syntax, Lexikon/Semantik, Pragmatik.

9-5 Was ist Sprechen?

Sprechen ist ein sensomotorischer Vorgang, bei dem Bewusstseinsinhalte in einen Lautstrom verschlüsselt und an die Umwelt abgegeben werden. Sprechen erfordert die Koordination der Teilfunktionen Sprechatmung, Phonation und Artikulation durch zentrale Steuerung.

9-6 Was bedeutet Artikulation?

Artikulation ist die Veränderung des freien oder schwingenden glottalen Luftstroms im Ansatzrohr durch Resonanzeffekte und Geräuschbildung an Hemmstellen.

- Bei Vokalen wird der schwingende Luftstrom (primärer Kehlkopfklang) durch Resonanzeffekte im Spektrum moduliert und ungehemmt abgestrahlt.
- Bei stimmhaften Konsonanten erzeugt der schwingende Luftstrom an Hemmstellen Geräusche.
- Bei stimmlosen Konsonanten erzeugt die freie Exspirationsluft an Hemmstellen Geräusche.

9-7 Was bedeutet Prosodie?

Prosodie (das „Hinzugesungene“) ist die Ausprägung und Gliederung des Sprechschalls durch rhythmisch-zeitliche, dynamische und melodische Variationen (Akzente) unabhängig von der Phonetik der Einzellaute. Gleichbedeutender Begriff: suprasegmentale Elemente.

- Melodischer Akzent: Verlauf der Grundtonhöhe innerhalb von Silben, Wörtern, Satzteilen
- Dynamischer Akzent: Verlauf der Lautstärke innerhalb von Silben, Wörtern, Satzteilen (Betonungen)
- Temporaler Akzent: zeitliche, rhythmische Gliederung durch Änderung der Länge von Silben/Wörtern, Setzen von Pausen zwischen Wörtern/Sätzen, Änderung des Sprechtempos.

9-8 Was sind Sprechstörungen?

Sprechstörungen sind Störungen der Sprechatmung und/oder der Phonation und/oder der Artikulation und/oder der Prosodie und/oder des Sprechablaufs.

9-9 Wann gilt ein Kind im Vorschulalter als sprachgesund?

Ein Kind gilt als sprachgesund, wenn es bis zum 4. Geburtstag gelernt hat, sich in seiner Muttersprache:

- in korrekten, grammatisch geordneten Strukturen
- in gut verstehbarer, altersgemäßer Aussprache aller Laute
- in altersentsprechendem Wortschatz
- situationsangemessen auszudrücken.

9-10 Wie und in welchen Bereichen vollzieht sich die Sprachent-wicklung?

Die Sprachentwicklung geschieht parallel rezeptiv und produktiv und betrifft:

- Phonetik-Phonologie

- Prosodie
- Semantik-Lexikon
- Morphologie-Syntax
- Pragmatik

9-11 Welche Vorläuferfähigkeiten für den Spracherwerb werden im ersten Lebensjahr erworben?

- Neugeborenenschrei als erste Vokalisation
- Menschliche Stimmen werden von anderen Schallereignissen unterschieden.
- Laute und Prosodie der Muttersprache sowie mimisch aktive Gesichter werden in der Aufmerksamkeitszuwendung bevorzugt.
- Wiedererkennen und damit erstes Abstrahieren von auditiven, visuellen, taktilen Reizen.
- Triangulärer Blickkontakt: Kind und Bezugsperson blicken auf Objekt, das die Bezugsperson benennt.
- Referentieller Blickkontakt: Kind wechselt Blick zwischen Objekt und benennender Bezugsperson.

9-12 Wie ist die Entwicklung der Vokalisation im 1. Lebensjahr?

Vokalisation ist eine stimmliche Äußerung, das Ergebnis von Phonation und Modulation im Ansatzrohr.

- Erste Vokalisation ist der Neugeborenenschrei.
- Zufälliges Gurren: Gaumen-, Rachen-, Kehlkopflaute in der 6.-8. Woche
- Zufälliges Lallen: Erproben der Lautbildung ab 4. Monat
- Imitatorisches Lallen: Einsilber aus Konsonat + Vokal ab. 6. Monat, Silbenverdoppelung ab 8. Monat, dann variierende Silbenkombination
- Gezielte Verwendung von „Mama“: ab 10. Monat

9-13 Was bedeuten Meilenstein und Grenzstein in der Sprachentwicklung?

- Meilenstein: durchschnittlicher Zeitrahmen in dem normal entwickelte Kinder diesen Schritt erreichen
- Grenzstein: Zeitangabe zu der 90 Prozent der normal entwickelten Kinder diesen Schritt erreicht haben.

9-14 Was sind definierte Grenzsteine des Spracherwerbs, die 90 % der normal entwickelten Kinder erreichen?

- Silben-Lallen aus Konsonant und Vokal: 8.–10. Monat
- Reduplizierende Silben-„Babbeln“: 11.–15. Monat

- Produktion erster Wörter: 18.–20. Monat
- Produktion von mindestens 50 Wörtern: 24. Monat
- Produktion von Zweiwort-Äußerungen: 25.–26. Monat.

9-15 Welche Voraussetzungen sind für eine normale Sprachentwicklung erforderlich?

- Sprachanregung und Kommunikationsmöglichkeit mit der Umwelt
- normale Intelligenz
- normale Gehör
- normale Sehvermögen
- normale Motorik
- normale Kinästhetik (Bewegungsempfinden)
- normale periphere Sprechorgane

9-16 Was bedeuten Phonerwerb und Phonemerwerb?

- Phonerwerb ist die sensomotorische Fähigkeit, die Laute der Primärsprache artikulatorisch und akustisch korrekt zu bilden.
- Phonemerwerb ist die kognitive Fähigkeit, Laute als Elemente der Sprache an richtiger Stelle zu verwenden.

9-17 Was sind phonologische Prozesse?

Phonologische Prozesse sind entwicklungsbedingte Zwischenstadien der Lautverwendung auf dem Weg zum korrekten Phonemgebrauch der Zielsprache. Diese Prozesse werden in einem bestimmten Zeitraum überwunden.

- Substitution: Zielphonem wird systematisch durch anderes Phomen ersetzt
- Strukturprozess: Auslassen oder Hinzufügen von Phonemen oder Silben
- Assimilation: Angleichen von Phonemen innerhalb eines Wortes

---

9-18 Was bedeutet phonologische Bewusstheit?

Dies ist die Erkenntnis, dass Sprache in Phoneme segmentierbar ist. Phoneme werden erkannt und lokalisiert.

Diese Erkenntnis ist wichtig für das Erlernen der Schriftsprache, die weitgehend auf Graphem-Phonem-Korrespondenz beruht.

9-19 Was sind die Voraussetzungen für gleichzeitigen Erwerb mehrerer Lautsprachen?

- keine die Sprachentwicklung beeinträchtigenden Komorbiditäten oder ungünstigen Umweltbedingungen

- Die Sprachen müssen in ausreichender Quantität und Qualität angeboten werden.
- genügend Anregung und Gelegenheit, in allen Sprachen zu kommunizieren

---

9-20 Welche Störungen der Sprach- und Sprechentwicklung werden nach der aktuellen interdisziplinären Leitlinie unterschieden?

- umgebungsbedingte Sprachauffälligkeiten
- Sprachentwicklungsverzögerung
- umschriebene Sprachentwicklungsstörung der Sprache (USES)
- Sprachentwicklungsstörung (SES) im Rahmen von Komorbidität
- andere Störungen des Sprech- und Spracherwerbs

9-21 Was sind umgebungsbedingte Sprachauffälligkeiten?

Auffälligkeiten im Sprachgebrauch:

- durch Anregungsarmut und/oder
- durch unzureichende bzw. falsche Sprachvorbilder und/oder
- durch ungünstige Bedingungen im Zusammenhang mit Zweit- oder Mehrspracherwerb
- die durch Diagnostik von Sprachentwicklungsstörungen abzugrenzen sind

---

9-22 Was bedeutet Sprachentwicklungsverzögerung (SEV)?

SEV ist die zeitliche Abweichung der Sprachentwicklung um mindestens 6 Monate von der Altersnorm nach unten mit sprachlichen Auffälligkeiten bis zum 36. Lebensmonat.

9-23 Was sind Late Talker und Late Bloomer?

Late Talker sind Kinder, die bis zum Ende des 24. Lebensmonats weniger als 50 Wörter und keine Wortkombinationen produzieren bei unauffälligem Entwicklungsstand und ohne Komorbidität. Sie sind eine Teilmenge der Kinder mit SEV.

Late Bloomer sind Kinder, die diesen Sprachentwicklungsrückstand bis zum 36. Lebensmonat aufholen.

9-24 Wann spricht die Leitlinie von Sprachentwicklungsstörung (SES)?

Eine Sprachentwicklungsstörung liegt vor, wenn nach dem 36. Lebensmonat (vorher: SEV)

- eine zeitliche und inhaltliche Abweichung von der normalen Sprachentwicklung beim primären Spracherwerb vorliegt und

- Sprachproduktion und/oder Sprachverständnis auf einer, mehreren oder allen linguistischen Ebenen von der Altersnorm nach unten abweichen.

9-25 Was ist eine umschriebene Sprachentwicklungsstörung (USES)?

USES ist eine Sprachentwicklungsstörung, die ohne Komorbidität und sonstige sensorische, kognitive, motorische Defizite besteht und nicht ätiologiebezogen, sondern durch Beschreibung der sprachlichen Symptome definiert wird (syn.: spezifische Sprachentwicklungsstörung). Der ICD-10* unterscheidet rezeptive und expressive Störungen.

9-26 Was ist eine Sprachentwicklungsstörung im Rahmen von Komorbidität?

Es bestehen Entwicklungsstörungen oder Krankheiten, die die Sprachentwicklungsstörung verursacht oder mitverursacht haben können:

- Intelligenzminderung
- Hörstörung
- Sehstörung und Mehrfachbehinderung
- genetische Syndrome, Fehlbildung der Sprechorgane
- neurologische Entwicklungsstörung, kindliche Aphasie, Zerebralparese
- tiefgreifende Entwicklungsstörung, z.B. Autismus → Kap. 22
- Verhaltens- und emotionale Störungen, z.B. selektiver Mutismus → Kap. 22.

9-27 Was sind assoziierte Störungen bei USES?

Dies sind organische und entwicklungspsychopathologische Probleme, die bei einer USES zusätzlich vorliegen, aber keine kausale Wertigkeit wie eine Komorbidität haben.

9-28 Welche anderen Störungen des Sprech- und Spracherwerbs werden von USES und SES mit Komorbidität unterschieden?

- organische Störungen der Artikulationsorgane → Kap. 11
- Entwicklungsstörungen der motorischen Funktionen → Kap. 11
- Redeflussstörungen (Sprechablaufstörungen) → Kap. 12
- kindliche Dysarthrophonie → Kap. 10
- Stimmstörungen → Kap. 7
- AVWS → Kap. 19
- umschriebene Entwicklungsstörungen schulischer Fertigkeiten (betreffen den Schriftspracherwerb)

---

* Internationale Klassifikation der Krankheiten und verwandter Gesundheitsprobleme 10. Revision Version 2022

9-29 Was ist zu Ätiologie und Häufigkeit einer USES bekannt?

- ätiologisch gesichert: genetische Faktoren
- ätiologisch vermutet: umweltbedingte, psychosoziale Faktoren, insbesondere Sprach- und sonstiges Kommunikationsverhalten der Mutter.
- Häufigkeit einer SES allgemein: 6 bis 15 Prozent der 4 bis 6-Jährigen
- Häufigkeit einer USES: 5 bis 8 Prozent der Kinder eines Jahrgangs, ♂ : ♀ = 1,3 - 3 : 1.

9-30 Was sind diagnostische Kriterien der Leitlinie für das Vorliegen einer USES?

- Die mit einem standardisierten und normierten Test erfassten rezeptiven und expressiven Fähigkeiten liegen auf mindestens einer sprachlichen Ebene mindestens 1,5 Standardabweichungen unter der Altersnorm.
- Verhaltensbeobachtung und linguistische Analyse der Fähigkeiten zeigen bedeutsame Abweichung zur Altersnorm (Meilensteine und Grenzsteine der Entwicklung).
- Verwendung und Verständnis nonverbaler Kommunikation liegen innerhalb der Altersnorm.
- Es liegt keine neurologische, sensorische, sonstige körperliche, sowie emotionale oder soziale Störung vor, die die Sprachproblematik erklärt.
- Ein Intelligenzquotient unter 85 in einem nonverbalen Intelligenztest besteht nicht.

9-31 Welche Formen der Störungen des Lauterwerbs werden unterschieden?

- Phonetische Störung: falsche oder fehlende Lautbildung (Lautbildungsstörung, Artikulationsstörung, Sprechstörung,)
- Phonologische Störung: falsche oder fehlende Lautverwendung (Lautverwendungsstörung, Sprachstörung)
- Phonetisch-phonologische Störung: Lautbildung und Lautverwendung sind gestört

9-32 Was bezeichnet Dyslalie? Warum gilt der Begriff als unpräzise?

Dyslalie bedeutet Aussprachestörung in weitestem Sinn. Der Begriff unterscheidet nicht zwischen phonetischen und phonologischen Störungen sowie nicht zwischen peri- und postlingual aufgetretener Störung.

9-33 Welche Ziele verfolgen Screening und Erstdiagnostik bei Verdacht auf Sprachentwicklungsstörung?

Erkennen von Komorbiditäten, insbesondere Hörstörung und Unterscheidung zwischen:

- sprachunauffällig, kontrollbedürftig
- sprachauffällig, förderungs- und kontrollbedürftig
- sprachentwicklungsverzögert, förderungs- und kontrollbedürftig
- sprachentwicklungsgestört oder sprachentwicklungsverzögert ohne Aufholtendenz, therapiebedürftig.

9-34 Was umfasst die Diagnostik bei Sprachentwicklungsstörung?

- Anamnese: Familien-, Schwangerschafts-, Geburtsanamnese, frühkindliche Anamnese
- HNO-Status, Zahn- und Kieferstellung, orofaziale Motorik, Hörprüfung
- kinderärztliche Untersuchung, Sehvermögen
- informelle Spontansprachanalyse und Kommunikationsbeobachtung
- Tests mit standardisierter Auswertung:
  1. Elternfragebogen, Screeningtest
  2. allgemeiner Sprachentwicklungstest
  3. Test für spezifische sprachliche Leistungen und Ebenen
  4. Test der motorischen und perzeptiven (Wahrnehmungs)Entwicklung
  5. sprachfreie Intelligenztests

Im Einzelfall entwicklungsneurologische, humangenetische, entwicklungspsychologische, augenärztliche Untersuchung.

9-35 Welche qualitätsgeprüften Untersuchungsinstrumente werden für welches Alter angeboten?

- Screenings und Elternfragebögen zur Prognose von Risiken für eine Normabweichung, zur ersten Prüfung der altersgemäßen Entwicklung und zur Entscheidung über die Kontrollbedürftigkeit: Tests für unter 12 Monate bis 5 Jahre
- allgemeine Tests zur Sprachentwicklung zur Entscheidung über eine Normabweichung: Tests für 25 Monate bis über 11 Jahre
- Tests zur Ermittlung von Störungsschwerpunkten, zur Verlaufskontrolle und Therapie-Evaluation: Tests für 25 Monate bis über 11 Jahre

9-36 Wie ist prinzipiell die Therapie bei einer Sprach- oder Sprechentwicklungsstörung? Was ist Grundvoraussetzung jeder Sprach- oder Sprechtherapie?

- Die Therapie bei USES ist symptomatisch, logopädisch, defizit- und resourcenorientiert.
- Bei Vorliegen einer SES mit Komorbidität oder einer sonstigen Störung des Sprach- und Sprecherwerbs ist eine ätiologieorientierte medizinische Therapie zusätzlich nötig.
- Vor Therapiebeginn muss eine Hörstörung behandelt oder hörprothetisch versorgt sein.

9-37 Was bedeutet Frühintervention?

Dies sind Maßnahmen der Sprachförderung und Sprachtherapie zwischen dem 24. und 36. Lebensmonat bei Sprachentwicklungsverzögerung mit

- Elterntraining über kommunikationsförderndes Verhalten und Abbau von sprachungünstigem Verhalten
- Training von Vorläuferfähigkeiten: Aufmerksamkeit, Blickkontakt, Wahrnehmung, Motorik
- sprachspezifisches Training beginnend mit Wortschatzaufbau

9-38 Was ist der Unterschied zwischen Sprachförderung und Sprachtherapie?

Sprachförderung:

- pädagogische Maßnahme in Form von Elternberatung oder Gruppenförderung in der Kita
- trainiert grundlegende sprachliche Strukturen
- wird vom Träger der Einrichtung und staatlichen Stellen finanziert
- ist indiziert bei Sprachauffälligkeit ohne Störungswert in jedem Alter
- wird durch fortgebildete Erzieher*innen durchgeführt

Sprachtherapie:

- medizinische Maßnahme, meistens Einzeltherapie
- individuell auf eine Person abgestimmt, befund- und diagnosegestützt, berücksichtigt spezifische Teilleistungsschwächen und Komorbiditäten, übt bestimmte sprachliche Strukturen
- wird von den Krankenkassen nach ärztlicher Verordnung bezahlt
- ist indiziert bei Sprachentwicklungsstörung und Sprachentwicklungsverzögerung ohne Aufholtendenz.
- wird durch Logopädinnen oder Sprachtherapeutinnen durchgeführt

9-39 Wann sollte die Therapie bei einer Sprachentwicklungsstörung beginnen?

- Sofort nach Diagnosestellung werden Komorbiditäten medizinisch behandelt oder ausgeglichen, z. B. Schwerhörigkeit, dazu Elternberatung und -schulung
- Bei erheblichen Defiziten mit Ausbleiben wichtiger Schritte (Grenzsteine werden nicht erreicht) ist ab dem 24. Monat Logopädie möglich.
- Falls ab dem 24. Monat eine Sprachentwicklungsverzögerung festgestellt wird und keine deutliche Aufholtendenz bis zum 30. Monat festzustellen ist, ist Logopädie ab 30. Monat angezeigt.
- bei ausschließlich phonetisch-phonologischer Störung ab dem 36. Monat
- bei ausschließlich phonetischer Störung ab dem 48. Monat

9-40 Welche Kommunikationsbehinderungen können beim Down-Syndrom vorliegen?

Das Down-Syndrom ist eine numerische Chromosomenstörung mit zusätzlichem Chromosom 21 (Trisomie 21). Einschränkungen der sprachlichen Kommunikation durch:

- Intelligenzmangel
- orofaziale Hypotonie
- späten Sprechbeginn
- Sprachentwicklungsstörung auf allen linguistischen Ebenen
- bleibende sprachliche Einschränkung, insbesondere Dysgrammatismus
- Stimmklangveränderung
- häufig Schallleitungsschwerhörigkeit, selten Schallempfindungsschwerhörigkeit → Kap. 18.

10 Neurogene Sprach- und Sprechstörungen

Zur Bearbeitung dieses Kapitels sollten Kap. 20 „Neuroanatomische Grundlagen“ und Kap. 22 „Neurologische Krankheiten“ bekannt sein.

10-1 Wie werden Sprach- und Sprechfunktionen im Gehirn lokalisiert?

Durch Methoden der Hirnkartierung (Brainmapping):

- Neuroimaging: funktionelle Bildgebung aktivierter Hirnstrukturen, z. B. Messung der Blutverteilung als BOLD Methode (Blood Oxygenation Level Dependent „abhängig von Blutsauerstoffgehalt“) mit der funktionellen MRT oder Darstellung der Anreicherung von Neurotransmittern und Glucose mit der PET → Kap. 21

- Elektrophysiologie: Ableitung auditiv evozierter ereigniskorrelierter Potentiale auf sprachliche Stimuli.
- nicht-invasive Hirnstimulation durch Magnetfeld- und Gleichstromanwendung
- invasive Hirnstimulation während neurochirurgischer Operatonen
- histologische Untersuchung zur Zytoarchitektonik (Verteilung der Zelltypen) an Gehirnen Verstorbener.

10-2 Was sind Sprachzentren? Was ist die sprachdominante Hemisphäre?

Als Sprachzentren werden Areale der Hirnrinde bezeichnet, die um die seitliche Hirnfurche (Sulcus lateralis cerebri) in Stirn-, Schläfen-, Scheitelllappen und in der Insel liegen. Diese spezialisierten Areale sind nach dem 5. Lebensjahr nur in einer Hemisphäre, bei 95 % der Menschen in der linken angelegt. Bis zur Pubertät ist die sprachdominante Hemisphäre aufgrund der Plastizität des Gehirns (→ Kap. 20) noch umkehrbar.

10-3 Welche Sprachzentren sind definiert?

- Motorisches Broca-Zentrum: Gyrus frontalis inferior (Stirnlappen)
- Sensorisches Wernicke Zentrum: Gyrus temporalis superior (Schläfenlappen) und Gyrus supramarginalis (Scheitellappen)
- „Lese-Schreibzentrum": Gyrus angularis (Scheitellappen) und Gyrus supramarginalis
- Verbindung zwischen den Zentren: Fasciculus arcuatus („gebogenes Bündel")

10-4 Was bezeichnet Aphasie?

Aphasie ist eine Sprachstörung

- durch eine Läsion der sprachdominanten Großhirnhemisphäre
- mit Verlust von erworbener Sprachkompetenz und -performanz
- mit unterschiedlicher Beeinträchtigung aller sprachlichen Komponenten
- in prinzipiell allen sprachlichen Modalitäten (Verstehen und Sprechen, Lesen und Schreiben)

10-5 Welche sind die häufigsten Ursachen einer Aphasie?

Läsion der sprachdominanten Hemisphäre durch:

- zerebrovaskuläre Ursachen (Schlaganfall → Kap. 22) im Versorgungsgebiet der A. cerebri media oder ihrer Äste, ca. 80 % der Aphasie-Patienten
- Schädel-Hirn-Trauma: ca. 10 %, bei Kindern und Jugendlichen die häufigste Ursache

- Hirntumor: ca. 7 %
- Enzephalitis (Hirnentzündung): ca. 1 %.

10-6 Welchen Regionen werden die Aphasie-Syndrome zugeordnet? Welche sind Standardsyndrome?

- Broca-Aphasie: Broca-Zentrum und Insel
- Wernicke A.: Wernicke-Zentrum
- amnestische A.: nicht eindeutig, Schläfen- und Scheitellappen
- globale A.: Sprachzentren von frontal bis temporoparietal und Fasciculus arcuatus
- Leitungsaphasie A.: Fasciculus arcuatus
- transkortikal-motorische A.: Umgebung des Broca-Zentrums
- transkortikal sensorische A.: Umgebung des Wernicke-Zentrums

Standardsyndrome: Broca-, Wernicke-, amnestische, globale Aphasie.

10-7 Wie werden Aphasien nach der Flüssigkeit der Sprachproduktion eingeteilt?

- flüssige: Amnestische, Wernicke, transkortikal-sensorische und Leitungsaphasie
- nicht-flüssige: Broca, globale, transkortikal-motorische Aphasie

---

10-8 Welche Leitsymptome kennzeichnen die einzelnen Aphasieformen?

- globale A.: Sprachautomatismen (Äußerungen ohne Intention), Sprachproduktion und -verständnis gestört, nicht-flüssige Äußerungen, eventuell Mutismus
- Wernicke-A.: gestörtes Sprachverständnis, Paragrammatismus, semantische und phonematische Paraphasien, flüssige Spontansprache
- Broca-A.: Agrammatismus, phonematische Paraphasien, oft mit Sprechapraxie, Dysarthrie, nicht-flüssige Spontansprache
- amnestische A.: Wortfindungsstörungen, ansonsten flüssige Spontansprache
- Leitungsaphasie: gestörtes Nachsprechen, flüssige Spontansprache, phonematische Paraphasien
- transkortikal-sensorische A.: gutes Nachsprechen, Verständnis schlecht, flüssige Spontansprache, Paraphasien
- transkortikal-motorische A.: gutes Nachsprechen, nicht-flüssige Spontansprache, Verständnis gut

---

10-9 Was sind Paraphasien, Agrammatismus, Paragrammatismus?

- Paraphasie: sprachliche Fehlleistung auf Laut- oder Wortebene
- Phonematische P.: lautliche Veränderung eines Wortes

- semantische P.: Verwendung eines bedeutungsmäßig falschen Wortes das aber mit dem Zielwort in einer Beziehung steht
- Agrammatismus: vereinfachte syntaktische Struktur ohne Flexionsendungen und Funktionswörter
- Paragrammatismus: komplexer Satzbau mit Verdoppelung und Einschub von Wörtern und Phrasen, falsche Flexionsendungen

---

10-10 Was kennzeichnet die Phasen im Verlauf der schlaganfallbedingten Aphasien? Wie hoch ist der Anteil der spontanen Erholung?

- Akute Phase vom 1. Tag bis 4–6 Wochen: Symptomwechsel, Rückbildung von Mutismus und Automatismen, spontane Normalisierungsrate 30 %
- Postakute Phase: 2. Monat bis 12 Monate: Syndrom ist ausgebildet, Symptomrückbildung langsamer, spontane Normalisierung von weiteren 10 %
- Chronische Phase: nach 12 Monaten: Syndrom stationär, keine spontane Normalisierung mehr möglich

---

10-11 Welche sprachlichen und nichtsprachlichen neurologischen Störungen können zusammen mit einer Aphasie auftreten?

Sprachliche Störung:

- Sprechapraxie, Dysarthrophonie
- Agraphie, Alexie (Verlust der Schreib- bzw. Lesefähigkeit).

Nichtsprachliche Störungen:

- Dysphagie → Kap. 13
- Hemiparese (Hemiplegie) und Hemianästhesie → Kap. 20
- einseitige zentrale Fazialisparese
- homonyme Hemianopsie: halbseitiger Gesichtsfeldausfall
- Körperapraxie, Agnosie, Neglect, Anoagnosie → Kap. 20
- Gedächtnisstörung, kognitive Störungen, Akalkulie, zentrale Hörstörung
- Depression

10-12 Was beinhaltet der Aachener Aphasie-Test? Wann kann er bei nichtkomatösen Patienten eingesetzt werden? Mit welchem Ziel wird er eingesetzt?

- spontanes Gespräch
- Token (Spielmarken-)Test
- Nachsprechen
- Schriftsprache

- Benennen
- auditives und schriftliches Sprachverständnis

Einsetzbar nach 4–6 Wochen, Dauer 1–2 Stunden, Ziel:
- Abgrenzung aphasischer von nicht-aphasischen Sprach- und Sprechstörungen
- Schweregradeinteilung und Syndromklassifizierung der Aphasie
- Hinweise auf Alexie und Agraphie
- Grundlage der Therapieplanung

10-13 Was beinhaltet der Aachener Aphasie-Bedside-Test? Wann kann er bei nichtkomatösen Patienten eingesetzt werden? Mit welchem Ziel wird er eingesetzt?
- spontanes Gespräch
- Blick- und Kopfbewegungen
- Mundbewegungen
- Singen, Reihen- und Floskelnsprechen
- Identifizieren von Realgegenständen
- Benennen von gezeichneten Objekten

Einsetzbar drei Tage nach der Läsion, Dauer 15–40 Minuten, Ziel:
- Bestätigung oder Ausschluss einer Aphasie
- Hinweis auf Dysarthrie und Sprechapraxie

10-14 Welche Phasen und Prinzipien werden in der Sprachrehabilitation unterschieden?

Phasen:
- sprachliche Aktivierung in der Akutphase
- Störungsmodifizierung in der frühen Postakutphase
- Konsolidierung in der späten Postakutphase und chronischen Phase

Prinzipien:
- Reaktivierung: Erkennen und gezieltes Fördern der noch vorhandenen sprachlichen Funktionen
- Reorganisation: Ausnutzen möglicher Plastizität („Formbarkeit") des Gehirns durch Nutzung nicht betroffener Hirnregionen
- Kompensation: Ausgleich verlorener Fähigkeiten, z.B. Sprachmodalitäten, durch andere Fähigkeiten und technische Hilfen

10-15 Was sind die Besonderheiten einer Aphasie im Kindesalter?

- Ursache: Überwiegend Schädelhirntrauma und Enzephalitis
- Neurotopographie der Sprachfunktionen ist bis zum 8. Lebensjahr noch nicht ausgebildet, deshalb keine der für Erwachsene typischen Aphasieformen
- Beginn ähnelt globaler Aphasie, oft in Kombination mit Mutismus
- wegen Plastizität des Gehirns schnelle Rückbildung der Symptome, insbesondere in der Alltagssprache
- Bleibende Funktionseinschränkungen betreffen meistens die Schriftsprache und höhere sprachliche (schulische) Anforderungen.
- Die Therapie orientiert sich an der Therapie bei Sprachentwicklungsstörung und der Aphasietherapie Erwachsener.

10-16 Von welchen Faktoren wird die Prognose der Aphasie beeinflusst?

Der Schweregrad des Sprachverständnisses gilt als Leitmarke für die Prognose der Aphasie. Prognose ist abhängig von:

- Lebensalter
- Ausmaß der Hirnschädigung
- Lokalisation der Schädigung: vordere Regionen prognostisch besser als hintere
- Art der Schädigung: günstig: Schädelhirntrauma, Embolie. Ungünstig: Thrombose, Hirnblutung
- Komorbidität: Diabetes, Arteriosklerose, Nierenkrankheit, Depression
- Schweregrad der Aphasie
- Sprach- und Sprechanregung durch Umgebung
- Umfang und Qualität der Übungsbehandlung

10-17 Welche Therapiemöglichkeiten gibt es ergänzend zur logopädischen Übungsbehandlung?

- pharmakologische Therapie (Donepezil, Memantin)
- transkranielle Stimulation der Sprachregion mit Gleichstrom oder Magnetfeld während eines computergestützten Trainings
- Beratung und Einbeziehung der Angehörigen
- eigenes Üben an computergestützten Trainingsprogrammen
- unterstützte Kommunikation: z.B. Bildertafel, Schreibcomputer mit Sprachausgabe

10-18 Wie ist die Kognitive Kommunikationsstörung definiert? Welche kommunikativen Defizite bestehen?

Dies ist eine Störung der Kommunikation nach einer Hirnschädigung mit:

- Störung der exekutiven Funktionen (Steuerung und Leitung)
- Störung der Aufmerksamkeit
- Störung des Gedächtnisses
- ohne typische Symptome der Aphasie, Sprechapraxie, Dysarthrie

Mit Defiziten im
- pragmatisch-kommunikativen Verhalten
- im Reaktions- und Verarbeitungstempo
- in der Textproduktion und -rezeption
- bei der Selbstwahrnehmung und beim Störungsbewusstsein

10-19 Wie ist der Vorgang des Sprechens im Nervensystem organisiert?
- Handlungsantrieb: Limbisches System
- Handlungsstrategie: präfrontaler Cortex, parietaler Assoziationscortex
- Programmierung: sekundär-motorischer (prämotorischer) Cortex, extrapyramidalmotorisches System
- Durchführung: primär-motorischer Cortex → Pyramidenbahn → periphere Nerven
- Kinästhetische Rückkopplung: Sensorik in Muskeln und Gelenken → periphere Nerven → Thalamus → primär-somatosensibler Cortex
- Audiophonatorische Rückkopplung: Ohr → Hörbahn → primär und sekundär auditiver Cortex

---

10-20 Was bezeichnet Sprechapraxie?
Dies ist eine artikulatorische Planungsstörung, gekennzeichnet durch:
- Störung des Zugriffs auf sprechmotorische Programme oder den Verlust dieser Programme
- Läsion der Broca-Region und der vorderen Insel der sprachdominanten Hemisphäre nach abgeschlossenem Lautspracherwerb
- mit inkonstanten artikulatorischen und prosodischen Auffälligkeiten sowie im Sprechverhalten

---

10-21 Was bezeichnet bukkofaziale Apraxie?
Dies ist eine gesichtsmotorische Planungsstörung, gekennzeichnet durch:
- Störung des Zugriffs auf Programme oder den Verlust von Programmen, die nicht auf Sprechhandlung bezogene Bewegungen von Gesicht, Mund, Zunge steuern
- Betroffen sind z. B. mimische Bewegungen, Zunge herausstrecken, Lippen lecken, Wangen aufblasen.
- Die Ursache liegt in der sprachdominanten Hemisphäre.

10-22 Was sind die Symptome der Sprechapraxie?

- Störung von Lautbildung und Lautgebrauch: inkonstante Lautfehlbildung, phonematische Paraphasie
- Prosodische Störungen: Verlangsamung des Sprechtempos, Reduktion der Akzente: Monotonie, Monorhythmie
- Auffälliges Sprechverhalten: stumme und hörbare Suchbewegungen der Zunge, sicht- und hörbare Sprechanstrengung

10-23 Was bezeichnet verbale Entwicklungsdyspraxie? Was sind die Symptome?

Dies bezeichnet den erschwerten Ablauf von Sprechhandlungen im Rahmen des Lautspracherwerbs, der auf eine Störung der sprechmotorischen Planung ohne erkennbare Ursache zurückgeführt wird. Symptome:

- stille Säuglinge mit reduzierter Lallproduktion trotz normalen Gehörs
- später Sprechbeginn
- Suchbewegungen vor und während einer Äußerung
- inkonstante, inkonsequente (nicht vorhersehbare) Lautbildungsfehler
- Wortschatz und Grammatik sind meistens altersgerecht
- Kombination mit bukkofazialer Apraxie ist möglich

10-24 Was bezeichnet Dysarthrophonie?

- Dies ist eine Ausführungsstörung der Sprechmotorik durch eine angeborene oder erworbene Läsion des zentralen oder peripheren Nervensystems.
- Sie betrifft Sprechatmung, Phonation, Artikulation, Prosodie.
- Dysarthrie wird als Kurzbezeichnung für Dysarthrophonie benutzt.
- Für Läsionen des peripheren Nervensystems, die die Artikulationsorgane betreffen, gibt es im deutschen phoniatrischen Sprachgebrauch Überschneidungen mit dem Begriff Dysglossie → Kap. 11.

10-25 Welche Nosologien können eine Dysarthrophonie verursachen?

- Zerebralparese durch genetische Störung der Hirnentwicklung sowie prä-, peri- und frühkindlich- postpartale Hirnschädigung (häufigste angeborene Ätiologie)
- Genetisch bedingte Muskeldystrophien
- Zerebrovaskuläre Erkrankungen (Schlaganfall)
- Schädel-Hirn-Trauma
- Degenerative Erkrankungen: Parkinson-Syndrom (häufigste erworbene Ätiologie), Morbus Huntington, Amyotrophe Lateralsklerose
- Entzündliche Erkrankungen: Enzephalitis
- Autoimmunerkrankungen: Multiple Sklerose, Myasthenia gravis

10-26 Welche anatomischen Regionen entsprechen den Bewegungsstörungen bei Dysarthrophonie?

- zentral-paretisch spastisch: 1. Motoneuron der Pyramidenbahn beidseitig
- peripher-paretisch schlaff: 2. Motoneuron (Hirnstamm oder Nerv), neuromuskulärer Übergang, Muskel
- ataktisch: Kleinhirn
- rigid-hypokinetisch: Substantia nigra im Mittelhirn
- hyperkinetisch choreatisch/athetotisch/dyston: Basalganglien
- hypo-hyperton (kortikale oder Hemisphären-D.): prämotorischer oder motorischer Cortex einseitig

Neurologisch wird die Läsion des 2. Motoneurons als „bulbär“, diejenige des 1. Motoneurons als „suprabulbär“ bezeichnet.

10-27 Welche Funktionen des Sprechens können in welchen Ausprägungen bei einer Dysarthrie gestört sein?

- Sprechatmung: verkürzte Sprechatmung, paradoxe Atmung, inspiratorisches Sprechen
- Stimmqualität: behaucht oder gepresst, rau, wechselnd, Stimmzittern
- Stimmtonhöhe: instabil, wechselnd, Tonumfang eingeschränkt,
- Stimmlautstärke: instabil, wechselnd, Dynamik eingeschränkt
- Nasalität: erhöht, normal oder vermindert
- Artikulationsschärfe (Eindeutigkeit der Konsonanten): vermindert
- Artikulationsbasis: vor- oder rückverlagert
- Sprechtempo: verlangsamt, normal, erhöht
- Prosodie: monoton, monodynamisch, monorhythmisch, eventuell skandierend (Pause nach jeder Silbe)

10-28 Wie ist das Sprechen beim Parkinson-Syndrom?

- Bewegungsstörung: rigid-hypokinetisch
- Sprechatmung: Exspirationsdauer verkürzt
- Stimme: behaucht/rau, Stimmlage erhöht, Lautstärke vermindert
- Artikulation: Artikulationsschärfe vermindert
- Prosodie: monoton, monodynamisch, Sprechtempo normal oder erhöht

10-29 Welche Störungen können mit einer Dysarthrophonie kombiniert sein?

- neurogene Schluckstörung → Kap. 13
- Heiserkeit bei einseitiger Rekurrensparese → Kap. 7

- Dyspnoe bei beidseitiger Rekurrensparese → Kap. 7
- zentrale oder periphere Fazialisparese → Kap. 22

10-30 Welche Diagnostik ist bei der Dysarthrie erforderlich?

- Anamnese
- (kinder-)neurologischer Status, neuroradiologische Bildgebung, neurophysiologische Diagnostik
- HNO-Status, Tonschwellenaudiogramm,
- Motilität von Gesicht, Kiefer, Zunge, Gaumensegel, Rachenhinterwand, Stimmlippen
- Nasalitätsprüfungen
- Videolaryngostroboskopie mit Bestimmung von Stimm- und Dynamikumfang, sowie Sprechstimmlage
- flexible transnasale Pharyngolaryngoskopie mit Velumbeurteilung beim Sprechen von Silben mit /k/ und Schluckprobe.
- FEES → Kap. 13 und/oder Videofluoroskopie bei begleitender Dysphagie
- Audio-Aufzeichnung und Beurteilung von Atmung, Stimme, Artikulation, Nasalität, Sprechtempo, Prosodie
- standardisierter Test: z.B. Frenchay-Dysarthrie-Untersuchung, Bogenhausener Dysarthrieskalen
- eventuell computergestützte Sprechschallanalyse: Silben/min, Silbenlänge, Heiserkeitsparameter beim Sprechen diadochokinetischer Silben

10-31 Was prüft der Frenchay-Test?

Dieser Test berücksichtigt körperliche Befunde und auditiv ermittelte Parameter:

- Reflexe, Atmung
- Lippenbewegung, Kieferbewegung, Zungenbewegung, Gaumensegelbewegung,
- Stimmfunktion: Tonhaltedauer, Tonhöhen- und Lautstärkevarianz
- Verständlichkeit beim Spontan- und Nachsprechen
- beeinflussende Faktoren: Gehör, Sehvermögen, Zähne, Psyche, Haltung
- Sprechgeschwindigkeit und kinästhetische Wahrnehmung

10-32 Was prüfen die Bogenhausener Dysarthrieskalen?

Standardisierter Test zur auditiven, subjektiven Evaluation von Sprechproben nach 9 Parametern (z.B. Nasalität) und vorgegebenen Merkmalsausprägungen (z.B. hypernasal, hyponasal):

- Spontansprache
- Sätze nachsprechen
- Text vorlesen
- Bildergeschichte beschreiben

10-33 Welche Therapie kann bei einer Dysarthrie erforderlich sein?

- Neurologische Therapie der Grunderkrankung → Kap. 22
- Pharmaka zur Beeinflussung des Speichelflusses und der Muskelrelaxation
- Operative Therapie: velopharyngeale Stabilisierung durch Injektionsaugmentation in der Rachenschleimhaut; Velopharyngoplastik; Tracheotomie bei Ateminsuffizienz; glottisverändernde Eingriffe (→ Kap. 7) z.B. Injektionsaugmentation, Medialisation/Lateralisation, Botulinumtoxin-Injektion zur Lösung von Hyperadduktion bei Stimmlippendystonie
- Logopädische Übungstherapie: z.B. Kräftigung von Gaumensegel, Rachen, Zunge, Phonation z.B. Lee-Silverman-Voice-Treatment; Training der Eigenwahrnehmung und Korrektur des Sprechablaufs
- Anpassung von Gaumensegelprothese, Gaumenverstärkungsprothese
- Technische Hilfsmittel in der Therapie: Computeranimation mit Artikulationsveranschaulichung, Feedback mit computergestützter optischer Kontrolle, Pacing-Board: Tastbrett zur Sprechrhythmusstimulation, Vertäubung zur Lautstärkeerhöhung
- Unterstützte Kommunikation mit Hilfsmitteln: Bildtafel, Mikrofon und Verstärker, Schreibcomputer mit spezieller Tastatur und Sprachausgabe, Computer mit Sprachausgabe und Steuerung durch Joy-Stick, Kopf- oder Augenbewegung.

10-34 Welche Kommunikations- und assoziierte Störungen bestehen bei einer infantilen Zerebralparese?

- persistierende Neugeborenenreflexe
- Mundmotorikstörung und pathologische orale Reflexe
- Saugstörung, Schluckstörung
- Sprachentwicklungsstörung
- Dysarthrophonie mit Störung von Artikulation, Phonation, Atmung, Resonanz (Rhinophonie)
- myofunktionelle orofaziale Störung
- Störung der mimischen Bewegungen
- sensorineurale Schwerhörigkeit

10-35 Welche Bewegungsstörungen liegen der Dysarthrophonie bei Zerebralparese zugrunde?

- Spastik (häufigste): Atmung oberflächlich; Stimme gepresst, monoton; Artikulation verkrampft; Mimik starr
- Dyskinesie: Atmung: wechselnd oberflächlich/tief; Stimme wechselnd leise/laut; Artikulation wechselnd deutlich/verwaschen; Mimik wechselnd grimassierend
- Ataxie: Atmung oberflächlich; Stimme leise, monoton; Artikulation verwaschen, dysrhythmisch; Mimik starr

10-36 Welche Therapieansätze nutzt die Logopädie bei Kindern mit Zerebralparese?

Stimulierende und übende Verfahren zur Saug-, Schluck-, Trink-, Ess- und Artikulationstherapie:

- Neurophysiologische Entwicklungstherapie nach Bobath
- Physiotherapie nach Voijta
- propriozeptive neuromuskuläre Fazilitation nach Kabat
- orofaziale Regulationstherapie nach Castillo-Morales

10-37 Was bedeutet unterstützte Kommunikation?

Die ist die Verwendung von alternativen oder ergänzenden Kommunikationsformen zur Lautsprache, um Menschen, die nicht zur sprachlichen Kommunikation fähig sind, mit körpereigenen und externen Mitteln eine Kommunikation zu ermöglichen.

10-38 Welche Kommunikationsformen und -hilfen werden bei der unterstützten Kommunikation eingesetzt?

- Körpereigene Kommunikationsformen: Lidschlag, Augenbewegung, Atemrhythmusänderung, Mimik, Gestik, individuelle Gebärden, konventionelle Gebärdensprache
- Externe nicht-elektronische Kommunikationshilfen: dreidimensionale Objekte zur haptischen Wahrnehmung; zweidimensionale Tafeln zur visuellen Wahrnehmung und zum Deuten
- Externe elektronische Kommunikationshilfen: Geräte und Computer zur Sprachausgabe als statische Taster (fester Wort- und Satzvorrat) oder dynamische Talker (programmierbare beliebige Wörter und Sätze); spezielle Geräte zur erleichterten Ansteuerung der Sprachcomputer, bis hin zur Steuerung über die Augen (Eye-Tracking)

11 Störungen der Artikulationsorgane

11-1 Was sind Artikulationsstörungen?

Dies sind Störungen der Resonanz und/oder der Hemmstellenbildung im Ansatzrohr mit akustisch inkorrekter Lautbildung durch organische oder funktionelle Störungen der Artikulationsorgane und ihrer Steuerung.

11-2 Wie werden Artikulationsstörungen nach der Ätiopathogenese eingeteilt?

Organische Ätiologie:

- Angeborene oder erworbene Läsion des Nervensystems: Dysarthrophonie, Sprechapraxie
- Angeborene oder erworbene Veränderung der Artikulationsorgane: Spalte, Dysglossie, Dysgnathie
- Angeborene oder erworbene Schwerhörigkeit: phonetische Störung

Funktionelle entwicklungsbedingte Ätiologie:

- phonetische Entwicklungsstörung
- verbale Entwicklungsdyspraxie

Organische und funktionell entwicklungsbedingte Ätiologie:

- myofunktionelle orofaziale Störung

Angeborene und entwicklungsbedingte Ursachen betreffen den Sprach- und Sprecherwerb.

11-3 Was bedeutet phonetische Entwicklungsstörung? Welche ist die häufigste Lautfehlbildung?

Dies ist eine Lautfehlbildung im Rahmen des Primärspracherwerbs ohne erkennbare neurogene oder pathoanatomische Ursache. Häufigste Fehlbildung: Sigmatismus addentalis oder interdentalis.

11-4 Welche Untersuchungen sind erforderlich?

- HNO-Status, altersgerechte Hörprüfung
- auditive Lautbestandsprüfung mit Audioaufzeichnung/Videoaufzeichnung
- Test zum phonetischen und phonologischen Entwicklungsstand
- bei Hinweis auf zusätzliche phonologische Entwicklungsstörung: komplette altersentsprechende Sprachdiagnostik

11-5 Welche Therapiemethoden werden angewandt?

- mundmotorisches Training
- akustisches, taktil-kinästhetisches und optisches Erarbeiten des Ziellautes
- Hörtraining für den Ziellaut
- Lautanbahnung und -festigung
- Spiegel und computergestützter Animation zur Veranschaulichung der korrekten Lautbildung
- computergestütztes Feedback-Training zur Kontrolle der korrekten Lautbildung

11-6 Was bezeichnet Dysglossie?

Dies ist eine Artikulationsstörung (Lautbildungsstörung) durch pathoanatomische Veränderungen an den Artikulationsorganen oder an den versorgenden peripheren Nerven. (Artikulationsstörungen durch Nervenläsion werden auch als Dysarthrie bezeichnet).

11-7 Was bedeutet Dysgnathie?

Dies ist eine Fehlentwicklung von Ober- und/oder Unterkiefer mit Zahn- und Kieferfehlstellung:

- Frontal offener Biss
- Prognathie: Oberkieferfrontzähne überragen weit die Unterkieferfrontzähne
- Progenie: Oberkieferfrontzähne stehen hinter den Unterkieferfrontzähnen
- Kreuzbiss: obere und untere Zahnreihe kreuzen sich

11-8 Wie werden Dysglossien nach Ursache und Lokalisation eingeteilt?

- angeborene Fehlbildung der peripheren Sprechorgane
- Fehlbildung nach Trauma der peripheren Sprechorgane
- Fehlbildung nach Tumor-Operation der peripheren Sprechorgane
- Erkrankungen der Muskulatur wie Myopathien, degenerative Muskelerkrankungen
- Erkrankungen der neuromuskulären Übertragung (Diese Ätiologie wird auch als Dysarthrie bezeichnet)
- Lähmung der zugehörigen Hirnnerven (Diese Ätiologie wird auch als Dysarthrie bezeichnet)
- Zahnverlust, Zahnprothese

Nach der betroffenen anatomischen Region bzw. Artikulationszone kann in labiale, dentale, linguale, palatale, velare, nasale Dysglossie eingeteilt werden.

11-9 Welche Untersuchungen sind bei einer Dysglossie erforderlich?

- HNO-Status mit Motilitätsprüfung von Lippen, Zunge, Velum, Rachen, Kehlkopf
- Funktionsprüfung der Nn. trigeminus, facialis, glosspharyngeus, vagus, hypoglossus
- auditive Lautbestandsprüfung, Nasalitätsprüfung
- kieferorthopädischer Status bei Dysgnathie
- gesamter neurologischer Status bei Verdacht auf neurologische Erkrankung
- fakultativ Palatographie, Videodokumentation

11-10 Welche Therapieformen werden bei Dysglossien in Hinblick auf die Ätiologie angewandt?

- angeborene und erworbene Fehlbildungen: plastisch-chirurgische Therapie, kieferorthopädische Therapie, zahn- und gaumenprothetische Versorgung, Logopädie
- Erkrankungen der Muskulatur, der neuromuskulären Übertragung: neuro-logisch-medikamentöse Therapie, Logopädie
- Lähmung der Hirnnerven: neurologische Therapie, Logopädie, Reizstrom

11-11 Was bedeutet orofaziale Dysfunktion bzw. orofaziale-myofunktionelle Störung?

Dies ist eine Störung der Muskelfunktion im Mund-Rachen-Gesichtsbereich mit

- Muskeltonusstörung
- Zungenfehllage und -bewegung
- Lautfehlbildung

11-12 Was sind Primär-, Sekundär-, Para- und Dysfunktionen des orofazialen Systems?

- Primärfunktionen: Atmen, Saugen, Beißen, Kauen, Schlucken
- Sekundärfunktion: Artikulation (Phonation ist keine orofaziale Funktion!)
- Parafunktionen: Lutschen an Fingern oder Stift, Nägel-, Lippen-, Zungenbeißen, Lippenansaugen (sog. orale Habits, Angewohnheiten), nächtlicher Bruxismus/Kieferpressen, Dyskinesien (→Kap. 21).
- Dysfunktionen: Zungenpressen, dauerhafte Mundöffnung, Mundatmung, abweichende Unterkieferbewegung, Artikulationsstörung, Schluckstörung durch falsche Zungenlage und Zungenbewegung

11-13 Was sind die Leitsymptome der orofazialen Dysfunktion?

- inkompletter Lippenschluss, gerötete, rissige Unterlippe

- vermehrter Speichelfluss, Mundwinkelekzeme
- Mundatmung
- Zungenvorstoß beim Schlucken (Protrusion), interdentale Zungenlage
- ausgeprägte Gaumenfalten, hoher, enger Gaumen
- Eindrücke am Zungenrand und an der Wangeninnenseite
- Zahn- und Kieferfehlstellungen: offener Biss, Prognathie
- Artikulationsstörung: addentale/interdentale Bildung von [s, z, t, d, n, l] verwaschene Artikulation
- „Nadelkissenkinn" (M. mentalis)
- Grimassieren beim Schlucken
- hyperfunktionelle Stimmstörung
- Kieferöffnung mit Knacken, Verkrampfung, Schmerz

11-14 Wie ist die normale und wie die pathologische Bewegung der Zunge beim Schlucken?

- normal: Zunge wird median gegen den harten Gaumen gedrückt
- pathologisch: Zunge wird an die frontalen oder lateralen Zähne gedrückt

---

11-15 Welche Faktoren bewirken eine orofaziale Dysfunktion?

- Genetische Faktoren: z. B. Syndrome
- Neurologische Faktoren: zerebrale Bewegungsstörung, sensorisch-taktile Einschränkungen
- Anatomische Einflüsse: vergrößerte Rachen- und Gaumenmandeln, Kieferfehlbildung (Dysgnathie), Makroglossie, Ankyloglossie
- Orale Habits (z. B. Daumenlutschen)
- Falsch erlernte Schluckmuster: Flaschenernährung statt Stillen, nicht altersgerechte Nahrung, falsche Haltung beim Füttern

---

11-16 Welche Untersuchungen werden bei orofazialer Dysfunktionen durchgeführt?

- HNO- und kieferorthopädische Untersuchung, Tonaudiogramm
- auditive Beurteilung der Lautbildung
- Inspektion von Gesicht, Mundhöhle, Rachen, Zahnstellung, Zungenlage und -bewegung beim Schlucken und Artikulieren
- indirekte oder direkte Palatographie, Videodokumentation
- Beurteilung des oralen Tastsinnes (orale Stereognosie, Testplättchen, Prüfkörper)
- Beurteilung der Muskelkraft von Lippen, Zunge, M. masseter mit Myometer

11-17 Welche Therapie wird bei orofazialen myofunktionellen Störungen angewandt?

- Beseitigung anatomischer Fehlbildungen und Hindernisse (Adenotomie, Tonsillektomie, Frenulotomie)
- Abbau von Habits, Mundvorhofplatte, Anleitung zur Mundhygiene
- Kieferorthopädie
- Muskelfunktionstherapie: z. B.
  1. Myofunktionelle Therapie nach Garliner
  2. Orofaziale Regulationstherapie nach Castillo-Morales
  3. Heidelberger Gruppenkonzept für myofunktionelle Störungen (GRUMS)
  4. Logopädisch orientierte orofaziale Therapie (LOOFT)
  5. Wiener Konzept zur Therapie orofazialer Dysfunktionen

11-18 Was bezeichnet Nasalität? Welche pathologischen Formen der Nasalität werden unterschieden?

- Physiologische nasale Resonanz der Nasalkonsonanten [m n ng]
- Individuell unterschiedliche, geringe nasale Mitresonanz der Vokale bei Koartikulation mit Nasallauten
- Hypernasalität: zu viel nasale Resonanz
- Hyponasalität: zu wenig nasale Resonanz

11-19 Was bedeutet Rhinophonie?

Dies bedeutet, der nasale Anteil des Stimmklanges ist verändert.

- Hyperrhinophonie (Rhinophonia aperta): zu viel Nasalität, betrifft Vokale und stimmhafte Konsonanten
- Hyporhinophonie (Rhinophonia clausa): zu wenig Nasalität, betrifft Nasallaute und koartikulierende Vokale

11-20 Was bedeutet Rhinolalie?

Rhinolalie bedeutet, der nasale Anteil des Stimmklanges ist verändert mit Störung der Aussprache der Konsonanten.

- Rhinolalia aperta: zu viel Nasalität und Lautveränderungen
- Rhinolalia clausa: zu wenig Nasalität und Lautveränderungen

11-21 Was kennzeichnet Palatolalie?

Dies ist die offene Rhinolalie bei Gaumenspalte. Kernsymptome der Gaumenspaltensprache sind:

- hypernasaler Stimmklang

- nasaler Durchschlag von Reibe- und Verschlusslauten (Frikative, Plosive) mit Nebengeräuschen
- zentripetale Artikulationsverlagerung: Bildung der Frikative und Plosive in der pharyngealen und laryngealen Artikulationszone
- mimische Mitbewegung

11-22 Was kennzeichnet die velopharyngeale Insuffizienz?

Dies ist ein unzureichender Verschluss zwischen Nasopharynx und Oropharynx bei Artikulation und/oder Schlucken. Kennzeichen:

- Symptome der offenen Rhinophonie/Rhinolalie, speziell der Palatophonie/Palatolalie
- im Extremfall Eindringen von Flüssigkeit in die Nasenhöhlen beim Schlucken → Kap. 13
- Ursache: Gaumenspalte (auch operierte oder submuköse), kurzes oder muskelschwaches Velum, Velum- oder Rachenparese, Velum- oder Rachendefekt nach Operation

---

11-23 Was sind organische Ursachen einer Hyporhinophonie?

- Verschluss oder Verengung in der Nasenhaupthöhle z. B. durch Rhinitis, Allergie, Nasenseptumdeviation, Nasenmuschelhyperplasie, Polypen, Choanalstenose, Tumor → Kap. 2
- Verschluss oder Verengung im Nasopharynx, z. B. durch Rachenmandelhyperplasie, Vernarbung nach Operationen, Tumor → Kap. 3

11-24 Was kennzeichnet und bewirkt eine funktionelle Hyporhinophonie?

Nasenhaupthöhle, Nasopharynx, Velum und Oropharynx sind morphologisch normal, die Nasenluftpassage ist frei. Ursache ist die habituelle muskuläre Überaktivität des Velums.

11-25 Was sind organische Ursachen einer Hyperrhinophonie?

- Gaumenspalte, auch submuköse oder operativ verschlossene Spalte
- angeboren verkürztes Velum, verkleinertes oder vernarbtes Velum als Operationsfolge
- Motilitätsstörung von Velum und Rachenwand bei zentraler oder peripherer Parese (N. IX, N.X).

11-26 Was kennzeichnet und bewirkt eine funktionelle Hyperrhinophonie?

- Pharynx und Velum sind morphologisch normal.

- vorübergehend als Schonhaltung nach Adenotomie und Tonsillektomie
- bei habituell nachlässiger Artikulation
- bei hochgradig Schwerhörigen durch mangelnde Sprechklangkontrolle

---

11-27 Was kennzeichnet eine Rhinophonia mixta und eine Rhinophonie alternans?

- Mixta: Kombination der Symptome einer organisch bedingten Rhinophonia clausa (z.B. Nasenpolypen) mit einer Rhinophonia aperta (z.B. velopharyngeale Insuffizienz, Schonhaltung)
- Alternans: Symptome der Hyponasalität und Hypernasalität treten abwechselnd auf. Selten bei extrapyramidal bedingter Dysarthrophonie

---

11-28 Welche Untersuchungen zur Prüfung der Nasalität und Velumfunktion sind üblich?

HNO-Untersuchung:

- flexible Rhinopharyngolaryngoskopie beim Lautieren
- Mundhöhleninspektion mit Motilitäts- und Sensibilitätsprüfung von Velum und Rachenhinterwand: Artikulation von [a:], Palpation mit Wattetriller
- Tubenfunktionsprüfung → Kap. 1, Tympanogramm, Tonaudiogramm → Kap. 14

Nasalitätsprüfungen:

- Hauchspiegelprüfung: Beschlagen einer unter die Nasenlöcher gehaltenen polierten Platte bei der Artikulation von Oral- und Nasallauten als Zeichen der nasalen Resonanz
- Nasenauskultation mit Hörschlauch bei Lautprüfung
- A-I-Probe nach Gutzmann: [a] und [i] werden nacheinander gesprochen, dabei wird die Nase verschlossen oder freigegeben, Klangänderungen bei offenem Näseln
- Kopfdrehsymptom: Bei einseitiger Veluminsuffizienz verstärkt sich die Symptomatik bei Kopfdrehung zur gesunden Seite und bessert sich bei Kopfdrehung zur kranken Seite.

11-29 Was misst ein Nasometer? Was bezeichnet Nasalanz?

Ein Nasometer misst die nasal und oral abgegebene Schallenergie durch getrennte Mikrofone. Nasalanz ist das Verhältnis der nasal abgegebenen Schallenergie zur gesamten, nasal und oral abgegebenen Schallenergie.

11-30 Was ist eine Lippen-Kiefer-Gaumenspalte?

Dies ist eine angeborene Spaltbildung im Bereich der Lippe, des Oberkieferalveolarfortsatzes, des harten und weichen Gaumens bei embryonaler Fehlentwicklung. Spalten im weichen Gaumen sind median, an den übrigen Stellen ein- oder beidseitig paramedian. Es gibt auch isolierte Lippenspalten, Lippen-Kieferspalten, Gaumenspalten.

11-31 Was bedeutet submuköse Spalte? Wie wird sie erkannt?

Dies ist eine Gaumenspalte, bei der die Gumenmuskeln median klaffen aber von intakter Schleimhaut bedeckt sind. Ein gespaltenes Zäpchen (Uvula bifida) kann ein Hinweis sein. Befundsicherung:

- sichtbare Farbänderung der Schleimhaut über der Spalte
- Durchleuchtung (Diaphanoskopie) mit transnasaler Lichtquelle, z. B. flexibles Endoskop
- vorsichtige Palpation mit Mundspatelkante.

11-32 Wie werden Spalten klassifiziert?

Nach der L-A-H-S-H-A-L Klassifikation. Es bedeutet: Lippe rechts – Alveolarfortsatz rechts – harter Gaumen rechts – weicher Gaumen- harter Gaumen links -Alveolarfortsatz links – Lippe links.

Der Befund wird von rechts außen bis links außen mit einem Großbuchstaben für vollständige, Kleinbuchstaben für unvollständige, Querstrich für nicht vorhandene Spalte eingetragen.

Beispiel: vollständige Weichgaumenspalte: - - - S - - -

11–33 Welche Symptome bestehen bei (Lippen-Kiefer-)Gaumenspalten?

- Saug- und Schluckstörung ab Geburt
- Palatolalie
- Sprachentwicklungsstörung
- Schallleitungsschwerhörigkeit: Dauerhafte Tubenfunktionsstörung durch insuffiziente Gaumensegelmuskeln bewirkt Paukenerguss, chonische Otitis media → Kap. 1
- Okklusionsstörung der Kiefer und Zahnfehlstellung
- orofaziale, myofunktionelle Störung
- hyperfunktionelle Dysphonie durch pharnyngeale und laryngeale Muskelkontraktionen
- Komorbiditäten: Schallempfindungsschwerhörigkeit, Intelligenzminderung, motorische Störungen, weitere kraniale Fehlbildungen, oft Syndrom.

11-34 Welche Maßnahmen gehören zur Therapie von Patienten mit Lippen-Kiefer-Gaumenspalte?

- Anpassung einer Trinkplatte ab Geburt (Kieferorthopädie)
- Hörscreening ab Geburt (Pädaudiologie)
- Lippenverschluss z. B. im 4. bis 6. Monat (Mund-Kiefer-Gesichtschirurgie, MKG)
- bei Mittelohrproblemen ab Geburt: Paukenröhrcheneinlage (HNO)
- Velumverschluss z. B. im 7. bis 12. Monat (MKG)
- Hartgaumenverschluss z. B. ab 3. Lebensjahr (MKG)
- Sprach- und Sprechtherapie ab 3. Lebensjahr (Logopädie)
- Milch- und Dauergebiss Korrektur ab 6. Lebensjahr (Kieferorthopädie)
- Korrekturoperationen ab 7. Lebensjahr (MKG)
- Nasenscheidewand Korrektur ab 16. Lebensjahr (HNO).
- Für den Spaltenverschluss gibt es ein-, zwei-, und dreizeitige Operartionsverfahren.

11-35 Was bezeichnet Velopharyngoplastik? Wann ist diese indiziert?

Dies ist eine Operation zur Verbesserung des velopharyngealen Abschlusses. Aus Schleimhaut der Rachenhinterwand wird eine Brücke mit der Velumhinterwand gebildet. Sie ist indiziert bei organisch bedingter velopharyngealer Insuffizienz, die durch andere Maßnahmen wie operativen Spaltverschluss, Injektionen in das Velum zur Augmentation, Logopädie nicht zu beheben ist.

12 Störungen des Redeflusses

12-1 Was kennzeichnet physiologische und pathologische Sprechunflüssigkeit?

- Sprechunflüssigkeit ist ein in Tempo und Rhythmus veränderter Sprechablauf
- Physiologische Sprechunflüssigkeit tritt zeitlich begrenzt auf: während der Sprachentwicklung oder situativ, z. B. bei Sprechangst oder überfordernder, komplexer Satzbildung.
- Pathologische Sprechunflüssigkeit (syn. Redeflussstörung) ist eine Koordinationsstörung von Atmung, Phonation, Artikulation und tritt ohne zeitliche Begrenzung auf als Stottern oder Poltern.

12-2 Was unterscheidet die entwicklungsbedingte Sprechunflüssigkeit vom originär-neurogenen Stottern?

- Dauer höchstens sechs Monate

- Wiederholungen von Wörtern und Phrasen, nicht von Lauten und Silben
- Pausen zwischen Wörtern und Phrasen, stille oder gefüllte, z. B. [ɛ:m]
- Selbstkorrektur oder Abbruch von Wörtern
- Lautdehnungen unter einer Sekunde Dauer, dabei keine muskuläre Anspannung
- Atmung, Blickkontakt, Sprechverhalten sind normal, keine Mitbewegungen.

12-3 Welche Störungsbilder mit stottertypischer Symptomatik werden unterschieden? Welches ist das häufigste?

- originäres neurogenes nicht-syndromales Stottern: häufig
- originäres neurogenes syndromales Stottern: selten, z. B. bei Down-Syndrom → keine wirksame Therapie
- erworbenes neurogenes Stottern: selten, nach Hirnschädigung →Therapie der Grundkrankheit
- erworbenes psychogenes Stottern: selten, nach psychischer Störung, z. B. Trauma → Psychotherapie

---

12-4 Wie wird das originäre neurogene nicht-syndromale Stottern nach der Leitlinie definiert?

Dies ist eine zentralnervöse Störung des Sprechens und seiner Planung, die in der Kindheit hauptsächlich aufgrund einer genetischen Disposition zustande kommt. Es umfasst eine Kernsymptomatik mit stottertypischen Sprechunflüssigkeiten und eine Begleitsymptomatik mit vegetativen, motorischen und emotionalen Reaktionen auf die Sprechunflüssigkeit.

12-5 Was sind Kernsymptome des Stotterns?

- Repetition: Wiederholen von Lauten, Silben oder einsilbigen Wörtern.
- Wortunterbrechung: stille oder gefüllte [ə... ə] Pausen
- Prolongation: Lautdehnung
- Blockierungen: angespanntes, stummes oder hörbares Verharren in der Artikulationsposition

---

12-6 Was sind weitere sprechmotorische Symptome des Stotterns?

- Umformulierung, Vermeiden gefürchteter Wörter
- Embolophonie: Einschieben von Lauten/Silben
- Embolophrasie: Einschieben von Wörtern/Floskeln
- Sprechatmung: unregelmäßig, forciert, inspiratorisches Sprechen
- Stimme: Pressen, erhöhte Lautstärke
- Sprechmodus: Singsang, Flüstern, skandierendes Sprechen

12-7 Was sind motorische, vegetative, psychische Begleitsymptome

- Mitbewegungen: Mimik, Gestik, Körperbewegungen
- Vegetative Begleitsymptome: Pulssteigerung, Schwitzen, Erröten
- Psychische Begleitsymptome: Anspannung, Sprechangst, sozialer Rückzug, depressive Verstimmung

12-8 Welche pathogenetischen Faktoren für das originäre neurogene nicht-syndromale Stottern werden angenommen?

- In den Gehirnen stotternder Menschen sind neuroanatomische und neurophysiologische Unterschiede zu denen nicht-stotternder Menschen nachgewiesen.
- Diese Unterschiede sind genetisch bedingt, sie werden überwiegend vererbt.
- Zum Auslösen des Stotterns werden bisher nicht identifizierte Umweltfaktoren angenommen.
- Der sprachliche Umgang und der Erziehungsstil haben keinen Einfluss auf das Auslösen des Stotterns.

12-9 Welche Fakten zu Epidemiologie und Komorbiditäten des Stotterns sind bekannt?

Beginn mit 2–6 Jahren; 1 % der Kinder, vorwiegend ♂, Spontanremission bis 80 % vor dem Erwachsenenalter.
Mögliche Komorbiditäten:

- Angststörung → Psychotherapie
- Depressive Störung → Psychotherapie
- Poltern → standardisierte logopädische Therapie

12-10 Welche Diagnostikinstrumente werden eingesetzt?

- Ausschluss einer Hörstörung und einer syndromalen Erkrankung
- Analyse einer Video/Audio-Aufnahme von 300 Silben
- standardisierte Screening Tests, z. B. Bochum-Aachener Stotterscreening, Screening List for Stuttering
- standardisierte umfassende Tests, z. B. Stuttering Severity Instrument, Test of Childhood Stuttering
- standardisierte Fragebogen zur psychosozialen Belastung durch das Stottern

12-11 Nach welchen Kriterien sollte die Video/Audio-Aufnahme ausgewertet werden?

- Geschwindigkeit „brutto“: Anzahl Wörter/Silben pro Zeiteinheit einschließlich Pausen, Wiederholungen

- Geschwindigkeit „netto“: Anzahl flüssig gesprochener Wörter/Silben pro Zeiteinheit
- Stotterhäufigkeit in Prozent der gestotterten Silben
- Dauer der längsten Stotterereignisse
- Begleitsymptome

12-12 Was sind die Prinzipien der Stottertherapie?

- Indirekte Therapien setzen nicht an der Stottersymptomatik an, sondern verbessern die Kommunikatonsbedingungen durch Training der Eltern und Bezugspersonen sowie allgemeine sprachliche Fähigkeiten, z.B. Singen, Puppengespräche.
- Direkte Therapien setzen an der Stottersymptomatik an mit unterschiedlichem Ziel: Sprechrestrukturierung („Flüssig Sprechen“) oder Stottermodifikation („Flüssig Stottern“).
- Mögliche Settings: Einzeltherapie, Gruppentherapie, computergestützte Therapie mit oder ohne virtuelle Therapeutin

---

12-13 Welche Stottertherapien werden nach der Leitlinie empfohlen? Für welche Altersgruppe?

- Indirekte Verfahren: Ziel ist, die kommunikative Anforderung an das Kind herabzusetzen; Elterntraining, 3–6 Jahre
- Operante Verfahren, z.B. Lidcombe: positive Verstärkung des Nicht-Stotterns durch Eltern, sanfte Korrektur der Stotterereignisse; 3–6 Jahre
- Sprechrestrukturierende Verfahren, z.B. Fluency shaping, Kassler Stottertherapie: Ziel ist umfassendes Erlernen neuer Sprechtechnik, z.B. gedehntes Sprechen; ab 6 Jahren (kann), ab 12 Jahren (soll)
- Stottermodifikation z.B. Non avoidance, MiniKIDS, SchulKIDS: Stotterereignisse werden bearbeitet, flüssige Sprechanteile bleiben unberücksichtigt; dazu Desensibilierung um vegetative und psychische Begleitsymptme abzubauen; ab neun Jahren
- Kombination Sprechrestrukturierung und Stottermodifikation; ab neun Jahren
- Anbindung an Selbsthilfegruppe: Bundesvereinigung Stottern und Selbsthilfe; in jedem Alter

---

12-14 Welche Stottertherapien werden nach der Leitlinie nicht empfohlen?

- Pharmaka
- Unspezifizierte, nicht standardisierte Sprach- und Sprechtherapie
- Hypnose, Atemregulation, Rhythmisches Sprechen

12-15 Was bedeutet Poltern?

Die ist eine willentlich beeinflussbare Redeflussstörung, die gekennzeichnet durch:

- schnelle, unregelmäßige Sprechweise mit Beeinträchtigung der Verständlichkeit
- ohne stottertypische Symptome
- mit genetisch vermuteter Ätiologie bei neuroanatomischen- und neurophysiologischen zerebralen Auffälligkeiten in sprech- und sprachrelevanten Neuronennetzwerken

12-16 Was sind poltertypische Symptome? Was empfiehlt die Leitlinie zu Diagnostik und Therapie?

- schnelles und/oder unregelmäßiges Sprechtempo, fehlende Sprechpausen
- undeutliche Artikulation, Auslassen und Verschmelzen von Silben
- Wiederholungen von Wörtern und Satzteilen ohne Verkrampfung
- unangepasste Prosodie hinsichtlich Betonungen und Rhythmus
- unkonzentriertes Sprechen, Gedankensprünge, fehlende Sorgfalt beim Lesen und Schreiben
- keine mimischen oder gestischen Mitbewegungen
- kein Störungsbewusstsein, keine Sprechangst
- Diagnostik mit standardisiertem Screening Fragebogen und Analyse einer Video/Audio Aufnahme.
- Therapie mit Elementen der sprechrestrukturierenden Stottertherapie

12-17 Was kennzeichnet Logophobie?

Dies ist die Erwartungsangst vor dem Sprechen, als extreme Ausprägung des „Lampenfiebers“.

- Angst bereits vor dem Sprechereignis und während des Sprechens
- Vegetative Symptome: Schwitzen, Pulserhöhung, Erröten
- Stimmtremor, eingeschränkte Stimmdynamik, prosodische Akzente vermindert
- keine primären Stottersymptome, kein erhöhtes poltertypisches Sprechtempo

12-18 Was sind die verschiedenen Bedeutungen von Mutismus?

- Neurogener Mutismus ist die Unfähigkeit zur lautsprachlichen Kommunikation bei einer Aphasie → Kap. 10.
- Psychogener Mutismus ist partielles oder vollständige Schweigen bei erhaltener Sprechfähigkeit und abgeschlossener Sprachentwicklung aufgrund einer Verhaltensstörung, vor allem als (s)elektiver Mutismus: Schweigen nur in bestimmten Situationen → Kap. 24.

13 Schluckstörungen

Zur Bearbeitung dieses Kapitels sollten Kap. 3 „Mundhöhle und Rachen" und Kap. 5 „Luftröhre- und Speiseröhre" bekannt sein.

13-1 Wie wird Schlucken definiert?

Schlucken ist der Vorgang, bei dem Speichel und Sekret, flüssige und feste Nahrung von der Mundhöhle in den Magen befördert wird unter gleichzeitigem Schutz der Atemwege.

13-2 Was bedeutet Bolus?

Bolus („Geschoss") ist eine im Mund bereitete Schluckportion.

13-3 Welche Phasen werden beim Schluckvorgang unterschieden?

- antizipatorische Phase: Wahrnehmung der Nahrung, Motivation und Stimulation des Schluckens Diese Phase wird im „klassischen" 4-Phasen-Modell nicht berücksichtigt.
- orale Vorbereitungsphase
- orale Transportphase
- pharyngeale Phase
- ösophageale Phase

13-4 Was kennzeichnet die orale Vorbereitungsphase?

- willkürlich eingeleitet
- sensorische Nahrungskontrolle
- Bolusbildung: Zerkleinern, Einspeicheln, Formen; dabei ist die Mundhöhle nach außen und zum Oropharynx (Isthmus faucium, Zungengrund) abgedichtet

---

13-5 Was kennzeichnet die orale Transportphase?

- willkürlich eingeleitet
- Wangenanspannng und fester Lippenschluss
- Zungenbewegung an den harten Gaumen und nach dorsal befördert den Bolus an das Gaumensegel und den Zungengrund, dadurch erfolgt Auslösen des Schluckreflexes

---

13-6 Was kennzeichnet die pharyngeale Phase?

- reflektorisch ablaufend
- Abschluss zum Nasopharynx durch Gaumensegelhebung und Rachenhinterwandanspannung

- Abschluss zu den unteren Atemwegen auf drei Ebenen
  1. Abschluss zum Endolarynx durch Dorsalkippung des Kehldeckels auf den Zungengrund, die passiv durch hyolaryngeale Elevation erfolgt: Bewegung von Zungenbein und Kehlkopf nach vorne und oben
  2. Verengung des Endolarynx auf Taschenfaltenebene
  3. Abschluss zur Subglottis durch festen Glottisschluss (damit Kehlkopfabdichtung auf drei Ebenen)
- Erschlaffung des oberen Ösophagussphinkters
- Unterdruck im Hypopharynx durch die Kehlkopfhebung und Kontraktion der Rachenschnürermuskeln befördert den Bolus in den Ösophagus: hypopharyngealer Saugpumpenstoß

13-7 Was kennzeichnet die ösophageale Phase?

- reflektorisch ablaufend
- Schluss des oberen Ösophagussphinkters
- Synchronisierte Peristaltik befördert den Bolus durch den Ösophagus bis in die Kardia des Magens
- Erschlaffung und, nach Bolusdurchgang, Schluss des unteren Ösophagussphinkters

---

13-8 Was bedeutet Pattern Generators for Swallowing?

„Mustererzeuger für das Schlucken“. Dies sind Neuronen im Hirnstamm, die als Schluckzentren das unwillkürliche Zusammenspiel der Muskeln beim Schlucken steuern, indem sie die Aktivität der motorischen Hirnnervenkerne Nn. V, VII, IX, X, XII nach einem bestimmten Programm koordinieren.

13-9 Warum sind Störungen der ösophagealen Phase keine Indikation für logopädische Therapie?

Der peristaltische Bolustransport während der ösophagealen Phase ist willentlich nicht beeinflussbar und damit nicht trainierbar. Eine Öffnungsstörung des oberen Ösophagussphinkters ist beeinflussbar, gehört aber zur pharyngealen Phase.

13-10 Was kennzeichnet das Schlucken des Säuglings?

- Der gesamte Schluckvorgang läuft zunächst rein reflexgesteuert ab.
- kombinierter Saug-Schluck-Atemreflex mit Lippenschluss, Ansaugen mit Zungenspitze, Weitertransport durch Vor-Rückwärtsbewegung von Zunge und Unterkiefer.

- Bis zum 4. Lebensmonat ist gleichzeitiges Saugen-Schlucken und Atmen möglich wegen des Kehlkopfhochstands, wenn die Nasenatmung frei ist.
- Ab dem 4. Monat erfolgen auch vertikale Zungenbewegungen.
- Zwischen dem 6. und 12. Monat wird das rein reflektorische Schlucken durch willkürliche Lippen-, Zungen- und Kieferbewegungen ersetzt.

13-11 Welche Störungen können in den oralen Schluckphasen auftreten?

- Drooling (syn.: anteriores Leaking): Herauslaufen von Substanz (Speichel/Flüssigkeit/Nahrung) aus der Mundhöhle
- Retention von Substanz, sog. Residuen
- Posteriores Leaking: Abgleiten des Bolus in den Pharynx vor Auslösen des Schluckreflexes.

13-12 Welche Störungen können in der pharyngealen Schluckphasen auftreten?

- Retention von Substanz
- Nasale Penetration (syn.: nasale Regurgitation): Eintritt von Substanz in den Nasopharynx oder die Nasenhöhlen
- Laryngeale Penetration: Eintritt von Substanz in den supraglottischen Larynx
- Aspiration: Eintritt von Substanz in den subglottischen Larynx, die Trachea, die Bronchien.

13-13 Welche Störungen können in der ösophagealen Schluckphase auftreten?

- Transportstop
- Pharyngeale Regurgitation: Rücktransport von Substanz aus dem Ösophagus in den Rachen
- Reflux: Rückfluss von Magensaft (Säure!) in den Ösophagus, eventuell auch in den Pharynx

---

13-14 Was sind mögliche Folgen einer Schluckstörung?

- Malnutrition (Mangelernährung), führt zu Gewichtsverlust
- Exsikkose (Gewebeaustrocknung), Dehydration (Mangel an Körperwasser)
- Aspiration mit akuten und chronischen Atemwegsproblemen

13-15 Was sind Symptome und Folgen einer Aspiration?

- akut: Hustenreiz, brodelnde Stimme, Atemnot (Dyspnoe), Pulsfrequenzerhöhung
- chronisch: bronchiale Verschleimung, Fieber, Pneumonie, Chronisch-obstruktive Lungenerkrankung, Hypoxie (Sauerstoffmangel), Tod

13-16 Wie werden Penetration oder Aspiration in Bezug auf den Schluckreflex beschrieben?

- als prädeglutitiv: vor Auslösung des Schluckreflexes
- als intraglutitiv: während des Ablaufes des Schluckreflexes
- als postdeglutitiv: nach Ablauf des Schluckreflexes

13-17 Welche prinzipiellen Ursachen können eine Dysphagie bewirken?

- Neurogene Ursache: Störung der sensomotorischen Steuerung und Ausführung des Schluckvorgangs
- Strukturelle Ursache: pathologische Veränderungen der beteiligten Organe als primäre Pathologie oder nach Tumortherapie
- Medikamente können neurogen und strukturell Schluckstörungen auslösen.

13-18 Welche neurologischen Krankheiten können eine Dysphagie bewirken?

Alle → Kap. 22

- Zentral neurologisch: supranukleäre Störungen im ZNS, z. B. Schlaganfall, Hirntumor, Morbus Parkinson, amyotrophe Lateralsklerose, Schädel-Hirn-Trauma, Multiple Sklerose, Zerebralparese, sonstige angeborene Hirnschäden
- Peripher neurologisch: nukleäre und infranukleäre Störung der beteiligten Hirn- und Zervikalnerven, z. B. Hirnstamminfarkt (Wallenberg-Syndrom)) Kompression durch Tumor, operationsbedingte Läsion, Neuritis
- Neuromuskulärer Übergang: Myasthenia gravis pseudoparalytica, Lambert-Eaton-Syndrom
- Muskelfunktion: Myositis, Myopathie, Muskeldystrophie, Critical-Illness-Polyneuromyopathie

13-19 Welche primären Pathologien können eine strukturelle Dysphagie verursachen?

Beispiele:

- Fehlbildung: Lippen-Kiefer-Gaumenspalte, kraniofaziale Fehlbildung (z. B. Pierre-Robin-Syndrom),
- Fremdkörperingestion in Rachen oder Ösophagus
- Trauma: Ösophagusverätzung mit Stenose durch Narben, iatrogen bei Ösophagoskopie oder transzervikaler Operation
- Entzündung: Tonsillitis/Pharyngitis/Ösophagitis
- Autoimmunerkrankung: Systemischer Lupus erythematides, Systemische Sklerose, Sjögren-Syndrom → Kap. 6.
- Hyperplasie: a) Gaumenmandelhyperplasie, b) Struma → Kap. 6

- Tumor: Karzinome in Mundhöhle, Oro- und Hypopharynx, supraglottischem Larynx
- Funktionsstörung des M. cricopharyngeus: a) krikopharyngeale Dysfunktion: oberer Ösophagussphinkter öffnet nicht; b) Zenker-Divertikel → Kap. 3
- Eagle-Syndrom: verlängerter Proc. styloideus oder verknöchertes Ligamentum stylohoideum
- Altersdegeneration der Halswirbelsäule: a) Morbus Forestier: Osteophytenbildung (Kochenspangen) an den Halswirbelkörpern komprimieren die hintere Ösophaguswand; b) Hyperlordose der Halswirbelsäule: übermäßige Krümmung nach ventral.

13-20 Welche Pathologien nach Tumorbehandlung können eine strukturelle Dysphagie verursachen?

- chirurgische Tumorresektion an Zunge, Kiefer, Gaumensegel, Pharynxwand, Epiglottis, Ösophagus mit Gewebeverlust und/oder mit Nervenschädigung, Neck dissection mit Nervenschädigung
- Strahlentherapeutische Behandlung im Kopf-Halsbereich mit Gewebeveränderung und/oder Nervenschädigung (→Kap. 6)
- chemotherapeutische Tumorbehandlung im Kopf-Halsbereich mit Gewebeveränderung (→ Kap. 6)

13-21 Was sind mögliche Ursachen einer postpartalen Saugstörung?

- Strukturell-anatomisch: extreme Ankylose, (Lippen-Kiefer-)Gaumenspalte, Choanalatresie, Pierre-Robin-Syndrom: Mikrognathie, Zungenrückfall
- Neurogen: Zerebralparese, sonstige prä-peri-postnatale Hirnschäden.

13-22 Was bedeuten Presbyphagie und Presbydysphagie?

- Presbyphagie bedeutet Einschränkung der Schluckfunktion durch altersinvolutive Vorgänge und durch alterstypische Medikanente. Die Folgen sind kompensierbar, z.B. durch erhöhte Trinkmenge, Veränderung der Nahrungskonsistenz, längere Esszeit.
- Presbydysphagie bedeutet Störung der Schluckfunktion durch krankhafte altersdegenerative Vorgänge oder nicht mehr ausreichende Kompensation presbyphager Einschränkungen.

13-23 Was sind altersinvolutive Vorgänge mit Auswirkung auf das Schlucken?

- Zahnverlust
- Schleimhauttrockenheit

- Muskelabbau
- verminderte Gewebeelastizität
- beeinträchtigte Sensibilität und Sensorik
- verminderte Leitungsgeschwindigkeit der Nerven

13-24 Welche häufig verordneten Medikamente beeinträchtigen das Schlucken?

- Tabletten grundsätzlich: Reizung der Ösophagusschleimhaut OMIEI →Kap. 5
- Blutdrucksenker, Diuretika (Wasserausscheider): schleimhautaustrocknend
- Neuroleptika: lösen unwillkürliche Bewegungen im Mundbereich aus
- Psychopharmaka (Benzodiazepine, Schlafmittel): ermüdend, muskelschwächend
- Kortison: muskelschwächend

13-25 Welche Fragen soll die Schluckdiagnostik klären?

- Liegt eine Störung des Schluckens vor?
- Ist der Pat. aspirationsgefährdet?
- Welche Ernährungsform ist möglich?
- Welche Ätiologie liegt vor?
- Welche Therapie ist indiziert?

13-26 Was sind die Säulen der Schluckdiagnostik?

- Screening-Test
- Anamnese
- Klinische Schluckuntersuchung (Klinisch: „am Bett“, ohne apparative Diagnostik)
- Endoskopie
- Radiologie

13-27 Welche Funktion haben Screeninguntersuchungen auf Dysphagie? Wie laufen diese ab?

Bei geriatrischen/neurologischen Pat. und Bewohnern von Pflegeeinrichtungen, bei denen noch keine Dysphagie diagnostiziert wurde, soll am Aufnahmetag von Pflegefachkräften ein Screening durchgeführt werden, um Schluckgestörte herauszufinden und Ernährungsfehler zu vermeiden.

Sie basieren auf strukturierten Fragen (z. B. Eating-Assessment-Tool 10) oder einer einfachen klinischen Untersuchung: Vigilanz, mögliche Sitzposition, Zunge-Mund-Motorik, 1-Teelöffel-Wasserschlucktest (z. B. Dysphagie Screening Tool Geriatrie). Bei auffälligem Test muss eine ärztlche Untersuchung erfolgen.

13-28 Wie werden Malnutrition und Dehydratation festgestellt?

- Malnutrition: Body Mass Index unter 18,5 kg/m2; Albumin im Blutserum unter 35 g/Liter
- Dehydration: trockene Schleimhaut, stehende Hautfalten, wenig und konzentrierter Urin; Harnstoff, Kreatinin, Natrium im Blutserum erhöht.

13-29 Was umfasst die klinische Untersuchung einer Schluckstörung durch die Logopädin?

- Anamneseerhebung: neurologische und HNO-Erkrankungen, Medikamente, bisherige Diagnostik und Therapie, Schluckvorgang mit Passagebehinderung?, Aspirationszeichen?
- Erfassung des Ernährungsmodus und respiratorischen Status
- Orientierung über Hirnleistung, Kommunikationsfähigkeit, Gesamtmotorik
- Motilität von Kopf und Hals, mögliche Sitzposition
- Inspektion von Mundhöhle und Oropharynx, Prüfung der Sensibilität und Motorik von Zunge, Velum, Rachenhinterwand, Auslösung des Würge- und Gaumenreflexes
- Aufforderung zu Räuspern und Husten
- Funktionsprüfung: Leer- bzw. Speichelschlucken, Schluckproben mit flüssiger, breiiger, fester Konsistenz, eventuell vorher Aspirationsschnelltest.

Der HNO-Arzt/Phoniater führt zusätzlich die flexible oder Lupenlaryngoskopie durch.

13-30 Wie wird der Aspirationsschnelltest durchgeführt?

- Voraussetzung: Anamnese und bisherige Untersuchung haben keinen Hinweis auf Aspiration, Lungenerkrankung oder Bewusstseinsstörung ergeben.
- Absauggerät steht bereit.
- Pat. trinkt definierte Wassermenge (mit Spritze dosieren): 1 ml, 5 ml, 10 ml.
- Volumen nur erhöhen, wenn keine Aspirationszeichen auftreten
- Aspirationszeichen: Husten, Räuspern, gurgelnder Stimmklang, brodelnde Atemgeräusche über Trachea bei Auskultation, Luftnot
- Maßnahmen bei Aspirationszeichen: Test beenden, zu Husten auffordern, orales Absaugen (bei Tracheostoma auch transstomal), manuelle Reinigung von Mundhöhle und Oropharynx bei fester Konsistenz, flache Hand 5-mal zwischen Schulterblätter schlagen, Heimlich-Manöver

13-31 Wozu dient der Bogenhausener Dysphagie Score (BODS)?

Er dient der Beurteilung der Aspirationsgefährdung eines Pat. auf Grund der klinischen Schluckuntersuchung.

BODS-1 bezieht sich auf das Speichelschlucken, BODS-2 auf die Nahrungsaufnahme. Die jeweilige Beeinträchtigung wird in einer Skala von 1 bis 8 abgebildet und ein Summenscore von 2 (keine Dysphagie) bis 16 (schwerste Dysphagie) gebildet.

13-32 Welche pharyngolaryngoskopischen Verfahren werden eingesetzt?

- Transnasale flexible Endoskopie als Rhinopharyngolaryngoskopie (→ Kap. 4), optimal mit Video-Aufzeichnung;
- FEES (flexible endoskopische Evaluation des Schluckens) ist die transnasale Endoskopie mit Videoaufzeichnung nach einem standardisierten Untersuchungsprotokoll während des gesamten Schluckaktes
- Kombination mit Sensibilitätsprüfung durch definierte Luftstöße: FEEST (flexible endoskopische Evaluation des Schluckvorganges mit sensorischem Testen)
- Transorale lupenendoskopische Laryngoskopie: TOES (transorale Evaluation des Schluckvorganges) Untersuchung erfolgt direkt vor- und nach dem Schluckakt.
- Transstomale retrograde Laryngoskopie und Tracheobronchoskopie bei vorhandenem Tracheostoma: Untersuchung des Kehlkopfes von unten, Beurteilung von Aspirationszeichen in Trachea und Bronchien.

13-33 Wie läuft die FEES ab?

- Flexibles Endoskop wird nach Abschwellen und Oberflächennanästhesie einer Nasenhöhle bis in den Nasopharynx geschoben. In dieser Position werden die Funktionsbeurteilung und Schluckproben mit Video aufgenommen.
- Ohne Schlucken kann das Endoskop bis in den supraglottischen Larynx geschoben werden, um z. B. aspiriertes Material in der Trachea zu sehen.
- Mit der Endoskopspitze kann vorsichtig die pharyngeale Sensibilität geprüft werden.
- Monitorbetrachtung und Aufzeichnung während aller Schluckproben
- beliebig oft durchführbar, da keine Strahlenbelastung des Pat.
- Direkt nach Auslösen des Schluckreflexes ist während eines Sekundenbruchteils kein Einblick möglich, da der Nasopharynx nach unten abgedichtet ist.
- sorgfältiges Absaugen transoral und ggf. transstomal nach Untersuchungsende.

13-34 Welche Untersuchungen gehören zur FEES nach dem Langmore Protokoll?

- Ruhebeurteilung der Anatomie einschließlich Sensibilität, Residuen, Speichel, Sekret
- Funktionsbeurteilung ohne Nahrung: Husten, Räuspern, [i]-Phonation, Leer- und Speichelschlucken

- Schluckfunktionsprüfung mit flüssiger breiiger, fester Konsistenz
- Überprüfung therapeutischer Manöver hinsichtlich ihrer Effizienz, z.B. verschiedene Kopfhaltungen, Reinigungsmanöver

---

13-35 Wozu dient die Penetrations-Aspirationsskala nach Rosenbek?

Die PAS dient der Einschätzung der Gefährdung eines Pat. durch Penetration oder Aspiration mit Hilfe einer 8-Punkte-Skala. Sie kann an Hand des endoskopischen oder röntgenologischen Befundes erstellt werden.

- Grad 1: Keine Penetration
- Grad 2–7: Befunde zunehmender Gefährdung
- Grad 8: Aspiration, keine Hustenanstrengung zum Auswerfen.

13-36 Welche radiologischen Verfahren werden eingesetzt? Was sind Vor- und Nachteile gegenüber der Endoskopie?

- Videofluoroskopie (syn.: VFSS: Videofluoroskopische Schluckstudie): Röntgendurchleuchtung mit Videoaufzeichnung des gesamten Schluckaktes mit Kontrastmittel
- einzelne Röntgenbilder der Kontrastmittelpassage während des Schluckaktes („Röntgenbreischluck“)
- falls keine VFSS möglich ist

VFSS: Vorteil: alle Phasen werden dargestellt, die Velumbewegung stört nicht. Nachteil: Strahlenbelastung, nur in radiologischer Einrichtung durchführbar

---

13-37 Welche ergänzenden diagnostischen Verfahren können je nach Krankheitsbild indiziert sein?

- Flexible Ösophagogastroskopie: Beurteilung der Schleimhaut und Lumenweite, Probenentnahme
- Starre Ösophagoskopie bei Ösophagus-Fremdkörper
- Manometrie: Messung des Druckverlaufes in Pharynx und Ösophagus während des Schluckvorganges zur Beurteilung der Sphinkter-Funtion und Peristaltik
- Manofluorographie: Synchrone Manometrie und Videofluoroskopie
- Ösophagus-pH-Metrie: Messung des pH-Wertes (Säuregehalt) im Ösophagus (bei Reflux erhöht)
- Elektromyographie von schluckrelevanten Muskeln zur Abklärung neurogener/myogener Erkrankungen
- Strukturelle radiologische Bildgebung: Röntgen Thorax (bei Aspiration), Sonographie, Computer- und Magnetresonanztomographie

13-38 Was sind die Säulen der Therapie bei Schluckstörungen?

- medizinische Basisversorgung zum Schutz derAtemwege, Aufrechterhaltung von freier Atmung, Sicherstellung der Ernährung
- medikamentöse und pflegerische Begleitmaßnahmen
- Wiederherstellung oder Besserung der Schluckfunktion durch endoskopische oder operative Maßnahmen
- Wiederherstellung oder Besserung der Schluckfunktion durch logopädische Schlucktherapie
- Notfallmaßnahmen zum Freimachen der Atemwege und Sicherstellen der Atmung

13-39 Was sind Maßnahmen der medizinischen Basisversorgung bei Schluckstörung?

- Schutz der tiefen Atemwege: keine orale Flüssigkeit/Nahrung, Tracheotomie und blockbare Kanüle
- Sicherstellung der Ernährung: nasogastrale Sonde, PEG (perkutane endoskopische Gastrostomie), parenterale intravenöse Ernährung
- medikamentöse und pflegerische Begleitmaßnahmen

13-40 Was sind typische endoskopische und chirurgische Maßnahmen bei struktureller Dysphagie?

- Fremdkörperextraktion, Gaumenmandelentfernung, Verschluss von Spalten
- Tracheotomie und blockbare Kanüle
- Schwellendurchtrennung bei Zenker-Divertikel
- Myotomie am oberen Ösophagussphinkter bei krikopharyngealer Dysfunktion
- Rekonstruktion von Gewebedefekten mit körpereigenen Transplantaten → Kap. 3
- Aspirationsverhinderung durch Medialisation einer gelähmten Stimmlippe

13-41 Was sind medikamentöse, interventionelle und operative Maßnahmen zur Wiederherstellung oder Besserung neurogener Dysphagie?

- Substitution von Neurotransmittern bei Parkinson
- Thrombolyse und Thrombektomie bei ischämischem Schlaganfall
- Immunmodulation bei Multipler Sklerose und Myasthenia gravis
- Antibiose bei Meningitis und Enzephalitis
- Aneurysma-Clipping/Coiling bei Aneurysma-Blutung

13-42 Welche medizinischen Begleitmaßnahmen können erforderlich sein?

- regelmäßiges Absaugen von Mund, Rachen, Luftröhre bei Trachealkanüle
- Mund- und Rachenpflege, Lokalbehandlung von Pilzbefall
- Speichelflussanregung und Mundschleimhautbefeuchtung durch natürliche Substanzen oder Medikamente bei vermindertem Speichelfluss (Sialopenie) und Mundtrockenheit (Xerostomie)
- Verminderung von Hypersalivation (vermehrter Speichelfluss) durch Medikamente oder Einspritzen von Botulinumtoxin in die Speicheldrüsen.
- Verhinderung von Magensäurereflux in die Speiseröhre durch Hochlagern des Oberkörpers und medikamentöse Magensäureblockung → Kap. 5
- medikamentöse Behandlung von Atemwegsinfekten, insbesondere Lungenentzündung

13-43 Welche Notfallmaßnahmen können bei Aspiration erforderlich werden?

- orale Nahrungskarenz, Säuglinge in Bauchlage halten
- Aufforderung zu forciertem Husten, 5 Schläge mit flacher Hand zwischen die Schulterblätter, Heimlich-Manöver
- manuelle Entfernung von blockierendem Material aus dem Rachen
- Absaugen transoral, bei Tracheostoma auch transstomal
- notfalls Sicherstellen der Atmung durch Intubation oder Koniotomie
- endoskopische Fremdkörperentfernung fester Fremdkörper aus den Bronchien und/oder Bronchialspülung in Narkose bei Aspiration von Flüssigkeit

13-44 Wie führen Sie das Heimlich-Manöver beim Erwachsen, Kleinkind, Säugling durch?

- Ab 8 Jahren: Wenn Luftnot beim Essen auftritt, kein Tracheostoma vorhanden ist, forciertes Husten und 5 Schläge mit flacher Hand zwischen Schulterblätter erfolglos sind: Stehenden Pat. von hinten mit beiden Armen umfassen, mit gehaltener Faust unterhalb des Zwerchfells mehrmals schnell nach oben drücken
- Kind 1–7 Jahre: Rückenbeklopfen nach vorn gebeugt über Arm des Helfers, Heimlich-Manöver wie bei Erwachsenen mit angemessenem Druck
- Säugling auf Arm des Helfers: Rückenbeklopfen in Bauchlage, Heimlich-Manöver in Rückenlage mit zwei Fingern

13-45 Welche Ziele hat die logopädische funktionelle Dysphagietherapie?

- Restitution: Teilweise oder vollständige Wiederherstellung der gestörten Funktion durch Stimulation und aktives Üben von Bewegungsabläufen außerhalb des Schluckvorganges

- Kompensation: Änderung des Schluckverhaltens durch Einsatz von Ersatzstrategien unter Ausnutzung von Restfunktionen
- Adaptation: Anpassung an die Pathophysiologie durch Maßnahmen vor/während der Nahrungsaufnahme und durch externe Hilfsmittel

---

13-46 Was sind Methoden der Restitution?

- vorbereitende und anbahnende Stimuli: manuelle und thermische Reize, z. B. Bestreichen mit Thermosonden (Eis) Aufsprühen von Capsaicin, elektrische Stimulation
- Mobilisationsübungen mit Logopädin: z. B. Zungenvorstoß gegen Widerstand
- autonome Bewegungsübungen zur Muskelkräftigung, nach Erlernen vom Pat. ohne Logopädin zu üben

---

13-47 Welche Kräftigungsübungen werden häufig angewandt? Für welche Muskeln?

- Shaker-Übung: Anheben des Kopfes im Liegen → suprahyoidale Muskeln
- Masako-Übung: Schlucken mit durch Schneidezähne fixierter Zunge → Zungenbasis, Mundboden- und Rachenmuskeln
- Perlman-Übung: Schlucken mit Valsalva und [k]-Artikulation → Gaumensegel, M. constrictor pharyngis superior
- exspiratorisches Muskelkrafttraining mit einem Atemtrainer (Gerät, dass der Ausatmung Widerstand entgegen setzt)

13-48 Welche elektrischen Stimuationsmethoden werden bei Schlaganfallpatienten eingesetzt?

- Pharyngeale elektrische Stimulation: Die Sensibilität der Rachenwand wird durch eine transnasal in den Rachen eingeführt Stimulationselektrode verbessert.
- Transkranielle Gleichstromstimulation: Über Elektroden an der Schädeldecke wird ein elektrisches Feld mit Wirkung auf Neuronen der Großhirnrinde erzeugt. In Kombination mit kräftigem Schlucken wurde Schluckfunktion verbessert.
- Transkranielle Magnetfeldstimulation: Durch eine Magnetspule über dem Schädel wird ein elektromagnetisches Feld mit Auswirkung auf Großhirnrinde und Pyramidenbahn erzeugt.
- Neuromuskuläre Stimulation: Stimulation der suprahyoidalen Muskulatur durch Elektroden am äußeren Hals in Kombination mit kräftigem Schlucken verbessert die Kehlkopfhebung.

13-49 Was sind Methoden der Kompensation?

- Haltungsänderung beim Schlucken: Kopfneigung, -kippung-, -drehung
- spezielle Schlucktechniken zur Vermeidung von Penetration und Aspiration: z. B. kraftvolles Schlucken, supraglottisches Schlucken, super-supraglottisches Schlucken, supraglottische Kipptechnik, Mendelsohn-Technik: Pressen des Zungengrundes an Gaumen nach ausgelöstem Schluckreflex.
- Techniken zur Entfernung von Residuen (Throat-Clearing): Räuspern, Husten, Nachschlucken, Ausspucken

13-50 Was sind Methoden der Adaptation?

- Diätetik: Nahrungs- und Bolusanpassung, z. B. durch Eindicken oder Verflüssigen
- Änderung des Essverhaltens: a) unterstützte Bolusplatzierung, Pausen; b) Aufforderung zum Räuspern, Husten, Nachschlucken, Ausspucken
- spezielles Geschirr
- intraoraler Obturator (Verschlussprothese) bei Zungen- oder Gaumendefekten oder Lähmungen

Teil 3
Audiologie und Pädaudiologie

14 Akustische und hörphysiologische Grundlagen

14-1 Was ist Schall physikalisch? Was ist hörbarer Schall?

Schall ist die wellenförmige Ausbreitung von mechanischen Schwingungen in einem festen, flüssigen oder gasförmigen Medium. Mechanische Schwingungen sind Auslenkungen von Materieteilchen um eine Ruheposition. Die Ausbreitung im Medium erfolgt als wellenförmige Verdichtung und Verdünnung der Teilchenanordnung.

Hörbarer Schall sind Schwingungen, die beim Menschen eine Hörempfindung auslösen.

14-2 Was bezeichnet die Amplitude bei einer mechanischen Schwingung oder Schallwelle?

Amplitude bezeichnet den Maximalwert einer sich zeitlich ändernden physikalischen Größe. Bei mechanischen Schwingungen oder Schallwellen kann dies bezeichnen:

- Schwingungsamplitude: Maximalwert der Auslenkung eines Teilchens aus seiner Ruhelage während einer Schwingung
- Dichteamplitude: Maximalwert der durch die Auslenkung der Teilchen bewirkte Änderung der Teilchendichte im Schwingungsverlauf
- Schalldruckamplitude: Maximalwert der durch die Schwankung der Teilchendichte hervorgerufene Schwankung des Drucks im Medium.

14-3 Was bedeutet Periode? Was unterscheidet periodische von aperiodischen Schwingungen?

- Periode bezeichnet einen vollständigen Schwingungsdurchgang.

- Bei periodischen Schwingungen besteht nach Ablauf einer bestimmten Zeitdauer wieder der gleiche Schwingungszustand der Teilchen. Vereinfacht: aufeinanderfolgende Perioden sind gleich.
- Bei aperiodischen Schwingungen besteht diese Regelmäßigkeit nicht.

14-4 Wie ist Frequenz definiert? Wie wird Frequenz empfunden?

- Frequenz f ist die Anzahl der vollständigen Schwingungsdurchgänge pro Sekunde.
- Die Einheit ist Hertz (abgekürzt: Hz). Es gilt: 1 Hertz (Hz) = 1/s.
- Frequenz wird als Tonhöhe empfunden.

14-5 Was ist ein Reinton, ein Klang, ein Geräusch akustisch?

- Reinton: ein periodisches Schallereignis mit einer einzigen Frequenz, dessen Schwingungsverlauf in zeitlicher Darstellung einer Sinuskurve entspricht
- Klang: ein periodisches Schallereignis, das aus der Überlagerung einzelner Sinusschwingungen zusammengesetzt ist, wobei die Frequenzen ganzzahlige Vielfache eines Grundtons sind
- Geräusch: ein nichtperiodisches (aperiodisches) Schallereignis, das beliebig viele Schwingungen wechselnder Frequenzen und Amplituden enthält, wobei die Frequenzen in keinem ganzzahligen Verhältnis zueinanderstehen

---

14-6 Was ist Schalldruck? Wie ist er definiert? Wie ist die Einheit des Schalldrucks?

Die wellenförmigen Verdichtungen und Verdünnungen der Teilchen bei der Schallausbreitung führen entsprechend zu wellenförmigen Druckschwankungen im Medium. Diese wellenförmigen Druckschwankungen, die den Druck im Ausbreitungsmedium (z. B. den atmosphärischen Luftdruck) überlagern, werden als Schalldruck bezeichnet.

- Schalldruck p ist (wie jeder Druck) definiert als Kraft / Fläche.
- Die Einheit ist Pascal (Pa). 1 Pa = 1 Newton / m^2 ; 1 Pa = 1 N / m^2.

14-7 Welcher Schall kann bei Menschen eine Hörempfindung auslösen?

Mechanische Schwingungen mit einer Frequenz zwischen 16 Hz und 20 000 Hz und einem Schalldruck zwischen 20 µPa und 200 Pa können eine Hörempfindung auslösen. Ab 20 Pa wird zusätzlich eine Schmerzempfindung ausgelöst. Die niedrigste Hörschwelle (das beste Gehör) liegt zwischen 2,5 bis 4 kHz.

14-8 Wie werden Schallereignisse quantitativ bildlich dargestellt?

- Oszillogramm (Amplituden-Zeit-Kurve): Verlauf der Druckamplitude in der Zeit: y-Achse: Schalldruck, x-Achse: Zeit
- Spektrum: Druckamplituden nach den vorhandenen Frequenzen aufgeteilt: y-Achse: Schalldruck, x-Achse: Frequenz

14-9 Wie stellen sich Reinton, Klang, Geräusch im Oszillogramm und als Spektrum dar?

- Reinton: im Oszillogramm Sinuskurve: im Spektrum eine senkrechte Linie
- Klang: im Oszillogramm Kurvenverlauf wiederholt sich periodisch; im Spektrum: mehrere senkrechte Linien unterschiedlicher Höhe
- Geräusch: im Oszillogramm aperiodische Kurve, einzelne Amplituden nicht voneinander abgrenzbar; im Spektrum Fläche mit umhüllendem Kurvenzug.

14-10 Was ist die Definition und die Einheit des Schalldruckpegels L?

Schalldruckpegel L ist der zwanzigfache dekadische Logarithmus des Quotienten gemessener Schalldruck p_x zu einem festgelegten Bezugsschalldruck p_o.
$L = 20 \cdot \log_{10} p_x / p_o$ Einheit: Dezibel (dB).

14-11 Was bedeuten die Zusätze SPL und HL bei der Angabe eines Schalldruckpegels?

- SPL bedeutet Sound Pressure Level: Als Bezugsschalldruck in der Definition des Schalldruckpegels wird die absolute Hörschwelle bei 1 kHz gewählt. Dieser Referenzwert wurde von der ISO (International Standard Organization) auf 20 µPa festgelegt.
- HL bedeutet Hearing Level: Als Bezugsschalldruck po wird die jeweils frequenzbezogene Hörschwelle normal Hörender als p_o festgelegt. Damit ist die Hörschwelle für alle Frequenzen 0 dB HL.

14-12 Was bedeutet der Zusatz A bei der Angabe eines dB-Wertes?

Bei der Schallmessung wurde ein dem menschlichen Gehör entsprechender Filter verwendet. Das bedeutet, tiefe Frequenzen werden gedämpft.

14-13 Was bedeuten Hörfeld und Sprachfeld?

- Hörfeld: Darstellung des für normal hörende Menschen wahrnehmbaren Schallbereiches in einem Diagramm. Dargestellt werden Hörschwelle und Schmerzschwelle der hörbaren Frequenzen. y-Achse: Schalldruckpegel L in dB SPL, x-Achse: Frequenz f in Hz.

- Sprachfeld: Darstellung des beim normalen Sprechen produzierten Schallbereiches in einem Diagramm. Dargestellt werden Vokale getrennt nach Grundton und Formanten, sowie Konsonanten. y-Achse: Schalldruckpegel L in dB SPL, x-Achse: Frequenz f in Hz.

14-14 Was bedeutet weißes Rauschen? Was bedeutet Schmalbandrauschen? Wie wird Schmalbandrauschen näher bestimmt?

- Weißes Rauschen: Geräusch, das alle Frequenzen des Hörbereichs mit gleicher Amplitude enthält
- Schmalbandrauschen: Geräusch, das einen Teil des gesamten Frequenzspektrums mit gleicher Amplitude enthält. Es wird bestimmt durch die Angabe der Mittelfrequenz und der Bandbreite (Abstand zwischen tiefster und höchster vorkommender Frequenz).

14-15 Was ist ein amplitudenmodulierter Ton, was ein frequenzmodulierter?

- Amplitudenmodulierter Ton: Sinuston, bei dem sich periodisch die Amplitude ändert. Ein amplitudenmodulierter Ton wird als lautstärkeschwankender Ton empfunden.
- Frequenzmodulierter Ton: Sinuston, bei dem sich periodisch die Frequenz ändert. Ein frequenzmodulierter Ton wird als tonhöhenschwankender Ton empfunden.

14-16 Welche Schallereignisse stellen Vokale, stimmhafte und stimmlose Konsonanten dar?

- Vokale sind (annähernd) Klänge.
- Stimmhafte Konsonanten sind Klang-Geräusch-Gemische.
- Stimmlose Konsonanten sind Geräusche.

14-17 Welche Frequenzbereiche sind zur Spracherkennung wichtig?

Frequenzbereiche der Sprachlaute:

- Vokale: 1. Format 300–700 Hz 2. Formant 900–2300 Hz
- Konsonaten: 250 bis 8000 Hz.

Zur Spracherkennung sind 2. Formant und stimmlose Konsonanten über 2000 Hz (z.B. /f/s/t/k/) entscheidend.

14-18 Was sind Nutzschall und Störschall?

- Nutzschall: Schall, der für den Hörenden Information enthält, in der Audiologie der zu verarbeitende Sprachschall
- Störschall: Schall, der die Nutzschallwahrnehmung beeinträchtigt; in der Audiologie der Umgebungsschall

14-19 Was sind die Funktionen des Mittelohrs?

Übertragung der Schallwellen aus dem Gehörgang auf die Perilymphe der Cochlea, dazu gehören:

- Luftdruckausgleich zwischen Mittelohr und Gehörgang (Außenwelt) durch die Tuba auditiva
- Verstärkung des Schalldrucks zwischen Trommelfell und ovalem Fenster (Impedanzanpassung)
- Schutz bei Schalldruckspitzen (Stapediusreflex)

14-20 Wie und wozu erfolgt die Impedanzanpassung im Mittelohr?

Ziel ist, die Schallenergie ohne Verlust durch Reflexion oder Absorption auf die Innenohrflüssigkeit zu übertragen. Dazu erfolgt eine Schalldruckerhöhung zwischen Trommelfell und ovalem Fenster durch Hebelwirkung der Kette und den Flächenunterschied von Trommelfell zur Steigbügelfußplatte.

14-21 Wie und wozu erfolgt die Luftdruckanpassung im Mittelohr?

Ziel ist, optimale Beweglichkeit der Trommelfell-Gehörknöchelchenkette sicherzustellen. Dies ist gegeben bei gleichem Luftdruck im Mittelohr und Gehörgang. Dazu muss der Luftdruck im Mittelohr ständig an den atmosphärischen Luftdruck angepasst werden. Dieser Druckausgleich erfolgt beim Schlucken über den Nasopharynx und die Tuba auditiva.

14-22 Wie ist der anatomische Verlauf des Stapediusreflexes?

- Afferenter Verlauf: Cochlea → N. cochlearis → Nucleus cochlearis → Obere Olive beider Seiten
- Efferenter Verlauf: Obere Olive beidseitig → Nucleus facialis beidseitig → N. facialis beidseitig → N. stapedius beidseitig → M. stapedius beidseitig.

14-23 Was ist die Funktion des Stapediusreflexes? Was tritt bei einem Ausfall psychoakustisch auf?

Der Stapediusreflex gilt als Schutzreflex, bei dem auf einen deutlich überschwelligen Schallreiz eine Kontraktion des M. stapedius erfolgt und damit die Schwingungsamplitude des Steigbügels vermindert wird. Dadurch wird die Cochlea vor zu lautem Schall geschützt und ein „Klirren" bei der Schallwahrnehmung verhindert. Bei Ausfall besteht auf der betroffenen Seite eine Hyperakusis (Schallüberempfindlichkeit).

14-24 Was sind die Funktionen der Cochlea?

- Auslösen der Wanderwelle: Übertragung der Steigbügelfußplattenschwingung auf die Perilymphe der Vorhof- und Paukentreppe, die eine wellenförmige Auslenkung des Schneckengangs bewirkt
- Frequenzdispersion: Auflösung und Verteilung der Frequenzen auf die ganze Länge des Schneckengangs durch frequenzabhängig unterschiedliche Stellen der Auslenkung des Schneckengangs (Folge der unterschiedliche Breite und Festigkeit der Basilarmembran)
- Erhöhung der Empfindlichkeit des Corti-Organs für geringen Schalldruck frequenzbezogen durch Einwirkung der äußeren Haarzellen auf die Deckmembran
- Transduktion: Umwandlung des Schallreizes (Druck) in elektrische Spannungsänderung (Rezeptorpotential) in den inneren Haarzellen. Durch Abscheren der Sinneshaare werden Änderungen der Elektrolytzusammensetzung und damit eine Potentialänderung in der inneren Haarzelle ausgelöst.
- Transformation: Umwandlung des Rezeptorpotentials in fortgeleitete Aktionpotentiale beim Erregungsübergang von den inneren Haarzellen auf die Dendriten der Spiralganglienzellen und den N. cochlearis

---

14-25 Welche Funktionen haben äußere und innere Haarzellen?

- Innere Haarzellen nehmen durch Abscherung ihrer Stereozilien über die Deckmembran die Schallenergie der Wanderwelle auf und wandeln sie durch elektrochemische Potentialänderungen in elektrische Rezeptorpotentiale (Spannungsänderung zwischen Intra- und Extrazellulärraum) um. Das Rezeptorpotential löst beim Übergang auf die Dendriten der Spiralganglienzellen fortgeleitete Aktionspotentiale aus, in denen Schallstärke und Frequenz über die Zahl der Impulse und angesprochenen Nervenfasern codiert werden.
- Äußere Haarzellen beeinflussen aktiv durch ihre fest mit der Deckmembran verbundenen Stereozilien die Flexibilität der Basalmembran und dadurch die Schwingungsübertragung auf die inneren Haarzellen. Dies bewirkt eine Verbesserung der Empfindlichkeit für Schallpegel unter 50 dB und erhöht die Trennschärfe zwischen einzelnen Frequenzen. Dabei geben sie selbst Schallsignale ab. Die Tätigkeit der äußeren Haarzellen wird durch efferente Nervenleitung aus der oberen Olive gesteuert.

14-26 Was bedeutet Recruitment in der Audiologie? Wodurch wird dieses bewirkt?

Recruitment oder Lautheitsausgleich bezeichnet einen abnorm steilen Anstieg der subjektiv empfundenen Lautheit bei zunehmendem Schalldruckpegel. Recruitment tritt auf bei Ausfall von äußeren Haarzellen, also sensorischer Schwerhörigkeit.

14-27 Wie ist der Zusammenhang zwischen Schallpegel und Lautheitsempfindung bei Normalhörigkeit, Schallleitungsschwerhörigkeit, sensorischer und neuraler Schallempfindungsschwerhörigkeit?

- Bei Normalhörigkeit werden Schallereignisse mit niedrigem Schallpegel leise, solche mit hohem Schallpegel laut empfunden.
- Bei einer sensorischen Schwerhörigkeit (mit Lautheitsausgleich) werden Schallereignisse mit niedrigem Pegel nicht gehört, solche mit hohem Pegel genauso laut empfunden wie bei Normalhörigkeit.
- Bei einer Schallleitungsschwerhörigkeit oder neuralen Schwerhörigkeit (ohne Lautheitsausgleich) werden Schallereignisse bei jedem Pegel leiser gehört als bei Normalhörigkeit.

14-28 Was sind Schaltstellen und wichtige Funktionen der Hörbahn und Hörrinde?

- Spiralganglion, N. cochlearis: Kodierung von Frequenz und Amplituden zu Folgen von Aktionspotentialen
- Hörschneckenkern (verlängertes Mark): erste (unbewusste!) Musteranalyse
- Oberer Olivenkern (Brücke): Erfassen von Laufzeit- und Schallpegelunterschieden zwischen beiden Ohren
- Seitlicher Schleifenkern (Brücke): Verarbeitung von Informationen aus beiden Ohren
- Unterer Hügelkern (Mittelhirn): Ortung von Schallquellen
- Mittlerer Kniehöcker (Zwischenhirn): emotionale und vegetative Beteiligung
- Auditorischer Cortex I und II (Schläfenlappen des Großhirns): bewusste Hörempfindung, Vergleich mit gespeicherter Information, Bedeutungsanalyse

14-29 Wie werden Hörstörungen anatomisch-funktionell eingeteilt? In welcher anatomischen Region liegt die jeweilige Ursache?

Periphere Hörstörung:

- Schallleitungsschwerhörigkeit (Konduktionsschwerhörigkeit, Transmissionsschwerhörigkeit): Ursache im Gehörgang und/oder Mittelohr

- Schallempfindungsschwerhörigkeit (sensorineurale Schwerhörigkeit)
  1. Sensorische (syn.: kochleäre) Schwerhörigkeit: Ursache in der Cochlea
  2. Neurale (syn.: retrokochleäre) Schwerhörigkeit: Ursache im N. vestibulocochlearis
- Kombinierte Schallleitungs-Schallempfindungschwerhörigkeit: Ursache im Gehörgang und/oder Mittelohr, zusätzlich in der Cochlea und/oder im N. vestibulocochlearis

Zentrale Hörstörung: Ursache in Hörbahn und/oder Hörrinde → Kap. 19
Psychogene Hörstörung: keine anatomische Zuordnung möglich.

14-30 Was ist eine psychogene Hörstörung?

Die ist eine neurotische Verhaltensstörung (→ Kap. 24) bei der der Pat. überzeugt ist schlecht zu hören und die Hörschwelle bei der Tonaudiometrie mit auffälligem Hörverlust angibt. Im Gespräch fällt keine Schwerhörigkeit auf, die objektiven Hörprüfungen sind normal. Im Gegensatz zur Simulation macht der Pat. die Fehlangaben unbewusst und ohne Täuschungsabsicht.

14-31 Wie werden Hörstörungen nach dem Zeitverlauf eingeteilt?

- passagere (vorübergehende)
- rezidivierende (wiederkehrende)
- permanente (dauerhafte), wobei die Ausprägung stationär (gleichbleibende), progredient (zunehmend), regredient (abnehmend), fluktuierend (wechselnd) sein kann.

15 Hörprüfmethoden bei Kindern und Erwachsenen

15-1 Wie unterscheiden sich subjektive von objektiven Hörprüfungen?

- Subjektive Hörprüfungen bewerten Angaben oder Verhaltensänderungen des Patienten auf Schallreize. Sie sind jeweils ab einem bestimmten Alter anwendbar.
- Objektive Hörprüfungen messen physiologische Hörvorgänge auf Schallreize. Sie sind prinzipiell ab Geburt anwendbar.

15-2 Welche Hörprüfungen können ohne apparativen Aufwand zur orientierenden Beurteilung des Gehörs bei Erwachsenen und Schulkindern angewandt werden?

- Stimmgabelprüfungen nach Rinne, Weber, Schwabach

- Hörweitenprüfung für Umgangs- und Flüstersprache getrennt für jedes Ohr (normal: jeweils mindestens 6 m).

15-3 Wie wird die Stimmgabelprüfung nach Weber durchgeführt, welches Ergebnis ist bei Normalhörigkeit, einseitiger Schallleitungsschwerhörigkeit (SLS), einseitiger Schallempfindungsschwerhörigkeit (SES), seitengleicher Schwerhörigkeit zu erwarten?

Stimmgabel a1 anschlagen und in Schädelmitte aufsetzen.

- normal und seitengleiche Schwerhörigkeit: Ton wird in Schädelmitte empfunden
- einseitige SLS: Ton wird im schwerhörigen Ohr lauter empfunden
- einseitige SES: Ton wird im normalhörigen Ohr lauter empfunden

---

15-4 Wie wird die Stimmgabelprüfung nach Rinne durchgeführt, welches Ergebnis ist bei Normalhörigkeit, Schallleitungsschwerhörigkeit (SLS), Schallempfindungsschwerhörigkeit (SES) zu erwarten?

Die Prüfung wird für jedes Ohr getrennt durchgeführt.
Stimmgabel a1 anschlagen, auf Warzenfortsatz aufsetzen bis Ton von Pat. nicht mehr gehört wird, dann Stimmgabel vor den Gehörgang halten.

- normal und SES: Ton wird vor dem Gehörgang noch gehört
- SLS: Ton wird vor dem Gehörgang nicht mehr gehört

15-5 Wie wird die Stimmgabelprüfung nach Schwabach durchgeführt, welches Ergebnis ist möglich?

Die Prüfung wird für jedes Ohr getrennt durchgeführt. Voraussetzung: Normalhörigkeit des Arztes.
Dieser schlägt eine Stimmgabel, z. B. c5, so leise an, dass er den Ton bei vor das eigene Ohr gehaltener Stimmgabel gerade noch hört. Dann hält er die Stimmgabel vor ein Ohr des Pat.
Wenn Pat. den Ton noch hört, ist orientierend von Normalhörigkeit auszugehen.

15-6 Was ist das Prinzip der Tonschwellenaudiometrie? Was bedeutet Hörverlust?

Es wird der minimal notwendige Schallpegel für einzelne Töne bestimmt, der zu einer Hörwahrnehmung führt. Eintrag in ein Diagramm: y-Achse Schallpegel, x-Achse Frequenz.
Wenn der erforderliche Schallpegel mehr als 0 dB beträgt, wird dies als Hörverlust für diese Frequenz bezeichnet. Im Diagramm (Tonaudiogramm) ist Hörverlust der Abstand von der 0 dB Linie.

15-7 Wie ist das Tonaudiogramm-Formular aufgebaut? Wie werden die Hörschwelle für Luftleitung (LL) und Knochenleitung (KL) sowie die Unbehaglichkeitsschwelle eingetragen?

Für jedes Ohr wird ein eigenes Diagramm verwendet, damit sind Farbunterschiede (rechtes Ohr rot, linkes Ohr blau) nicht mehr nötig:

- Waagerechte Achse: Frequenz in Hz: 125 Hz links, 8000/12000 Hz rechts
- Senkrechte Achse: Schallpegel in dB (HL): 0 dB oben, 120 dB unten

Gemessene Werte werden als „Hörverlustkurve" eingetragen:

- Hörschwelle: LL-Kurve: rechts: o – o – o , links: x – x – x
- Hörschwelle: KL-Kurve: rechts: > > > , links: < < <
- Unbehaglichkeitsschwelle: ¬¬¬¬¬ („Kamm").

15-8 Wie wird die Tonschwellenaudiometrie beim Schulkind und Erwachsenen durchgeführt?

- Aufsuchen der Hörschwelle nach Angabe des Pat. für einzelne, pulsierende Sinustöne
- von 125 bis 8000 (oder 12000) Hz, getrennt für jedes Ohr, in Schritten zu 5 dB, Beginn bei -5 dB. Hörschwelle ist erreicht, wenn Ton gerade wahrgenommen wird.
- Alternative: Beginn überschwellig und Pegel vermindern, bis Ton nicht mehr wahrgenommen wird. Hörschwelle ist dann 5dB darüber.
- über Luftleitungshörer und Knochenleitungshörer, bei Untersuchung mit Hörgerät über Lautsprecher (Freifeld)
- Zusätzlich kann die Unbehaglichkeitsschwelle mit Sinustönen oder Schmalbandgeräuschen über Luftleitungshörer bestimmt werden.

15-9 Wie wird eine periphere Schwerhörigkeit nach der WHO-Tabelle quantifiziert?

Es wird der Mittelwert aus den Hörverlusten für 500, 1000, 2000, 4000 Hz im Tonaudiogramm (Luftleitungskurve) gebildet. Die Gradeinteilung von 0 bis 4 folgt nach dem gemittelten Hörverlust:

- 0 – Normalhörigkeit: 0–25 dB
- 1 – Geringgradige Schwerhörigkeit: 26–40 dB
- 2 – Mittelgradige Schwerhörigkeit: 41–60 dB
- 3 – Hochgradige Schwerhörigkeit: 61–80 dB
- 4 – An Taubheit grenzende Schwerhörigkeit oder Taubheit 81 dB oder mehr

15-10 Wie verlaufen Luftleitungskurve (LL) und Knochenleitungskurve (KL) im Tonaudiogramm bei Normalhörigkeit, Schallleitungsschwerhörigkeit (SLS), Schallempfindungsschwerhörigkeit (SES), kombinierter Schallleitung-Schallempfindungsschwerhörigkeit (SLS+SES)?

- Normal: LL und KL verlaufen deckungsgleich, alle Töne normalhörig
- SLS: LL: mindestens 1 Ton mit Hörverlust > 25 dB, KL: alle Töne normalhörig, Abstand zwischen den Kurven
- SES: LL und KL verlaufen deckungsgleich, für beide mindestens 1 Ton mit Hörverlust > 25 dB
- SLS+SES: LL und KL mindestens 1 Ton mit Hörverlust > 25 dB, dabei Hörverlust für LL größer als für KL, Abstand zwischen den Kurven

15-11 Was versteht man in der Audiometrie unter Überhören? Wann tritt es auf? Wie wird es vermieden?

Bei seitenunterschiedlichem Gehör wird der Prüfton bei Prüfung des schlechteren Ohrs auch vom besseren Ohr über Knochenleitung gehört. Damit ist die Hörschwelle des schlechteren Ohres nicht sicher bestimmbar.
Überhören tritt auf

- bei Prüfung der Luftleitung ab 50 dB Seitenunterschied
- bei Prüfung der Knochenleitung ab 10 dB Seitenunterschied

Vermeidung durch Vertäubung des besser hörenden Ohres durch ein über Kopfhörer angebotenes Schmalbandgeräusch.

15-12 Was ist überschwellige Tonaudiometrie?

Dies sind Hörprüfungen mit Prüfschall (Reintöne, Schmalbandrauschen) oberhalb der Hörschwelle zur

- Bestimmung der Unbehaglichkeitsschwelle z.B. bei Hyperakusis, zur Hörgerätanpassung
- Tinnitusausmessung: dem Pat. werden Töne über Kopfhörer angeboten, die er in Tonhöhe und Lautstärke mit seinem empfundenen Tinnitus vergleicht.
- Hörfeldskalierung

15-13 Was ist das Prinzip der Hörfeldskalierung? Wozu wird diese durchgeführt?

Dem Pat. werden Tonsignale zwischen 500 und 4000 Hz angeboten, mit Schallpegeln zwischen Hörschwelle und Unbehaglichkeitsschwelle. Der Pat. ordnet diesen Prüftönen die subjektiv empfundene Lautheit in sechs Abstufungen zu, von „nicht gehört" bis „zu laut". Die Angaben werden mit den zugehörigen Schallpegeln in ein Diagramm eingetragen. Ergebnis:

- Normalhörigkeit: niedrige Schallpegel werden als leise empfunden, hohe Schallpegel als laut
- Innenohrschwerhörigkeit: es findet ein pathologischer Lautheitsausgleich statt. Niedrige Schallpegel werden nicht gehört, hohe Schallpegel als ebenso laut empfunden wie bei Normalhörigkeit.

Die Hörfeldskalierung dient der Bestimmung des verwertbaren Hörfelds bei der Anpassung von Hörgeräten und Cochlea-Implantaten.

15-14 Welche Besonderheiten gelten für die Hörschwellenbestimmung durch subjektive Audiometrie im Säuglings- und Kleinkindesalter?

- Die Untersuchung ist zeitaufwändig und erfordert zur Bewertung viel Erfahrung.
- Das Kind sitzt mit seiner Bezugsperson vor einem speziellen Audiometrie-Tisch mit halbkreisförmig angeordneten Lautsprechern und Bildschirmen zur optischen Stimulierung.
- Schallmaterial zur frequenzunterscheidenden Prüfung sind Wobbel-Töne (frequenzmodulierte, natürlich klingende Töne), ansonsten Kinderlieder oder kindgerechte Umweltgeräusche
- Prüfschalldarbietung bis 2,5 Jahren ausschließlich nicht seitendifferent über Lautsprecher, ab 2,5 Jahren auch seitendifferent über Kopfhörer, ab 4 Jahren auch über Knochenleitungshörer möglich.
- Bewertung der Hörwahrnehmung zwischen 4 und 36 Monaten als Zuwendung (Kopfdrehung) zur Schallquelle, ab 2,5 Jahren sind auch Angaben des Kindes verwertbar, die als Spielhandlung ausgedrückt werden.

15-15 Wie ist das Prinzip der Neugeborenenreflex-Hörprüfung. Wie ist der Stellenwert?

- Prinzip: Prüfung der Auslösbarkeit angeborener Reflexe bis zum 4. Lebensmonat auf deutlich überschwellige Schallreize: Moro-Reflex, Auropalpebral-Reflex, Atmungsreflex
- Stellenwert: Das Ergebnis dieser Prüfung ist unsicher, sie ist als Screening durch objektive Verfahren abgelöst und wird nur ergänzend zu objektiven Messungen zum Ausschluss Taubheit verwendet.

15-16 Was ist das Prinzip der Verhaltensaudiometrie?

Subjektive Hörschwellenbestimmung im Alter zwischen 4 und 36 Monaten.

Prinzip: Hinwendung (Kopfdrehung) des Pat. zu einem Schallreiz, der von seitlich aufgestellten Lautsprechern angeboten wird. Daneben Bildschirme. Zwei Verfahren:

- Als Ablenktest ohne visuelle Verstärkung: Kind wird durch Schallreiz von Beschäftigung mit Spielzeug abgelenkt. Beginn mit lautem Schallpegel, bei weiteren Messungen wird der Schallpegel vermindert bis die Hörschwelle erreicht ist.
- Mit Konditionierung durch visuellen Stimulus. Konditionierungsphase: zeitgleich mit überschwelligem akustischem Reiz wird auch ein optischer Reiz angeboten (Videoclip mit bewegtem Objekt). Sobald die Hinwendung eindeutig erfolgt, wird der optische Reiz nach dem akustischen als Belohnung präsentiert. Prüfphase: Wenn die Hinwendungsreaktion bereits vor dem optischen Reiz eindeutig erfolgt, wird der Schallpegel bei weiteren Messungen vermindert bis die Hörschwelle ermittelt ist.

15-17 Was ist das Prinzip der Hörschwellenbestimmung mit Spielhandlung?

Subjektive Hörschwellenbestimmung ab 2,5 Jahren, über Kopfhörer, seitengetrennt für jedes Ohr.

Prinzip: Kind drückt das Hören eines Schallsignals durch Vornahme einer Spielhandlung aus.

- Trainingsphase: Spielhandlung wird mit überschwelligen Schallsignalen geübt
- Prüfphase: Schallpegel wird bis zur Hörschwelle vermindert.

15-18 Was ist das Prinzip der Sprachaudiometrie?

- Dem Pat. wird standardisiertes Sprachmaterial seitengetrennt über Kopfhörer oder beidohrig über Lautsprecher (Test bei Hörgerät).
- Pat. wiederholt das Gehörte. Kinder vor Abschluss des Spracherwerbs oder mit Aussprachestörung dürfen auf ein Bild zeigen.
- Die Audiometristin stellt fest, ob das vom Pat. gehörte mit dem angebotenen Sprachmaterial übereinstimmt.
- Die ermittelten Ergebnisse werden in ein Diagramm eingezeichnet und mit Normwerten verglichen.
- Für spezielle Indikationen wird dem Testmaterial (Nutzschall) gleichzeitig definierter Störschall beigemischt.

15-19 Welche Tests mit welchem Sprachmaterial sind in der Sprach-audiometrie gebräuchlich? Ab welchem Alter sind die Tests bei normal intelligenten Kindern frühestens anwendbar?

- Freiburger Sprachverständlichkeitstest: ab 8 Jahren anwendbar
- Zahlentest: 10 Gruppen zu je 10 mehrsilbigen Zahlen

- Einsilbertest: 20 Gruppen zu je 20 einsilbigen Substantiven
- Mainzer Kindersprachtest: Teil I ab 3 Jahre, Teil II ab 4 Jahre, Teil III ab 6 Jahre. Jeder Teil enthält 5 Gruppen mit 10 ein- oder zweisilbigen Wörtern, Teil 1 mit Bildmaterial
- Göttinger Kindersprachverständnistest: Teil I ab 3 Jahre, Teil II ab 5 Jahre, einsilbige Wörter
- Oldenburger Kindersatztest (OLKiSa) ab 4 Jahre. 3-Wort-Phrasen aus Zahlwort-Adjektiv- Nomen.
- Oldenburger Kinder-Reimtest (OLKI): ab 6 Jahre. Dreiergruppe von zweisilbigen Wörtern, die sich jeweils in einem Laut unterscheiden, insgesamt 78 Wörter, mit Bildmaterial
- Oldenburger Satztest (OLSA): ab 8 Jahre. Sätze der Form Subjekt-Prädikat-Objekt, insgesamt 1000 Variationen.

15-20 Was wird zur Auswertung des Freiburger Sprachverständlichkeitstests bestimmt?

- Der Hörverlust für Zahlen, angegeben in dB: das ist der Schallpegel, bei dem 50 % der angebotenen Zahlwörter richtig wiedergegeben werden, abzüglich der Hörschwelle für Zahlen von 18,5 dB. Normwert: 0 dB
- Der Diskriminationsverlust für Einsilber in Prozent. Dies ist die Differenz zwischen der erreichten und der maximal möglichen (100 %) Verständlichkeit bei der Prüfung mit einsilbigen Wörtern. Normwert ist 0 %.

15-21 Was bedeutet Speech Reception Threshold (SRT) L50 bei der Sprachaudiometrie? Was bedeutet Signal Noise-Ratio (SNR) L50?

- SRT L50 ist der Prüfschallpegel in dB bei dem 50 % des Testmaterials verstanden wird.
- SNR L50 ist die Schallpegeldifferenz in dB, die zwischen Nutzschall und Störschall liegen muss, damit 50 % des Testmaterials verstanden wird. Bei Hörgesunden beträgt sie 0 dB!

15-22 Welche subjektiven Tests werden speziell bei Kindern mit Cochlea Implantat verwendet? Was prüfen diese?

- Frankfurter Funktioneller Hörstest (FFHT)
- Hannover Hörprüfreihen (HHPT)
- TAPS (Test of Auditory Perception of Speech for Children)
- EARS (Evaluation of Auditory Responses to Speech)

Es werden sprachliche und nicht-sprachliche Stimuli überprüft:

- Identifikation von Geräuschen
- Detektion von Lauten
- Diskrimination von Lauten
- Identifikation von Wörtern und Sätzen.

15-23 Was ist das Prinzip der dichotischen Sprachhörprüfungen?

Dichotisch bedeutet „getrenntohrig“. Prinzip der dichotischen Prüfung:

- gleichzeitige Darbietung von unterschiedlichem Sprachmaterial auf rechtem und linkem Ohr
- Pat. muss beides nacheinander wiedergeben.
- Prüfung ob Pat. beides versteht
- Voraussetzung: normales Ton- und konventionelles Sprachaudiogramm
- Der Sprachschallpegel bei der dichotischen Prüfung wird so hoch gewählt, dass Pat. bei monauraler Prüfung auf jedem Ohr 100 % Sprachverständlichkeit erreicht.

Auswertung:

- normal: 100 % Verständlichkeit auf beiden Ohren, bei Rechtshändern wird meistens rechtes Ohr zuerst wiedergegeben
- auffällig: auf einem oder beiden Ohren keine 100 % Verständlichkeit

Indikation: Bestimmung der Hemisphärendominanz und Diagnostik zentraler Hörstörungen.

15-24 Welches Prüfmaterial wird bei den dichotischen Diskriminationstests nach Feldmann und Uttenweiler verwendet? Ab welchem Alter sind diese einsetzbar?

- Feldmann: Gruppen zu dreisilbigen Substantiven mit Artikel, einsetzbar ab 10 Jahren
- Uttenweiler: Gruppen zu dreisilbigen kindgerechten Substantiven mit Artikel, einsetzbar ab fünf Jahren

---

15-25 Was ist das Prinzip des binauralen Summationshörtests?

Binaural bedeutet „beidohrig“. Prinzip:

- gleichzeitige Darbietung von unterschiedlichen Frequenzanteilen eines Wortes auf rechtem und linkem Ohr
- Prüfung ob Patient das gesamte Wort versteht, also zentral zusammensetzt
- Verwendung bei der Diagnostik zentraler Hörstörungen

15-26 Was ist das Prinzip des Richtungshörtests?

Überprüft wird die Fähigkeit zur Ortung einer Schallquelle als zentrale Hörleistung. Pat. sitzt im Zentrum einer Anordnung von Lautsprechern im Halb- oder Vollkreis. Der Schall wird in jeweils in einem, wechselnden Lautsprecher angeboten. Pat. muss durch Hinzeigen die Schallquelle lokalisieren.

15-27 Welche physiologischen Vorgänge werden zur objektiven Hördiagnostik genutzt?

- Die Änderung des akustischen Widerstands des Trommelfells bei Luftdruckänderung im Mittelohr und bei Auslösung des Stapediusreflexes: Impedanzmessung mit Tympanometrie und Stapediusreflexmessung
- Nachweis der von den äußeren Haarzellen erzeugten und im äußeren Gehörgang messbaren akustischen Signale: Messung von otoakustischen Emissionen
- Die Änderung der durch auditive (akustische) Reize auslösbaren Veränderungen der elektrischen Spannungsschwankungen an der Schädeloberfläche: Ableitung von akustisch evozierten Potentialen.

15-28 Was ist das Prinzip der Tympanometrie?

Prinzip: Messung bzw. Aufzeichnung der Trommelfell-Gehörknöchelchenkette-Compliance in Abhängigkeit vom kontinuierlich veränderten Luftdruck im Gehörgang.

Die Compliance („Nachgiebigkeit") wird als Verhältnis des vom Trommelfell reflektierten Schalls zum gesamten Schalldruck eines Prüftons gemessen. Abhängig von der Nachgiebigkeit des Trommelfells ändert sich dieses Verhältnis bei Luftdruckänderung im Gehörgang. Die Nachgiebigkeit ist am größten, wenn im Gehörgang und im Mittelohr der gleiche Luftdruck herrscht.

15-29 Wie wird der Tympanometrien durchgeführt?

Die Messung erfolgt über eine Sonde mit Stöpsel im äußeren Gehörgang mit

- einer Luftpumpe zur Änderung des Luftdrucks im äußeren Gehörgang
- einem Lautsprecher, der den Prüfton abgibt
- einem Messmikrofon, das den vom Trommelfell reflektierten Anteil des Prüftonschalls aufnimmt.

Das Messergebnis wird als Kurve aufgezeichnet:

- y-Achse: Compliance in ml
- x-Achse: Luftdruckänderung in daPa (dekaPascal)

15-30 Welche Ergebnisse sind bei der Tympanometrie möglich?

- Normaler Mittelohrdruck: Kurvenverlauf mit Gipfel bei 0 daPa Luftdruckänderung, d.h. Luftdruck im Mittelohr entspricht dem im äußeren Gehörgang
- Unterdruck im Mittelohr: Kurvenverlauf mit Gipfel, der zu Werten unter -50 daPa verschoben ist
- Erguss im Mittelohr: Kurvenverlauf abgeflacht ohne Gipfel
- Kettenunterbrechung: Kurve nach oben offen.

Bei Trommelfellperforation ist keine Messung möglich.

15-31 Was ist das Prinzip der Stapediusreflexmessung?

Prinzip: Messung bzw. Aufzeichnung der Impedanzänderung als Änderung der Trommelfell-Kette-Compliance bei Auslösung des Stapediusreflexes bei verschieden frequenten Tönen.

Die Compliance wird als Verhältnis des vom Trommelfell reflektierten zum gesamten Schalldruck des Prüftones gemessen. Bei der Auslösung des Stapediusreflexes versteift sich die Gehörknöchelchenkette mit dem Trommelfell. Dadurch nimmt die Compliance kurzfristig ab.

15-32 Wie wird die Stapediusreflexmessung durchgeführt?

Die Messung erfolgt über eine Sonde mit Stöpsel im äußeren Gehörgang mit:

- Luftpumpe, zur Änderung des Luftdrucks im äußeren Gehörgang
- Lautsprecher, der den Prüfton und das Schallsignal zur Reflexauslösung abgibt
- Messmikrofon, das den vom Trommelfell reflektierten Anteil des Prüftonschalls aufnimmt.

Das Messergebnis wird als Kurve aufgezeichnet:

- y-Achse: Reflexstärke als Compliance in ml
- x-Achse: Schalldruckpegel der einzelnen Messungen in dB.

15-33 Was bedeuten ipsilateraler und kontralateraler Stapediusreflex? Was ist die Reflexschwelle?

Bei der Stapediusreflexprüfung erfolgt die Reflexauslösung auf einem Ohr, die Reflexregistrierung kann auf beiden Ohren erfolgen.

- Ipsilateraler Stapediusreflex: Reizohr und Registrierohr sind identisch
- Kontralateraler Stapediusreflex: Reizohr und Registrierohr sind verschieden.

Reflexschwelle ist der Schallpegel, bei dem der Stapediusreflex registriert wird, normal 80–90 dB bei Reiztönen zwischen 500 und 4000 Hz.

15-34 Wie ist das Ergebnis der Stapediusflexmessung bei folgenden Hörstörungen?

- geringe Schallempfindungsschwerhörigkeit: Schwelle erhöht
- Taubheit: Reflex Ausfall
- Schallleitungsschwerhörigkeit bei Otosklerose, Kettendefekt, Paukenerguss, Trommelfellperforation: auf dem kranken Ohr nicht registrierbar
- Fazialisparese mit Läsion oberhalb des Abgangs des N. stapedius aus dem N. facialis: auf der paretischen Seite nicht registrierbar
- Fazialisparese mit Läsion unterhalb des Abgangs des N. stapedius aus dem N. facialis hat keine Auswirkung auf den Reflex

15-35 Wann ist die Durchführung eines Stapediusreflexmessung kontraindiziert? Warum?

- bei akuter Innenohrläsion: Hörsturz, Knalltrauma, Menière-Anfall, akuter Tinnitus wegen Gefahr der zusätzlichen Haarzellschädigung.
- bei kleinen Kindern: Erschrecken durch lauten Schall

15-36 Bei welchen Befunden ist kein Stapediusreflex auslösbar oder registrierbar?

- auf dem beschallten Ohr: Taubheit
- auf dem Registrierohr: Trommelfellperforation, Gehörknöchelchenkette unterbrochen oder versteift (z.B. bei Luxation oder Otosklerose), Parese des N. facialis zentral des Abganges des N. stapedius

15-37 Was sind otoakustische Emissionen?

OAE sind akustische Signale geringer Intensität, die von den äußeren Haarzellen erzeugt werden und im äußeren Gehörgang mit hochempfindlichen Mikrofonen gemessen werden können. Sie gelten als Ausdruck der motorischen Aktivität der äußeren Haarzellen und damit als Kennzeichen einer funktionsfähigen Cochlea.

Sie sind bei 95% aller normalhörenden Ohren vorhanden, bereits am 1. Lebenstag.

15-38 Welche Typen der OAE sind bekannt und wozu werden sie eingesetzt?

Spontane (d.h. ohne Stimulation nachweisbare) treten nur bei 50% der Normalhörenden auf und sind ohne keine diagnostische Bedeutung.

Transitorisch evozierte OAE (TEOAE) treten nach Stimulation durch Clicks (kurze breitbandige Geräusche) auf. Anwendung:

- Hörschwellenbestimmung als Screening-Methode. 99 % aller konnatalen Schallempfindungsschwerhörigkeiten sind kochleär bedingt, neurale Schallempfindungsschwerhörigkeiten werden nicht erfasst.
- „Globaltest“ zur Bestimmung der kochleären Funktionsfähigkeit: bei Registrierung kann mittel- oder hochgradige sensorische Schwerhörigkeit ausgeschlossen werden.
- Diagnostik von Schädigung der äußeren Haarzellen, z. B. von Lärmschäden, ototoxischen Schäden

Distorsionsprodukte otoakustischer Emissionen (DPOAE) sind sog. Verzerrungsprodukte nach Stimulation mit zwei Tönen: Einsatz wie TEOAE, insbesondere zur Diagnostik von Schädigung der äußeren Haarzellen, aber technisch und zeitlich aufwendiger.

15-39 Wie werden otoakustische Emissionen gemessen?

Eine Messsonde mit Stöpsel wird in den Gehörgang eingeführt. Die Messsonde enthält einen Lautsprecher für das Evozieren (Hervorrufen) der Emissionen sowie ein Mikrofon zur Registrierung der Emissionen. Die Registrierung erfolgt beim schlafenden oder wachen, ruhigen Pat., auch bei Trommelfellperforation. Die Aufzeichnung erfolgt als Messkurve:

- y-Achse: Schallpegel in dB oder mPa (milliPascal)
- x-Achse: Zeit in ms

15-40 Welche Ergebnisse sind bei der Kombination Tympanometrie und transitorisch evozierte otoakustische Emissionen möglich?

- Normales Tympanogramm, keine eindeutigen TEOAE: sensorische Schwerhörigkeit > 30 dB
- Normales Tympanogramm, eindeutige TEOAE: Normalhörigkeit, höchstens geringgradige sensorische Schwerhörigkeit (bis 30 dB)
- Flaches Tympanogramm, keine TEOAE: Schallleitungsschwerhörigkeit wahrscheinlich, über zusätzliche Schallempfindungsschwerhörigkeit kann keine Aussage getroffen werden.

15-41 Wann können keine TEOAE registriert werden?

- Sekretansammlung im Mittelohr oder Gehörgang
- kochleäre Schwerhörigkeit von mehr als 30 dB
- mit zunehmendem Lebensalter

15-42 Was sind akustisch evozierte Potentiale?

AEP sind Biopotentiale, d.h. elektrische Spannungsänderungen in neuralen Strukturen, die bei der auditiven Verarbeitung akustischer Signale entlang der Hörbahn erzeugt werden. Biopotentiale beruhen auf der elektrischen Spannungsdifferenz zwischen der Innen- und Außenseite von Zellmembranen. Änderungen der Biopotentiale bilden als sog. Aktionspotentiale die elektrische Leitung in Neuronen und Axonen. Aktionspotentiale können als Summenpotential von der Schädeloberfläche abgeleitet werden.

15-43 Wie ist das Prinzip der Audiometrie mittels akustisch evozierter Potentiale?

Die Audiometrie mittels Messung von AEP wird auch als ERA (Evoked Response Audiometry) bezeichnet.

Die durch die Verarbeitung der akustischen Signale hervorgerufenen Aktionspotentiale werden durch ein Mittelungsverfahren aus den normalen Spannungsschwankungen des Elektroenzephalogramms herausgerechnet. Dazu sind je nach Verfahren bis 2000 synchronisierte Stimulationen und Messungen nötig. Das Ergebnis lässt sich als Potentialkurve im Zeitverlauf darstellen.

- y-Achse: Mikrovolt
- x-Achse: Millisekunden

Die akustischen Signale werden über Luftleitung (Kopfhörer, Ohrstöpsel) angeboten, die Registrierung der Potentiale erfolgt durch Elektroden an Mastoid (Warzenfortsatz) und Vertex (Scheitelmitte), außer bei Elektrochochleographie.

15-44 Was wird bei der Auswertung von AEP berücksichtigt?

- Latenzzeit: Dauer vom Zeitpunkt der Abgabe des Schallsignals bis zur Registrierung der Potentialänderung
- Vorhandensein bestimmter Potentialwellen, die Strukturen der Hörbahn zugeordnet werden können
- Konfiguration bestimmter Potentialwellen
- Berücksichtgung der Normwerte und des Seitenvergleichs

15-45 Wie werden die Verfahren der AEP eingeteilt?

Nach der Lokalisation der Potentiale im Verlauf der Hörbahn und nach der Latenz. Latenz ist die Zeit von der Reizauslösung bis zur Registrierung der Potentialantwort.

- Elektrocochleographie (ECochG): Messung der in der Cochlea erzeugten Potentiale. Keine Routinemethode, da eine Elektrode invasiv in der Paukenhöhle platziert wird. Latenz 0–3,5 ms

- Frühe akustisch evozierte Potentiale (FAEP) oder BERA (Brainstem Evoked Response Audiometry) genannt: Routinemethode für Hörschwellenbestimmung ab Geburt und die Tumorentdeckung im Hörnerv. Latenz 1,5–10 ms
- Mittlere AEP (MAEP): Latenz 12–50 ms: ASSR (Auditory steady state response) und AMFR (Amplitude Modulation following response): frequenzspezifische Hörschwellenbestimmung
- Späte AEP (SAEP) oder CERA (Cortical Evoked Response Audiometry): zur frequenzbezogenen Hörschwellenbestimmung. Latenz 100–300 ms.
- Sehr späte AEP (SSAEP): Ereigniskorrelierte Potentiale (ERP: Event Related Potentials) korrelieren mit kognitiven Prozessen (auditve Aufmerksamkeit, Sprachwahrnehmung): zur Diagnostik bei zentralen Hörstörungen. Latenz 200–400 ms.

15-46 Was bezeichnet BERA und welche praktische Bedeutung hat diese?

BERA: Brainstem Evoked Response Audiometry (Hirnstammaudiometrie). Bedeutung:

- nicht-invasive Funktionsprüfung von Hörnerv und Hörbahn im Hirnstamm
- unabhängig von Medikamenten und Schlafzustand
- Hörschwellenbestimmung ab Geburt
- Hinweis auf Tumore im Hörnerv
- Hinweis auf neurologische Erkrankung mit Hirnnervenbeteiligung (z. B. Multiple Sklerose)
- Topodiagnostik zur Unterscheidung zwischen sensorischer und neuraler Schallempfindungsschwerhörigkeit
- Screening-Verfahren zur Beurteilung der Hörfähigkeit von Neugeborenen. In automatisierter, schnell durchzuführender Form, da der Schallreiz nur mit einer festen Schallpegelhöhe angeboten wird: ABBR (Automated Auditory Brainstem Response).

15-47 Wie wird die klassische (Click-) BERA durchgeführt und ausgewertet?

Durchführung:

- Klebe-Elektroden auf dem Mastoid und dem Scheitel
- Stimulus: Clicks (kurzes breitbandiges Geräusche) über Kopfhörer oder Ohrstöpsel angeboten
- Aussage über Frequenzbereich 1000–4000 Hz möglich, aber nicht frequenzspezifisch
- Sedierung nötig
- Mögliches Restgehör im Tieftonbereich wird nicht erfasst.

Auswertung:

- Bestimmung der Potentialgipfel (Peaks, als Jewett I-VI) bezeichnet
- Hörschwelle ist festgelegt durch Auftreten des Peak Jewett V
- Interpeaklatenzen (Laufzeiten zwischen Potentialgipfeln): Interpeaklatenz I-JV bei Tumor im Hörnerv verlängert
- Amplitudenkonfiguration der Potentialgipfel I, III und V: Hinweis für neurologische Störungen
- Interaurale Unterschiede der Latenzzeiten: Hinweis für neurologische Störungen

---

15-48 Was bedeutet Notched-Noise-BERA? Wie wird diese BERA durchgeführt?

Bei der Notched-Noise-BERA werden Tonepips (tonähnliche, breitbandige Schallereignisse) verwendet, deren Frequenzband mit einem Rauschen verschmälert wird. Damit ist eine frequenzspezifische Hörschwellenbestimmung (0, 5; 1; 2; 4 kHz) möglich. Nachteil: Messung dauert länger, Reaktionsschwelle liegt bei höherem Schallpegel als bei Click-BERA.

15-49 Was bezeichnet CERA? Welche praktische Bedeutung hat diese?

CERA: Cortical Evoked Response Audiometry (Hirnrindenpotentiale), Verfahren der späten akustisch evozierten Potentiale (SAEP). Bedeutung:

- Stimulus: Toneburst (tonähnliche, schmalbandige Schallereignisse)
- frequenzspezifische (0,5; 1; 2; 4 kHz) Hörschwellenbestimmung möglich
- Gesamte Hörbahn wird erfasst.
- Für Säuglinge und Kleinkinder nicht geeignet, denn Vigilanz ist bei ruhigem Liegen erforderlich.
- Untersuchung dauert länger als BERA.
- Einsatz zur frequenzspezifischen Hörschwellenbestimmung bei Schulkindern und Erwachsenen, z. B. bei Verdacht auf Aggravation, Simulation, psychogene Hörstörungen.

15-50 Welche subjektiven Hörprüfungen werden zur Abklärung einer Auditiven Verarbeitungs- und Wahrnehmungsstörung eingesetzt?

Es werden Tests zur Verarbeitung sprachlicher und nichtsprachlicher akustischer Signale eingesetzt, z. B.:

- Tonschwellenaudiometrie
- Sprachaudiometrie ohne Störgeräusch
- Test der auditiven zeitlichen Verarbeitung: z. B. Gap Detection, Gaps in Noise Test: Fähigkeit, zeitlich kurze Lücken (engl.: gaps) in weißem Rauschen wahr-

zunehmen; zeitliche Ordnungsschwellenbestimmung: Messung der Zeitspanne, die zwischen zwei Signalen liegen muss, um diese getrennt wahrzunehmen
- Dichotische Sprachaudiometrie
- Sprachaudiometrie mit verminderter Redundanz: Sprachsignal wird durch Erhöhung der Sprechgeschwindigkeit, Ausblenden von Frequenzen, Mischung mit Störschall in seinem Informationsgehalt reduziert.
- Binaurale Interaktionstests: Richtungshörtest, binauraler Summationstest
- Tests für Hördynamik: Unbehaglichkeitsschwelle, Hörfeldskalierung.

16 Apparative Versorgung Hörbehinderter

16-1 Was soll eine Hörprothese bei Schallleitungsschwerhörigkeit, Schallempfindungsschmerhörigkeit, kochleärer Taubheit ausgleichen?
- bei SLS: den Hörverlust frequenzgenau
- bei SES: den Hörverlust frequenzgenau, die eingeschränkte Dynamikbreite, das Richtungsgehör, den Nutzschall-Störschall-Abstand
- bei kochleärer Taubheit: die Signalübertragung auf Spiralganglienzellen und den N. cochlearis

---

16-2 Welche Hörprothesen erfordern keine Operation? Wann werden diese eingesetzt?
- Luftleitungshörgeräte bei Schallleitungs- und/oder Schallempfindungsschwerhörigkeit, wenn Schallzufuhr über Gehörgang möglich ist; als Hinter-dem-Ohr-Gerät (HdO), Im-Ohr-Gerät (IO, auch IdO), Hörbrille, Kinnbügelgerät. Die Schallschwingung erreicht die Schnecke über Luftleitung auf das Trommelfell.
- Knochenleitungshörgerät bei Schallleitungsschwerhörigkeit und/oder Schallempfindungsschwerhörigkeit, wenn Schallzufuhr über Gehörgang nicht möglich ist; als Vibrator mit Kopfband, Klebeadapter, Hörbrille. Die Schallschwingung erreicht die Schnecke über Knochenleitung in den Schläfenknochen.

16-3 Wie ist der Weg des Schalls in einem digitalen HdO-Gerät? Was zeichnet ein digitales Hörgerät aus? Wie ist die Energieversorgung?

Schallquelle → Mikrofon → Analog-Digital-Wandler → digitaler Signalprozessor → Digital-Analog-Wandler → Lautsprecher → Winkelstück und Hörschlauch → Ohrpassstück → Trommellfell

Ein digitales Hörgerät kann:
- präzise auf die Kenndaten des Hörverlustes programmiert werden

- zwischen mehreren Mikrofonen und Verstärkungsprogrammen umschalten
- Störschall und Rückkopplungspfeifen unterdrücken.

Energieversorgung über Knopfzellen-Batterie oder wiederaufladbaren Knopfzellen-Akku.

16-4 Was bedeutet frequenzabhängige Kompression in der Hörgeräte-Technik?

- Kompression bedeutet, die Schallverstärkung wird der reduzierten Dynamikbreite des Hörfeldes bei Innenohrschwerhörigkeit angepasst: Schall mit geringem Pegel wird verstärkt, Schall mit hohem Pegel wird gedämpft.
- Frequenzabhängigkeit bedeutet, die Schallverstärkung erfolgt nach der Hörverlustkurve: Frequenzen mit hochgradigem Hörverlust werden mehr verstärkt als Frequenzen mit geringgradigem Hörverlust.
- Die frequenzabhängige Kompression berücksichtigt somit die reduzierte Dynamikbreite und die betroffenen Frequenzen.

16-5 Was ist ein CIC Hörgerät? Wie wird es herausgenommen?

Das CIC (Complete-in-Canal) Gerät ist ein bohnengroßes Im-Ohr Hörgerät, dass vollständig im Gehörgang sitzt. Zum Herausnehmen dient ein „unsichtbarer" Nylonfaden, der im Cavum conchae fühlbar ist.

16-6 Welche Typen des HdO-Gerätes werden angeboten? Welcher Typ ist die Standardversorgung bei Kindern?

- klassisches HdO-Gerät mit Schallabgabe über Schlauch und festes Ohrpassstück (Otoplastik) im Cavum Conchae und Gehörgangseingang. Dies ist die Standardversorgung bei Kindern.
- HdO-Gerät mit Schallabgabe über dünnen Schlauch und weiches Schirmchen im Gehörgang (Slim-Tube Gerät)
- HdO-Gerät mit dünner Kabelverbindung statt Schlauch zum in den Gehörgang verlagerten Lautsprecher (RIC, Receiver in Canal)

16-7 Wie werden Nutzschall und Störschall in einer digitalen Hörprothese verarbeitet?

Der Nutzschall (Sprachschall) wird im Audioprozessor an Hand seiner Amplituden-Zeit-Kurve und seines fortlaufenden Spektrums vom Störschall (Umgebungsschall) unterschieden und von diesem getrennt.

Der Nutzschall wird verstärkt, der Störschall wird unterdrückt. Problematisch ist das Erkennen des Nutzschalls, wenn auch der Störschall aus Sprachschall besteht.

16-8 Was bedeutet CROS Versorgung? Wann ist diese indiziert?

CROS (Contralateral Routing of Signals) wird angewandt bei einseitiger Taubheit, um Schallaufnahme aus der Richtung des tauben Ohres zu ermöglichen. Auf dem tauben Ohr sitzen das Mikrofon und der Sender, der das Signal zum hörenden Ohr sendet, auf dem sich Empfänger, Verstärker und Lautsprecher befinden.

16-9 Was bedeutet BiCROS Versorgung? Wann ist diese indiziert?

BiCROS (Binaural Contralateral Routing of Signals) wird angewandt bei einseitiger Taubheit und Schwerhörigkeit auf dem anderen Ohr, um Schallaufnahme aus der Richtung des tauben Ohres zu ermöglichen und die Hörminderung des hörenden Ohres auszugleichen. Zusätzlich zur CROS Versorgung wird der Schall auch am hörenden Ohr aufgenommen und verstärkt.

16-10 Was ist die Indikation für ein Knochenleitungshörsystem?

- Fehlbildung im Gehörgang: Luftleitungsgerät kann nicht getragen werden.
- Fehlbildung im Mittelohr: Schallleitung auf die Cochlea ist nicht möglich.
- chronische Hautentzündung oder Sekretion im Gehörgang: Luftleitungsgerät kann nicht getragen werden.

16-11 Welche Typen von Knochenleitungshörgeräten (KL-HG) gibt es?

- Konventionelles, nichtoperatives KL-HG: Schallübertragung mittels aufgesetztem Vibrator durch die intakte Haut auf den Knochen Das Gerät wird durch Stirnband oder Klebeadapter auf dem Mastoid gehalten.
- Passives perkutanes KL-HG (Bone Anchored Hearing Aid, BAHA): Schallübertragung mittels Vibrator auf einen retroaurikulär implantierten Titanstift, der durch die Haut ragt. Das Gerät wird auf den Stift mit Schnappkupplung aufgesetzt.
- Passives transkutanes KL-HG: Schallübertragung mittels Vibrator auf einen retroaurikulär implantierten Titanstift, der unter der intakten Haut liegt. Das Gerät wird durch äußeren und implantierten Magneten gehalten.
- Aktives KL-Implantat: es besteht aus einem äußeren Teil (Mikrofon, Prozessor, Sender) und einem implantierten Teil (Empfänger, Wandler, Vibrator). Das Signal erreicht den Wandler drahtlos und steuert aktiv den Vibrator.

16-12 Welche Knochenleitungshörgeräte werden bei Kindern verwendet?

- in jedem Alter: nichtoperatives KL-HG mit Vibrator auf der Stirn (Säugling, mit Stirnbandfixation) oder ein-/beidohrig auf dem Mastoid mit Klebeadapterfixation (ab 10. Lebensmonat)

- ab 3. Lebensjahr: passsives perkutanes oder transkutanes knochenverankertes KL-HG
- ab 5. Lebensjahr: aktives KL-Implantat

16-13 Was sind Nachteile bei einem konventionellen KL-HG? Wie sind sie vermeidbar?

- Dämpfung des Schalls durch die Haut
- Schmerz bei längerem Tragen
- Druckstelle an der Haut

Diese Nachteile entfallen bei operativer Verankerung des Vibrators. Durch moderne Klebeadaptersysteme sind Schmerz und Druckstelle vermeidbar.

16-14 Was bedeutet aktives Mittelohrimplantat? Wann ist es indiziert?

Dies ist eine teil- oder vollimplantierte Hörprothese zur Schallübertragung auf Amboss, Steigbügel oder knöcherne Schnecke unter Umgehung von Gehörgung und Trommelfell. Der implantirte digital-mechanische Wandler überträgt die Schwingung auf den sog. Aktuator oder Mass Transducer, der fest mit einer der genannten Strukturen verbunden ist.

Vorteile sind die geringere Verzerrung bei der Schallübertragung und der freibleibende Gehörgang.

Das Mittelohrimplantat ist indiziert bei mittel- bis hochgradiger Schallempfindungsschwerhörigkeit und Unmöglichkeit (z.B. chronische Gehörgangsentzündung) oder Ablehnung, ein HdO oder IO Gerät zu tragen.

16-15 Was bedeutet Cochlea-Implantat?

Das CI (englisch Cochlear Implant) ist eine teilimplantierte Innenohrprothese, die den aufgenommenen Sprachschall in elektrische Impulse umwandelt und bei funktionsunfähiger Cochlea den Hörnerv direkt stimuliert.

16-16 Bei welchen Patienten ist ein Cochlea-Implantat indiziert?

Das Cochlea-Implantat ist bei irreversibler kochleärer Schädigung indiziert bei

- prä- und perilingual beidseitig ertaubten Kindern, das bedeutet Hörschwelle beidseitig schlechter als 80 dB im Hauptsprachbereich (0,5–4 kHz)
- prälingual ertaubten Erwachsenen nur in ausgewählten Fällen bei Chance auf Lautspracherwerb
- postlingual beidseitig ertaubten Kindern und Erwachsenen
- in speziellen Fällen auch bei einseitiger postlingualer Ertaubung

- Hochgradige Schwerhörigkeit mit Einsilberverstehen unter 50 % bei 65 dB trotz optimaler Hörgeräteversorgung

---

16-17 Welche Voraussetzungen müssen vor der Implantation eines Cochlea-Implantates gegeben sein?

- funktionsfähiger Hörnerv und Hörbahn
- Vorhandensein einer Cochlea, die nicht komplett verknöchert sein darf
- keine schwerwiegenden Grunderkrankungen, z. B. insulinpflichtiger Diabetes mellitus
- keine chronisch-bakteriellen Entzündungen des Mittelohres
- ausreichende kognitive Fähigkeiten (werden bei Säuglingen als gegeben vorausgesetzt)
- Gewährleistung der postoperativen Hörtrainings (postlingual Ertaubte) bzw. Hör-Sprachtrainings (prä- und perilingual Ertaubte)

16-18 Wie funktioniert ein Cochlea-Implantat im Prinzip?

Ein Cochlea-Implantat besteht aus einem retroaurikular, außen getragenen Teil (Mikrofon, Sprachprozessor, Sendespule, Haltemagnet) und einem in den Mastoidknochen implantierten Teil (Empfängerspule, Gegenmagnet, Elektrodenträger, Reizelektroden, Referenzelektrode).

Ein Sprachprozessor wandelt den aufgenommenen Sprachschall in lautstärke- und frequenzspezifische, elektrische Signale um. Diese werden an das Implantat gesendet und an die in die Cochlea eingeführten Reizelektroden geleitet. Die im Innenohr funktionsfähigen Nervenstrukturen (Spiralganglion, Hörnervenfasern) werden angeregt und senden Aktionspotentiale (Nervenimpulse) über die Hörbahn zur Großhirnrinde.

16-19 Was bedeuten C-Level und T-Level bei der CI-Versorgung? Was wird hiermit festgelegt?

- C-Level (Comfortable Level): Grenze der elektrischen Stimulation, oberhalb dessen der Schall als unangenehm empfunden wird.
- T-Level (Threshold Level): minimale elektrische Stimulation, ab der eine Hörwahrnehmung erfolgt.
- Mit C-Level und T-Level wird der Bereich der nutzbaren Dynamik festgelegt.

16-20 Zu welchem Zeitpunkt erfolgt bei angeborener Schwerhörigkeit die Versorgung mit Hörgeräten bzw. bei angeborener Taubheit die Implantation eines Cochlea-Implantats?

Möglichst früh, um die Hörbahnreifung zu stimulieren:

- Hörgerätversorgung möglichst bis zum 6. Lebensmonat
- CI-Implantation zwischen dem 9. und 15. Lebensmonat. Der Zeitpunkt wird durch die erforderliche Diagnostik, den Hörgerätetrageversuch (mehrere Monate) und das Narkoserisiko mitbestimmt. Bei Ertaubung aufgrund einer eitrigen Meningitis mit drohender Innenohrverknöcherung wird sofort implantiert.

16-21 Wie ist die Indikation zur Hörgeräteversorgung beim Kind?

- Hörverlust mindestens 30 dB beidseitig im Hauptsprachbereich (0,5 – 4 kHz) im Tonaudiogramm bzw. bei der Hirnstammaudiometrie oder
- Sprachverständnis < 80 % im Sprachaudiogramm bei beidohriger Beschallung (ab 4. Lebensjahr).

16-22 Wie ist die Indikation zur Versorgung mit CI beim Kind?

Prä-, peri- oder postlinguale Ertaubung mit Hörschwelle 80 dB oder schlechter zwischen 500- und 4000 Hz.

Bei beidseitiger Taubheit ist die beidseitge Versorgung die Regel zur Verbesserung des Sprachverstehens im Störschall und des Richtungshörens.

16-23 Was sind wesentliche präoperative Maßnahmen vor CI-Versorgung?

- subjektive und objektive Audiometrie mit frequenzspezifischer BERA zur Hörschwellenbestimmung
- Nachweis der Stimulierbarkeit der Hörnerven: Promontoriumtest beim Erwachsenen (elektrische Reizung der Cochlea durch Elektrode auf dem Promontorium ruft Höreindruck hervor); Nachweis von Hirnstammpotentialen nach elektrischer Stimulierung, sog. EBERA, bei Kindern in Narkose)
- detailgenaue Bildgebung des Felsenbeins
- bei Kindern Impfstatus, Behandlung eines Paukenergusses
- Evaluation der psychosozialen und kommunikativen Situation des Pat., um Nachsorge sicherzustellen

16-24 Was sind wesentliche postoperative Maßnahmen nach CI-Versorgung?

- bereits intraoperative Funktionskontrolle des Implantats durch EBERA

- Basistherapie: Kontrolle des Heilungsverlaufs, Ersteinstellung des Prozessors 4 Wochen postoperativ, Beginn der audiologischen und hör-sprachtherapeutischen (Re-)Habilitation
- Folgetherapie: HNO-Kontrolle, Folgeeinstellungen des Prozessors, Fortsetzung der hör-sprachtherapeutischen (Re-)Habilitation, Dauer 1–4 Jahre
- Nachsorge: 1–2-mal jährlich lebenslang HNO- und technisch-audiologischer Kontrolle

---

16-25 Was bedeutet kombinierte elektrisch-akustische Stimulation? Wozu wird diese eingesetzt?

Die kombinierte elektrisch-akustische Stimulation ist die Kombination eines Cochlea-Implantats mit einem digitalen HdO-Hörgerät am gleichen Ohr. Die Elektrode des Cochlea-Implantates ist kürzer und füllt die Cochlea nur zu einem Teil aus.
Sie wird eingesetzt bei erhaltener kochleärer Funktion im Tieftonbereich und ausgefallener kochleärer Funktion im Mittel- und Hochtonbereich. Die hohen und mittleren Frequenzen werden durch das Cochlea-Implantat zugeführt, die tiefen durch ein HdO-Hörgerät mit Ohrpassstück im Gehörgang.

16-26 Was ist ein Auditorisches Hirnstamm-Implantat? Wann ist es indiziert?

Das ABI (Auditory Brainstem Implant) ist eine dem CI vergleichbare teilimplantierte Hörprothese, bei der die Stimulationselektrode nicht in der Cochlea, sondern auf der Hirnstamm-Oberfläche in Nähe der Nuclei cochleares platziert wird.
Das ABI ist indiziert:

- bei beidseitiger neuraler Taubheit wegen nicht angelegtem oder funktionslosem N. cochlearis (Verletzung, Tumor-Op.)
- bei beidseitig nicht angelegter oder verknöcherter Cochlea, wenn keine intrakochleäre Elektrode platzierbar ist

---

16-27 Was bedeutet bilaterale Versorgung, was bedeutet bimodale Versorgung?

- Bilaterale Versorgung bedeutet Versorgung beider Ohren mit zwei gleichartigen Hörprothesen, z.B. zwei Hörgeräte (HG) oder zwei Cochlea-Implantate (CI).
- Bimodale Versorgung bedeutet Versorgung beider Ohren mit unterschiedlichen Hörprothesen: z.B. rechtes Ohr CI, linkes Ohr HG.

16-28 Was bedeutet Aufblähkurve?

Dies ist die Messung der Hörschwelle im Tonschwellenaudiogramm mit und ohne Hörgerät zur Kontrolle der Hörgeräteeinstellung.

16-29 Was bedeutet In-situ-Messung?

Dies ist die Messung des Schalldruckes vor dem Trommelfell mit einem Sondenmikrofon bei eingesetztem Hörgerät, zur Hörgerätekontrolle speziell in der Pädaudiologie.

16-30 Was bedeutet gleitende Anpassung bei der Hörgeräteversorgung?

Beim direkten Übergang vom unversorgten Ohr zur maximalen Verstärkung mit Gerät empfindet der Pat. den verstärkten Schall schrill und zu laut. Das Gehirn kann den ungewohnte Höreindruck nicht sofort verarbeiten.
Bei gleitender Anpassung erfolgt die Einstellung des Gerätes an die optimale Verstärkung und Frequenzanpassung schrittweise und erlaubt dem Gehirn die Gewöhnung (Habituation).

17 Hörentwicklung und audiologische Grundlagen der Hör-Sprachtherapie

17-1 Wie ist das Hörorgan bei Geburt entwickelt?

Bei Geburt ist die Cochlea voll funktionsfähig, die Neurone der Hörbahn sind angelegt. Die Axone der Hörbahn haben noch keine Myelinscheiden, es bestehen nur wenige axo-dendritische Synapsen. Dadurch sind Leitungsgeschwindigkeit vermindert und Wahrnehmungsschwelle erhöht.

17-2 Wie entwickelt sich die Hörbahn nach der Geburt?

- Reifung im engeren Sinne: Myelinisierung, die Markscheidenbildung um die Axone des Hörnervs und der zentralen Hörbahn im 1. Lebensjahr
- Bahnung: Synaptogenese, die Knüpfung von stabilen Verbindungen zwischen hemmenden und erregenden Verschaltungen der Hörbahn im 2. bis 4. Lebensjahr
- Mustererkennung von Sprache durch Verbindungen zwischen primären und assoziierten auditorischen Rindenfeldern, Abschluss im 7. bis 8. Lebensjahr

17-3 Was bedeutet sprachsensible Phase in Zusammenhang mit der Hörbahnentwicklung?

Sprachsensible Phase ist der Zeitraum von Geburt bis etwa zum 36. Lebensmonat. Nur wenn in dieser Zeit die auditorischen Hirnrindenfelder mit adäquaten Schallreizen stimuliert werden, verläuft die Hör- und Sprachentwicklung problemlos.

17-4 Wie verläuft die subjektive Hörschwelle im Freifeld und die -objektive bei der Hirnstammaudiometrie (BERA) von Geburt bis zum 5. Lebensjahr?

- Freifeld: Die Schwelle sinkt von 80 dB für Neugeborene bis 10 dB mit 4 Jahren.
- BERA: Hörschwelle sinkt von 30 dB für Neugeborene bis 10 dB mit 4 Jahren.
- Mit 5 Jahren liegen objektive und subjektive Hörschwelle bei 0 dB.

17-5 Was bedeuten prä-, peri-, postnatal; konnatal; prä-, peri-, -postlingual; in Zusammenhang mit kindlichen Hörstörungen?

- prä-, peri-, postnatal: vor, während, nach der Geburt (bestehend)
- konnatal: angeboren, kann vor oder während der Geburt entstanden sein
- prä-, peri-, postlingual: vor, während, nach der Lautsprachentwickung (bestehend).

17-6 Bei welchem prälingualen Hörverlust ist mit Auswirkung auf die Sprachentwicklung zu rechnen?

- Lautfehlbildungen ab 25–30 dB Hörverlust im Frequenzbereich zwischen 125–8000 Hz
- Einschränkungen in allen linguistischen Ebenen ab 40 dB Hörverlust im Frequenzbereich zwischen 500 und 4000 Hz
- Ausbleiben der spontanen Sprachentwicklung ab 70–80 dB Hörverlust im Frequenzbereich zwischen 500 und 4000 Hz.

Die Werte gelten für das besser hörende Ohr.

17-7 In welchem Frequenzbereich liegen die Vokale und meisten -Konsonanten? Für welche Phoneme ist der Hochtonbereich 4000–8000 Hz besonders wichtig?

- Vokale und die meisten Konsonanten liegen im Hauptsprachbereich 250–4000 Hz.
- Der Hochtonbereich: 4000–8000 Hz ist wichtig für die Phonemdiskrimination [f versus v] [t versus d] [k versus g] sowie für die Diskrimination der Zischlaute [s, z, ʃ].

17-8 Was bedeuten Inklusion, Integration und Segregation in der Hörgeschädigtenpädagogik?

- Inklusion: Uneingeschränkte Teilhabe der Hörgeschädigten an den Bildungsmöglichkeiten und sozialen Einrichtungen der Hörenden.
- Integration: Förderung der hörgeschädigten Kinder in Einrichtungen für normal hörende Kinder.
- Segregation: Förderung der hörgeschädigten Kinder in speziellen Einrichtungen nur für hörgeschädigte Kinder.

17-9 Was ist eine drahtlose Übertragungsanlage? Wie funktioniert diese?

Dies ist ein Hörassistenzsystem, das der Verbesserung der Sprachverständlichkeit bei der Schallübertragung dient. Der Sprachschall wird mit einem Mikrofon aufgnommen, drahtlos zu einem Empfänger gesendet und in das Hörgerät/Cochlea-Implantat bei Hörgeschädigten oder in einen Ohrhörer bei Hörgesunden eingespeist. Die Signalübertragung erfolgt mittels elektromagnetischer Wellen:

- FM-Anlage (Frequenzmodulation) für kurze und weite Entfernung. FM-Anlagen werden in allen Klassen für Hörgeschädigte verwendet. Dadurch wird der Störschall vermindert, die Sprachschallqualität erhöht.
- Bluetooth oder Infrarot auf kurze Entfernung, werden zur Übertragung von Telefon oder Fernsehgerät eingesetzt

17-10 Was sind die Hauptsäulen zur Vermeidung hörbedingter Sprach- und sonstiger Entwicklungsstörungen?

- Früherkennung von Schwerhörigkeit durch Screening (UNHS) und pädaudiologische Diagnostik ab Geburt
- Frühversorgung mit Hörgerät bis zum 4. bis 6. Lebensmonat bzw. mit Cochlea-Implantat bis zum 9. bis 15. Lebensmonat
- Frühförderung zwischen Diagnosestellung und Eintritt in den Kindergarten
- Integration in Regelkindergarten oder Segregation in Kindergarten für Hörgeschädigte
- Integration in Regelschulen oder Segregation in Sonderschulen für Gehörlose oder Schwerhörige
- Inklusion in das soziale Leben der Hörenden

17-11 Wie ist die Frühförderung organisiert?

- Einzelförderung oder Bildung von sog. Wechselgruppen von Hörgeschädigten und Eltern
- Hausspracherziehung (Pädagoge kommt ins Haus) oder Förderung in einer pädaudiologischen Institution oder logopädischen Praxis
- Ambulante oder stationäre Förderung (Aufnahme mit Mutter).

17-12 Welche grundsätzlichen Methoden der Hör-Sprach-Erziehung werden in der Schwerhörigen- und Gehörlosenpädagogik angewandt?

- Lautspracherziehung: Erwerb der Lautsprache durch Training der Sinnesmodalitäten, soweit möglich über auditive Stimulation unter Ausnutzung des Restgehörs und der Hörprothetik (Hörgerät, Cochlea-Implantat), ansonsten über visuelle und somatosensible Stimulation und visuelle, auch computergestützte Wahrnehmungshilfen

- lautsprachbegleitende Gebärden: Lautspracherziehung wird durch Gebärden (Gestik, Mimik, phonembestimmtes Manualsystem, graphembestimmtes Manualsystem) vollständig oder teilweise unterstützt
- Gebärdensprache: eigenständiges Kommunikationssystem ohne verbindliche Grammatik oder Syntax. Früher wichtiges Kommunikationssystem der Gehörlosen; durch Cochlea-Implantate und hierdurch ermöglichte Lautspracherziehung zunehmend überflüssig.

17-13 Wie läuft die postoperative Phase bei postlingual mit CI versorgten Pat. ab?

Postlingual versorgte Pat. benötigen ein Hörtraining zur Wiedererlangung der Hörfähigkeit (Rehabilitation).

- Ohr- und Wundkontrolle
- subjektive und objektive Audiometrie
- Einstellen des Sprachprozessors und technische Kontrolle des CI
- Hörtraining
- Pat. und Elternschulung im Umgang mit dem CI und situationsangemessenem Kommunikationsverhalten

---

17-14 Wie läuft die postoperative Phase bei prä- und perilingual mit CI versorgten Kindern ab?

Prä- und perilingual versorgte Kinder benötigen eine Hör-Sprachtraining zur Erlangung der Hör- und Sprachfähigkeit (Habilitation). (Üblich, aber falsch: „Rehabilitation" statt „Habilitation")

Diese sog. Basis- und Folgetherapie findet stationär in sog. CI Zentren statt.

- Ohr- und Wundkontrolle
- subjektive und objektive Audiometrie
- Feststellen des sprachlichen Fortschritts mit standardisierten Tests
- Einstellen des Sprachprozessors und technische Kontrolle des CI (Ersteinstellung, Folgeeinstellung)
- Hör-Sprachtherapie, Musiktherapie, psychologisch-pädagogische Betreuung
- Pat. und Elternschulung im Umgang mit dem CI und situationsangemessenem Kommunikationsverhalten

---

17-15 Was sind Elemente der Hör-Sprachtherapie nach prä/perilingualer CI-Implantation?

- Grundsatz: „von der Grob- zur Feindifferenzierung der akustischen Stimuli":

- Lauschverhalten: Kind wird auf akustischen Reiz hingewiesen
- Klang- und Geräuschdetektion: Kind erkennt, ob ein akustischer Stimulus vorhanden ist oder nicht
- Geräuschidentifikation: Kind unterscheidet zwischen Geräuschen, z.B. lang/kurz, gleich/ungleich
- Lautidentifikation und -diskrimination: Kind kann Laut von Geräusch unterscheiden und Laute untereinander
- Sprachentwicklung auf Phonem-Silben-Wort-Ebene in Produktion und Verständnis
- Wort- und Satztraining: Zahlen, Wörter, Sätze, Texte (altersabhängig)
- Telefonieren und Umgang mit Medien (altersabhängig)
- Ergänzung mit musikalischen Elementen: Klangdetektion, Klangdiskrimination, Klangidentifikation und Rhythmus.

17-16 Was bedeutet Jahreshörbilanz?

Jahreshörbilanz ist der Zeitraum innerhalb eines Jahres, in dem ein Kind normal hört. Die Jahreshörbilanz wird insbesondere durch die bei Kleinkindern häufigen Mittelohrergüsse mit Schallleitungsschwerhörigkeit beeinflusst. Während des Spracherwerbs sollte die Jahreshörbilanz mindestens neun Monate betragen, ansonsten ist mit Sprachentwicklungsstörungen zu rechnen.

17-17 Was bedeuten GdS, GdB, Gl im deutschen Sozialrecht?

- GdS bedeutet Grad der Schädigungsfolgen.
- GdB bedeutet Grad der Behinderung.

Beide sind ein Maß für die körperlichen, geistigen, seelischen und sozialen Auswirkungen einer Funktionsbeeinträchtigung aufgrund eines Gesundheitsschadens. GdS und GdB werden in Zahlen 0 bis 100 angegeben.

- Gl bedeutet Gehörlosigkeit als sog. Merkzeichen im Schwerbehindertenausweis. Es wird erteilt bei Vorliegen von Taubheit beidseitig oder einer an Taubheit grenzenden Schwerhörigkeit beidseitig mit schweren Sprachstörungen.

17-18 Wie hoch ist im deutschen Sozialrecht der Grad der Schädigungsfolge bei angeborener oder in der Kindheit erworbener Taubheit oder an Taubheit grenzender Schwerhörigkeit?

- angeborene oder bis zum 7. Lebensjahr erworbene beidseitige Taubheit: GdS 100
- angeborene oder bis zum 7. Lebensjahr erworbene einseitige Taubheit: GdS 20
- zwischen dem 8. und dem 18. Lebensjahr erworbene beidseitige Taubheit: je nach Ausmaß der Sprachstörung 80–100

18 Periphere kindliche Schwerhörigkeit

18-1 Wie erfolgt in Deutschland das Neugeborenen-Hörscreening (UNHS)?

Durch objektive, seitengetrennte Audiometrie: automatiserte transitorisch evozierte otoakustische Emissionen (TEOAE) und automatisierte Hirnstammaudiometrie (AABR, Automated Auditory Brainstem Response).

- Bis zum 3. Lebenstag, spätestens bei der Vorsorgeuntersuchung U2 (3. bis 10. Lebenstag) soll eine Untersuchung mittels TEOAE oder AABR erfolgen, bei Kindern mit Risiko für konnatale Schwerhörigkeit soll immer die AABR erfolgen.
- Bei auffälligem Testergebnis soll am gleichen Tag, spätestens bis zur U2 eine Kontrolle mit AABR erfolgen.
- bei Geburt außerhalb des Krankenhauses UNHS spätestes bei der U2
- Bei Frühgeborenen soll die Untersuchung spätestens bis zum errechneten Geburtstermin stattfinden.
- bei kranken oder mehrfach behinderten Kindern spätestens vor Ende des 3. Lebensmonats
- Bei auffälligem Befund der Kontroll-AABR soll bis Ende der 12. Lebenswoche eine umfassende pädaudiologische Untersuchung, eine sog. Konfirmationsdiagnostik (Bestätigungsdiagnostik) erfolgen.

18-2 Was ist die Zielsetzung des UNHS?

- Erfassen aller Neugeborenen
- Erkennen mindestens beidseitiger Schwerhörigkeit
- Ab einem Hörverlust von 35 dB
- in den ersten drei Lebensmonaten
- Einleitung einer Therapie (z. B. Hörgerät) bis zum Ende des 6. Lebensmonats

18-3 Für welche Faktoren ist das Risiko einer frühkindlichen Schwerhörigkeit erhöht?

- Asphyxie postpartal (Apgar-Index ≤ 5)
- Aufenthalt auf neonatologischer Intensivstation für mindestens 48 Stunden
- Beatmung für mehrere Tage
- bakterielle Meningitis postnatal
- genetischer Defekt, kraniofaziale Fehlbildung oder Syndrom mit Ohrbeteiligung
- Schwangerschaftsinfektion der Mutter: Zytomegalie (CMV), Röteln, Herpes, Toxoplasmose

- Austauschtransfusion wegen Hyperbilirubinämie bei Rhesus-Inkompatibilität
- familiäre Schwerhörigkeit
- Geburtsgewicht unter 1500 g, Frühgeburt
- ototoxische Medikamente

18-4 Was bedeutet Apgar-Index? Was bedeutet Asphyxie?

- Apgar-Index ist ein Punktesystem zur Vitalitätsbeurteilung von Neugeboren
- Kriterien: Atmung, Pulsfrequenz, Muskeltonus, Hautfarbe, Reflexe; Prüfung 1, 5 und 10 Minuten postpartal. Bewertung mit 0, 1 oder 2 Punkten. Normal: 9–10/10/10 Punkte.
- Asphyxie („Pulslosigkeit"): 0 bis 3 Punkte im Apgar Index

18-5 Welche Untersuchungen können zur Abklärung einer konnatalen oder frühkindlich erworbenen Schwerhörigkeit erforderlich sein?

- HNO-Status mit Binokularmikroskopie der Trommelfelle und Tympanometrie
- Hörschwellenbestimmung durch subjektive und objektive Hörprüfungen
- kinderärztliche Untersuchung einschließlich entwicklungsneurologischer Diagnostik
- Labordiagnostik bei Verdacht auf Syndrom mit Stoffwechselerkrankung
- augenärztliche Untersuchung
- humangenetische Untersuchung bei Verdacht auf hereditäre Schwerhörigkeit
- altersgemäße Sprachentwicklungsdiagnostik
- altersgemäße psychologische Tests

18-6 Welche passageren Schallleitungsschwerhörigkeiten sind kein Problem für die Jahreshörbilanz?

- Gehörgangsverlegung durch Zerumen, Fremdkörper oder bei Otitis externa
- akute Tubenfunktionsstörung
- komplikationslose akute Otitis media
- Trommelfellruptur

18-7 Bei welchen passageren Schallleitungsschwerhörigkeiten im Kindesalter kann die Jahreshörbilanz negativ sein? Wie werden diese therapiert?

- Rezidivierende Tubenfunktionsstörung mit Paukenerguss. Akuttherapie: abschwellendes Nasenspray, nasotubale Luftdusche, Autoinsufflation mit Nasenballon

- Rezidivierende akute Otitis media mit Paukenerguss. Akuttherapie: abschwellendes Nasenspray, Schmerzmittel, bei bakterieller Ursache Antibiotikum, bei Komplikationen Myringotomie.
- Bei Rezidiven oder persistierendem Seromukotympanon über drei Monate Gesamtdauer ist Adenotomie und Myringotomie mit Paukenröhrcheneinlage (Paukendrainage) indiziert.

18-8 Bei welchen Diagnosen liegt eine permanente Schallleitungsschwerhörigkeit im Kindesalter vor?

alle → Kap. 1

- Gehörgangsatresie
- Mittelohrfehlbildung
- chronische Otitis media und Cholesteatom
- Tympanosklerose, Mittelohradhäsivprozess
- Gehörknöchelchenverletzung, -luxation, Felsenbeinlängsfraktur

---

18-9 Bei welchen kraniofazialen Syndromen besteht eine kombinierte Fehlbildung des Außen- und Mittelohres? Welcher Schwerhörigkeitstyp liegt vor?

- Dysostosis mandibulofacialis (Treacher-Collins-Franceschetti-Syndrom)
- Dysosotosis oculoauricularis (Goldenhar-Syndrom)
- Dysostosis craniofacialis (Crouzon-Syndrom)
- Orofaziodigitales Syndrom (Pierre-Robin-Syndrom)

Es besteht überwiegend eine beidseitige Schallleitungsschwerhörigkeit.

18-10 Wie ist die Therapie bei permanenter Schallleitungsschwerhörigkeit?

- Hörprothetische Versorgung. Falls HdO nicht getragen werden kann mit Knochenleitungsgerät
- Operative Sanierung und Hörverbesserung bei Fehlbildungen im Jugendalter, bei Cholesteatom sofort nach Diagnosestellung, bei übrigen Indikationen baldmöglichst.

18-11 Welche Formen der permanenten Schallempfindungsschwerhörigkeit (SES) bzw. Taubheit sind bei Kindern möglich?

Kochleäre SES/Taubheit:

- angeborene Fehlbildung (Dysplasie) des Innenohrs (bei Bildgebung erkennbar)
- angeborene Funktionsstörung des Innenohrs auf mikroanatomischer oder molekularer Ebene (bei Audiometrie feststellbar)
- postnatale Innenohrschädigung: Trauma, Infektion, otoxische Medikamente

Neurale SES/Taubheit:
- Angeborene Hypo- oder Aplasie des Hörnerven
- Auditorische Synapopathie, auditorische Neuropathie

18-12 Wie werden frühkindliche Schallempfindungsschwerhörigkeiten nach der Ursache eingeteilt?
- Genetische Ursache: ererbt oder Spontanmutation, ca. 50 %
- Prä-, peri-, postnatal erworbene Ursache
- Idiopathische: nicht bestimmbare Ursache

18-13 Wie werden genetische SES nach dem klinischen Bild eingeteilt? Was bedeutet late onset bei genetischer SES?
- Isolierte, monosymptomatische: Die Schwerhörigkeit ist einziges Symptom
- Syndromale, polysymptomatische: Die Schwerhörigkeit tritt kombiniert mit anderen Fehlbildungen auf.

Late onset bedeutet, dass die Anlage zur SES bei Geburt vorliegt, die Schwerhörigkeit erst in der weiteren Kindheit manifest wird.

18-14 Was sind wichtige Ursachen einer pränatal erworbenen SES
- intrauterine Infektionen: Röteln, Zytomegalie. Herpes, Toxoplasmose, Lues,
- Medikamente, Drogen, Alkohol
- radioaktive Strahlen

18-15 Was sind wichtige Ursachen einer perinatal erworbenen SES?
- Frühgeburt vor der 28. Schwangerschaftswoche, Geburtgewicht unter 1500 g
- Hyperbilirubnämie bei Rhesus-Blutgruppenunverträglichkeit
- Asphyxie, Hypoxie (Sauerstoffmangel)
- Hirnblutung durch Geburtstrauma

18-16 Was sind wichtige Ursachen einer postnatal erworbenen frühkindlichen SES?
- Infektionen: Masern, Mumps, Meningitis, Otitis media mit Labyrinthitis
- ototoxische Medikamente: Antibiotika, Zytostatika
- Schädelhirntrauma mit Innenohrbeteiligung, Felsenbeinfraktur, Knalltrauma.

18-17 Was sind wichtige Syndrome mit Schallempfindungsschwerhörigkeit?
- Alport: mit Niereninsuffizienz
- Pendred: mit Schilddrüsenfunktionsstörung

- Usher: mit Retinitis pigmentosa (Netzhauterkrankung)
- Waardenburg: mit partiellem Albinismus (Haare, Regenbogenhaut).

18-18 Wie werden beidseitige frühkindliche Schallempfindungsschwerhörigkeiten behandelt?

Eine kausale Therapie ist nicht möglich.

- Nach Diagnosestellung erfolgt bei mittel- oder hochgradiger Schwerhörigkeit eine hörprothetische Versorgung mit HdO-Geräten → Kap. 17.
- Bei Taubheit oder an Taubheit grenzender Schwerhörigkeit erfolgt ein Trageversuch mit Hörgeräten. Falls nach 6 Monaten keine Reaktionen bei der Verhaltensaudiometrie und kein Sprachentwicklungsfortschritt festzustellen ist, erfolgt Versorgung mit Cochlea-Implantat → Kap. 17.
- Bei Aplasie/Verknöcherung der Cochlea oder Hypo-/Aplasie des N. cochlearis kann Versorgung mit auditorischem Hirnstammimplantat erfolgen.
- In besonderen Fällen, z. B. schlechtes Sprachverstehen im Umgebungsgeräusch, wird auch eine geringgradige Schwerhörigkeit mit Hörgeräten versorgt.

18-19 Was bedeuten auditorische Synaptopathie und auditorische Neuropathie?

Es liegt eine angeborene, oft erst später bemerkte Fehlfunktion der synaptischen Informationsübertragung zwischen Haarzellen und Dendriten der Spiralganglienzellen bzw. der Informationsweiterleitung in den Neuronen des Spiralganglions (N. cochlearis) vor.

Im Tonaudiogramm besteht eine Schallempfindungsschwerhörigkeit mit wechselndem Hörverlust. Das Sprachgehör ist stark beeinträchtgt. Otoakustische Emissionen sind nachweisbar, die Hirnstammaudiometrie (BERA) ist pathologisch. Eine Therapie ist nicht möglich, eine hörprothetische Versorgung (Hörgerät, Cochlea-Implantat) wird versucht.

18-20 Welche Hörstörungen können beim Down-Syndrom (Trisomie 21) bestehen?

- häufig: Schallleitungsschwerhörigkeit durch enge Gehörgänge und verstärkte Ohrenschmalzproduktion
- häufig: Schallleitungsschwerhörigkeit durch Tubenfunktionsstörung mit Paukenergussbildung
- selten: Schallleitungsschwerhörigkeit durch Fehlbildung der Gehörknöchelchenkette
- selten: gering- bis mittelgradige Schallempfindungsschwerhörigkeit

19 Zentrale kindliche Hörstörungen

19-1 Was bedeutet auditive Verarbeitung und Wahrnehmung? Wo findet diese statt?

- Auditive Verarbeitung ist die neuronale Weiterleitung, Verknüpfung und Filterung von auditiven Stimuli auf verschiedenen Ebenen der Hörbahn.
- Auditive Wahrnehmung ist die bewusste Mustererkennung und Analyse auditiver Informationen in den primären und sekundären auditorischen Hirnrindenfeldern.

19-2 Was bedeuten bottom-up und top-down bei der auditiven Verarbeitung und Wahrnehmng?

- Bottom-up („von unten nach oben"): Signalverarbeitung von der Cochlea bis zur Großhirnride
- Top-down („von oben nach unten"): Beeinflussung der Signalverabeitung durch kognitive Prozesse wie Vigilanz, Motivation, Gedächtnis, Wissen

19-3 Welche Teilfunktionen lassen sich als zentrale Hörleistungen abgrenzen?

- Aufmerksamkeit: Zuwendung zu auditiven Stimuli als selektive Aufmerksamkeit und Beibehaltung der Zuwendung als Vigilanz
- Lokalisation: Ortung von Richtung und Entfernung auditiver Stimuli
- Selektion: Auswahl des Wahrnehmungsobjektes, also die Unterscheidung zwischen Signal (Nutzschall) und Störschall, in Analogie zur visuellen Wahrnehmung auch als Figur-Hintergrund-Unterscheidung bezeichnet
- Speicherung (auditive Merkspanne, Merkfähigkeit): Überführung auditiver Stimuli vom sensorischen (unter 1 Sekunde) in den Kurzzeitspeicher (einige Sekunden)
- Sequenzierung: Erfassung der Reihenfolge auditiver Stimuli
- Diskrimination/Differenzierung: Erfassung von Ähnlichkeiten und Unterschieden z. B. zwischen Lauten
- Analyse/Identifikation: Identifizierung und Positionsbestimmung von Lauten, Silben, Worten
- Synthese: Zusammensetzung von Lauten zu Silben und Wörtern
- Ergänzung: Vervollständigung fragmentarischer akustischer Signale zu sinnvollen Informationen
- Intramodale Integration: Zusammenführung der auditiven Teilfunktionen zur Wahrnehmung „verstehendes Hören"

- Intermodale Integration: Zusammenführung der auditiven Wahrnehmung mit den übrigen sensorischen Wahrnehmungen zur ganzheitlichen Umwelterkennung

---

19-4 Wie lautet die Definition der auditiven Verarbeitungs- und Wahrnehmungsstörung?

AVWS ist eine Störung zentraler Prozesse des Hörens. Diese Prozesse betreffen:

- vorbewusste und bewusste Analyse
- die Differenzierung und Identifikation von Zeit-, Frequenz- und Intensitätsveränderungen
- die binaurale Interaktion
- die dichotische Verarbeitung

sprachlicher und nicht-sprachlicher auditiver Signale.

19-5 Was kennzeichnet auditive Verarbeitungs- und Wahrnehmungsstörungen?

AVWS sind Störungen zentraler Prozesse des Hörens, die:

- nicht auf einer peripheren Hörstörung beruhen: Normalhörigkeit im Tonschwellenaudiogramm oder in der BERA
- bei der Verarbeitung sprachlicher und nichtsprachlicher Schallreize bestehen
- spezifisch für den auditiven Wahrnehmungsmodus sind, also nicht durch ein allgemeines kognitives Defizit (Intelligenzmangel) oder modalitätsübergreifende Störungen erklärbar sind.

19-6 Was sind typische Symptome bei AVWS?

Die Symptome spiegeln die Defizite bei zentralen auditiven Teilleistungen wider, z. B.:

- erschwerte Schallokalisation
- leichte Ablenkbarkeit beim Zuhören
- schlechtes Sprachverstehen in unruhiger Umgebung
- schlechtes Sprachverstehen bei veränderten Sprachsignalen
- Probleme bei der Unterscheidung, Identifizierung, Analyse von Sprachlauten
- verminderte auditive Merkfähigkeit
- häufiges Nachfragen bei verbalen Instruktionen
- Geräuschüberempfindlichkeit.
- Probleme beim Schriftspracherwerb

19-7 Welche Störungen sind von AVWS diagnostisch abzugrenzen?

- periphere Hörstörung
- Intelligenzdefizit und allgemeine kognitive Störungen
- Aufmerksamkeitsdefizit-und Hyperaktivitätssyndrom (ADHS)
- rezeptive Sprachentwicklungsstörung
- Lese-und Rechtschreibstörung
- Modalitätsübergreifende Störung des Kurzzeitgedächtnisses.
- Autismus-Spektrum-Störung
- soziale Entwicklungsstörung

19-8 Welche Erkenntnisse zu Ätiologie, Epidemiologie und medizinischer Therapie sind gesichert?

- Die Ätiologie ist nicht gesichert.
- Genetische Faktoren und passagere frühkindliche Schallleitungsschwerhörigkeiten durch Mittelohrentzündung oder Paukenerguss werden diskutiert.
- Eine strukturelle Läsion der Hörbahn und Hörrinde ist bei der Bildgebung (Magnetresonanztomographie) nicht nachweisbar, außer in den seltenen Fällen einer Hirnschädigung z. B. Schädelhirntrauma, Tumor, Durchblutungsstörung.
- Das Störungsbild lässt sich auch bei Ableitung akustisch evozierter Potentiale nicht einer bestimmten Stelle der Hörbahn/Hörrinde zuordnen.
- Häufigkeit 2–3 % aller Kinder, ♂ : ♀ = 2:1.
- Die Störung wird im Vorschul- oder Grundschulter manifest.
- Eine pharmakologische Therapie ist nicht bekannt, eine Hörgeräteversorgung ist bei normalem peripheren Gehör nicht sinnvoll.

19-9 Welche Bereiche deckt der Anamnesebogen der Deutschen Gesellschaft für Phoniatrie und Pädaudiologie zur AVWS ab?

- Sprachverständnis im Dialog
- auditive Diskrimination
- Richtungsgehör
- Selektionsfähigkeit/Hören im Störschall
- auditives Gedächtnis
- Geräuschüberempfindlichkeit

19-10 Welche Diagnostik wird bei AVWS angewandt?

- Ausschluss einer Schallleitungs- oder Schallempfindungsschwerhörigkeit durch Otoskopie, Tympanometrie, OAE-Registrierung, Tonschwellenaudio-

metrie, Sprachaudiometrie; bei Unklarheiten bezüglich der Hörschwelle auch Hirnstammaudiometrie
- sprachfreier Intelligenztest zum Ausschluss eines allgemeinen kognitiven Defizits
- subjektive Audiometrie zur Erfassung zentraler Hörfunktionen → Kap. 15
- psychometrische Tests zur Erfassung auditiver Teilleistungen
- Messung sehr später AEP (→ Kap. 15) in Zusammenhang mit auditiver Wahrnehmung (ereigniskorrelierte Potentiale, keine Routinemethode)

19-11 Was sind psychometrische Tests?

Dies sind Tests zur Erfassung und quantitativen Messung von kognitiven Leistungen. In der Diagnostik der AVWS werden außer allgemeinen kognitiven Fähigkeiten Teilleistungen in Zusammenhang mit der Wahrnehmung, Interpretation und Speicherung sprachlicher und nichtsprachlicher auditiver Stimuli gemessen.

19-12 Welche psychometrischen Tests zur Abklärung einer AVWS sind üblich?

- Sprachfreier Intelligenztest: z. B. Snijders-Oomen-Test
- Auditive Diskrimination: z. B. Laut- und Geräuschdiskrimination nach Schäfer-Schilling
- Phonemdiskrimination: z. B. Heidelberger Lautdifferenzierungstest, Subtest „Phonemdifferenzierung"
- Phonemidentifikation: z. B. Heidelberger Lautdifferenzierungstest, Subtest „Lautanalyse"
- Auditive Merkfähigkeit: z. B. Mottier-Test (auditives Kurzzeitgedächtnis für Sinnlossilben)
- Phonologische Bewusstheit: z. B. Psycholinguistischer Entwicklungstest, Untertest „Laute verbinden"
- Sprachverständnis: z. B. Heidelberger Sprachentwicklungstest, Subtest „Verstehen grammatischer Strukturen"

19-13 Welche therapeutischen Maßnahmen werden eingesetzt?

- Beratung der Eltern und Pädagogen über störungsspezifische Besonderheiten: Auswirkung der Störung im Alltag und in der Schule, notwendige Änderungen in Sprechverhalten, Lernatmosphäre und Raumakustik
- Übung auditiver Verarbeitungs- und Wahrnehmungsfähigkeiten: Training der gestörten auditiven Teilfunktionen mit sprachgebundenem und sprachfreiem Material

- Übung der Kompensation gestörter Teilfunktionen durch spezielle Strategien
- Verbesserung des Nutzschall-Störschall-Verhältnisses durch Modifikation der akustischen Umwelt

---

19-14 Welche auditiven Fähigkeiten werden therapeutisch geübt?

- Lokalisationsfähigkeit und Aufmerksamkeit für sinntragende Signale: Geräusche, Sprache, Musik
- Lokalisationsfähigkeit und Aufmerksamkeit für die sprechende Person
- Erkennen von Tonhöhen- und Lautstärkeveränderungen
- auditive Diskriminationsfähigkeit
- phonologische Bewusstheit mit Phonemdifferenzierung, Phonemidentifikation, Phonemanalyse, Phonemsynthese
- auditive Unterscheidung Signal/Störgeräusch einschließlich Sprachverstehen im Störgeräusch
- auditives Signalerkennen bei reduzierter Sprachqualität und/oder erhöhter Sprechgeschwindigkeit
- dichotisches Hören und Verstehen bei interauralen Zeit- und Intensitätsdifferenzen
- auditives Gedächtnis für Sprache
- multimodale Fähigkeiten, z. B. nach Diktat schreiben

19-15 Welche Kompensationsstrategien werden therapeutisch geübt?

- Angepasste Verarbeitungs- und Wahrnehmungsstrategien: z. B. Reduktion und Strukturierung der akustischen Information, Nutzung des visuellen Kanals: Lippenablesen, lautsprachebegleitende Gebärden
- Metakognitive Strategien: Information über Denkprozesse und Trainieren von Problemlösen
- Metalinguistische Strategien: Information über Sprache und Trainieren des Sprachverständnis z. B. Interpretation von segmentaler (phonemgebundener) und suprasegementaler (prosodischer) Information.

19-16 Wie wird die akustische Signalqualität im Schulunterricht -verbessert?

- Verminderung des Störschalls: Verminderung von Schallreflexion an Wänden und Trittschall, kleine Klassengröße
- Verbesserung der Nutzschalls: Sitzposition mit guter Sicht auf Lehrer, Einsatz von FM-Anlage → Kap. 17

19-17 Was bedeutet auditive Agnosie?

Dies ist eine zentrale Hörstörung (syn. Rindentaubheit, kortikale Taubheit) bei einer beidseitigen Läsion des Schläfenhirns oder Mittelhirns, bei der der Pat. zwar Schall wahrnimmt, aber nicht interpretieren kann. Tonaudiogrammm, Stapediusreflex und FAEP sind unauffällig, MAEP und SAEP sind nicht nachweisbar. Ursache beim Kind ist eine entzündliche/traumatische Läsion oder das Landau-Kleffner-Syndrom → Kap. 24.

Teil 4 Neurologie und Psychiatrie

20 Anatomische Grundlagen

20-1 Was ist ein Neuron? Eine Nervenfaser? Ein Nerv? Eine Synapse?

- Neuron: Nervenzelle, bestehend aus Zellkörper (Perikaryon), kurzen Fortsätzen (Dendriten), langem Fortsatz (Axon).
- Nervenfaser (Fibra): Axon mit Hülle (Markscheide)
- Nerv (Nervus): aus vielen Nervenfasern und weiteren Hüllen bestehende Leitungsbahn im peripheren Nervensystem
- Synapse: Kontaktstelle zwischen dem Axon eines Neurons und dem Dendrit oder Perikaryon eines anderen Neurons zur Übertragung der Nervenerregung

20-2 Wie wird das Nervensystem eingeteilt?

Strukturell in:

- zentrales Nervensystem: Gehirn und Rückenmark
- peripheres Nervensystem: Hirnnerven und Rückenmarksnerven (Spinalnerven)

Funktionell in:

- somatisches (animalisches, willkürliches) Nervensystem für die Aufnahme/ Verarbeitung von Reizen aus der Umwelt und dem Bewegungsapparat sowie für die Einwirkung auf die Umwelt durch den Bewegungsapparat
- vegetatives (autonomes) Nervensystem: Steuerung der Eingeweide, Blutgefäße, Drüsen

20-3 Was bedeuten afferent und efferent?

- Afferent ist die Leitung aus der Peripherie zum Gehirn: sensible und sensorische Nervenleitung

- Efferent ist die Leitung aus dem Gehirn in die Peripherie: motorische und sekretorische Nervenleitung

Ein Nerv kann efferente und afferente Nervenfasern enthalten. Im klinischen Sprachgebrauch bezieht sich sensibel auf das allgemeine Körperempfinden (z.B. Berührung, Temperatur, Schmerz), sensorisch auf spezifische Sinnesleistungen (z.B. Hören, Sehen).

20-4 Welche Hauptstrukturen werden beim Gehirn unterschieden? Wie ist das Großhirn aufgebaut? Welche Strukturen sind an der Großhirnoberfläche unterscheidbar?

- Gehirn: Großhirn, Zwischenhirn, Kleinhirn, Mittelhirn, Brücke, verlängertes Mark
- Großhirn: zwei Hemisphären mit jeweils Stirn-, Schläfen-, Scheitel-, Hinterhauptslappen, Insel(lappen). In jedem Lappen werden Rinde (Cortex) und Marklager unterschieden. Die Zellkörper der Neurone liegen in der Rinde und in sog. Kernen (Nuclei) im Marklager, in dem ansonsten die Nervenfasern als Bahn (Tractus) oder Bündel (Fasciculus) verlaufen.
- An der Rindenoberfläche werden Furchen (Sulci) und Windungen (Gyri) unterscheiden. Der Sulcus centralis trennt Stirnlappen vom Scheitellappen, der Sulcus lateralis trennt Stirn- und Scheitellappen vom Schläfenlappen.

20-5 Was ist ein Rindenfeld? Welche Felder werden nach der Funktion unterschieden?

Dies ist ein Bezirk (Area) der Großhirnrinde, dem eine bestimmte Funktion zugeschrieben wird:

- Primäres motorisches Feld: Ursprung der motorischen Nervenleitung, des 1. Motoneurons
- Primäres sensorisches Feld: Projektionsgebiet der sensorischen Nervenleitung, Ort der bewussten Wahrnehmung
- Sekundäres motorisches Feld: Speicher für Bewegungsprogramme
- Sekundäres sensorisches Feld: Speicher für frühere Wahrnehmungen
- Assoziationsfeld (tertiäres Feld): Integration von Sinneswahrnehmungen und motorischen Handlungen

---

20-6 Was bedeutet Propriozeption?

Dies ist das Empfinden des eigenen Bewegungsapparats und des Gleichgewichts. Dazu dienen Rezeptoren (Sensoren, Reizaufnehmer) in Muskeln, Sehnen, Gelenken sowie der Vestibularapparat → Kap. 1.

20-7 Was sind Nuclei? Was sind Ganglien? Was sind Basalganglien? Was bedeutet Bulbus in der Neurologie?

- Nuclei (Kerne) sind Ansammlungen von Perikaryen im zentralen Nervensystem außerhalb der Hirnrinde
- Ganglien sind Ansammlungen von Perikaryen im peripheren Nervensystem
- Basalganglien (anatomisch korrekt: Basalkerne) sind Ansammlungen von Perikaryen an der Basis des Großhirns und im Zwischenhirn. Klinisch verwendet, anatomisch falsch ist der Begriff Stammganglien.
- Bulbus („Zwiebel") ist ein klinischer Ausdruck für Medulla oblongata und Pons.

20-8 Was ist die Pyramidenbahn?

Dies ist die willkürliche motorische Leitung bestehend aus zwei Motoneuronen:

- erstes Motoneuron: Leitung von Zellkörpern im Gyrus praecentralis des Stirnlappens als Tractus corticonuclearis zu Kernen im Hirnstamm bzw. als Tractus corticospinalis zu Kernen im Rückenmark
- zweites Motoneuron: Leitung von Zellkörpern in Kernen des Hirnstamms als Hirnnerven zu Muskeln und Drüsen des Kopfes bzw. von Kernen im Rückenmark als Spinalnerven zum übrigen Bewegungsapparat

20-9 Wie unterscheiden sich supranukleäre, nukleäre, infranukleäre Parese eines Hirnnerven anatomisch?

- supranukleäre (zentrale) P.: Läsion im Bereich des 1. Motoneurons: Pyramidenzellen oder Tractus corticonuclearis
- nukleäre P.: Läsion im Bereich des motorischen Kerns im Hirnstamm
- infranukleäre P.: Läsion im Bereich des Nervs nach Austritt aus dem Hirnstamm

20-10 Was ist das extrapyramidalmotorische System?

Dies sind Neuronennetze (Kerne und Bahnen) an der Großhirnbasis sowie im Zwischen-, Mittel- und Kleinhirn, die in Zusammenarbeit mit der Willkürmotorik (Gyrus praecentralis, Pyramidenbahn) Bewegungsabläufe willensunabhängig modifizieren

20-11 Was ist das limbische System?

Dies sind Neuronennetze an der Basis der Großhirnhemisphären (Limbus: Saum) die maßgeblich für Emotionen (Gefühlsregung), Affektverhalten (Gefühlsäußerung), Lernen und Antrieb zuständig sind.

20-12 Was versorgt der N. trigeminus (N. V)?

- sensibel: Gesichtshaut, Mundhöhle, Nasen(neben)höhlen, Nasopharynx, vordere 2/3 der Zunge
- motorisch (N. V3): M. tensor veli palatini, Kaumuskulatur

20-13 Was versorgt der N. facialis (N. VII)?

- motorisch: mimische Muskulatur, M. stapedius → Kap. 1, M. stylohyoideus, M. digastricus posterior
- sensorisch: Geschmack vordere 2/3 der Zunge
- sekretorisch: Tränendrüsen, Unterkiefer- und Unterzungenspeicheldrüsen

20-14 Was versorgt der N. glossopharyngeus (N. IX)?

- sensibel: Hinteres Drittel der Zunge, Oropharynx
- motorisch: Rachenheber, Gaumenbogenspanner, M. constrictor pharyngis (mit N. XII über Plexus pharyngeus)
- sensorisch: Geschmack hinteres Zungendrittel
- sekretorisch: Ohrspeicheldrüsen

20-15 Was versorgt der N. vagus (N. X) im Kopf-Hals-Bereich?

- motorisch: M. levator veli palatini, M. constrictor pharyngis, M. palatoglossus, m. palatopharyngeus, M. stylophayngeus (mit N. IX über Plexus pharyngeus), alle Kehlkopfmuskeln.
- sensibel: Teil des äußeren Ohres, Hypopharynx, Kehlkopf, Trachea, Ösophagus

20-16 Was versorgen N. accesorius (N. XI) und N. hypoglossus (N. XII)?

- N. accessorius: M. sternocleidomastoideus und M. trapezius
- N. hypoglossus: Zungenmuskulatur, M. geniohyoideus

20-17 Was sind Spinalnerven? Was sind Zervikalnerven?

- Das Rückenmark (Medulla spinalis) ist aus 31 Segmenten aufgebaut. Aus jedem Segment verlassen beidseitig vorne motorische und hinten sensible Nervenfasern als vordere und hintere Wurzel (Radix spinalis ventralis und dorsalis) die graue Substanz. Sie vereinigen sich beidseits zum Spinalnerven, der durch ein Zwischenwirbelloch die Wirbelsäule verlässt. Jeder der 31 paarigen Spinalnerven ist einem Segment zugeordnet.
- Zervikalnerven sind Spinalnerven aus dem Halsteils des Rückenmarks. Sie werden nach den Segmenten mit C1 bis C8 bezeichnet (Cervix, Hals) und bilden Nervengeflechte, die Anteile aus mehreren Segmenten (z. B. Plexus cervi-

calis aus C1 bis C4) enthalten. Nerven aus dem Plexus cervicalis versorgen z. B. die unteren Zungenbeinmuskeln → Kap. 3 und das Zwerchfell (N. phrenicus).

20-18 Wie wird das Gehirn mit Blut versorgt?

- Vorderer Kreislauf: Die vorderen 2/3 des Großhirns und das Zwischenhirn werden durch die A. cerebri media und A. cerebri anterior versorgt, die beidseitig aus der A. carotis interna gespeist werden. Alle Sprachzentren liegen im Versorgungsgebiet der A. cerebri media.
- Hinterer Kreislauf: Hirnstamm, Kleinhirn und hintere Anteile des Großhirns werden durch die Aa. cerebelli, die A. basilaris und die A. cerebri posterior versorgt, die beidseitig aus den Aa. vertebrales gespeist werden.
- Circulus arteriosus cerebri: Vorderer und hinterer Kreislauf sind über einen Arterienring an der Hirnbasis miteinander verbunden. Die Kompensation eines Gefäßverschlusses zwischen vorderem und hinterem Kreislauf oder zwischen Gefäßen der Gegenseite ist nur begrenzt möglich.

20-19 Wie heißen die Hüllen und Hohlräume des Gehirns? Was enthalten die Hohlräume?

Hüllen liegen zwischen Schädelknochen und Gehirn:

- Dura mater: harte Hirnhaut
- Arachnoidea: Spinngewebshaut (äußere weiche Hirnhaut)
- Pia mater: innere weiche Hirnhaut

Hohlräume des Gehirns enthalten Hirnwasser (Liquor):

- Innere Hohlräume: paarige Seitenventrikel, 3. und 4. unpaariger Ventrikel
- Äußere Hohlräume: Subarachnoidalraum zwischen Arachnoidea und Pia mater.

20-20 Was bedeutet Plastizität des Gehirns?

Plastizität bedeutet Formbarkeit. Im Gehirn wird darunter die strukturelle oder funktionelle Anpassung an neue Aufgaben verstanden, die nur in der Kindheit unbegrenzt möglich ist. Für Erwachsene gilt:

- Entstehung neuer Neurone ist nur im Hippocampus nachgewiesen.
- Entstehung neuer synaptischer Verbindungen auch bei Erwachsenen wird angenommen.
- Übernahme der Funktion einer geschädigten Hirnregion durch eine andere Region wurde durch funktionelle Bildgebung vereinzelt nachgewiesen.

21 Neurologische Untersuchung und Befunde

21-1 Was umfasst eine neurologische Untersuchung?

- Erhebung der Anamnese
- Erhebung des neurologischen Status
- orientierende körperlich-internistische Untersuchung
- orientierender psychopathologischer Status
- Elektrophysiologische Diagnostik z.B. Elektroenzephalographie, evozierte Potentiale, Elektromyographie
- Labordiagnostik z.B. Blut, Liquor, Gewebeprobe
- Bildgebung z.B. Computertomographie, Magnetresonanztomographie, Positronenemissionstomographie

21-2 Was wird bei der Erhebung des neurologischen Status klinisch geprüft?

- Bewussstsein (Vigilanz)
- Orientierung
- Hirnnervenfunktionen
- Reflexstatus
- Motorik
- Sensibilität
- Koordination
- vegetative Phänomene
- höhere Hirnfunktionen (Sprache, Rechnen, Kurzzeitgedächtnis)

21-3 Wie wird der N. trigeminus klinisch geprüft?

- Sensibler Anteil: Berühren der Gesichtshaut in drei Etagen (Nn. ophtalmicus, maxillaris, mandibularis), Auslösen des Kornelareflex: Lidschluss nach Berührung der Hornhaut mit Wattbausch
- Motorischer Anteil: Mund öffnen und schließen, Unterkiefer vorschieben lassen, Anspannung der Mm. masseter und temporalis beim festen Kieferschluss palpieren. Bei einseitiger Lähmung weicht der Unterkiefer beim Vorschieben zur gelähmten Seite ab.

21-4 Wie wird der N. facialis klinisch geprüft?

- Motorischer Anteil: Stirn runzeln, Augen öffnen und schließen, Nase rümpfen, Mund spitzen und spreizen, Wangen aufblasen
- Sensorischer Anteil: Geschmacksprüfung vordere 2/3 der Zunge: Zucker, Salz, Zitrone, Chinin

- Sekretorischer Anteil: Tränenflussprüfung mit Schirmertest, Speichelflussprüfung visuell nach Stimulation mit Zitronensaft.

21-5 Wie wird die periphere von der zentralen Fazialisparese unterschieden?

Bei der zentralen Parese ist der Stirnast in seiner Funktion erhalten, bei der peripheren nicht. Bei der zentralen Parese sind Stirnrunzeln und Augenschluss möglich. Ursache ist die Innervation beider Stirnastkerne im Hirnstamm durch kortikonukleäre Bahnen von beiden Großhirnrinden.

21-6 Wie werden der N. glossopharyngeus und der N. vagus klinisch geprüft?

- motorisch: Betrachtung der Bewegung des Gaumensegels und der Rachenhinterwand beim Phonieren von [a]. Bei einseitiger Parese besteht Bewegung von Velum und Rachenhinterwand zur gesunden Seite, bei beidseitiger Parese erfolgt keine Hebung des Gaumensegels. Zusätzlich Heiserkeit durch Stimmlippenlähmung bei einseitiger Vagusparese → Kap. 4
- sensibel: Bestreichen von Zungengrund, Gaumensegel, Rachenhinterwand; Auslösen des Würge- und Schluckreflexes.
- sensorisch: Geschmacksprüfung hinteres 1/3 der Zunge (Zucker, Salz, Zitrone, Chinin).

21-7 Wie werden der N.hypoglossus und der N. accessorius klinisch geprüft? Wie zeigt sich eine einseitige Hypoglossusparese?

- N. hypoglossus: Zunge herausstrecken lassen. Bei der einseitigen Hypoglossusparese weicht Zunge beim Herausstrecken zur gelähmten Seite ab.
- N. accessorius: Kopf drehen lassen, Arm über Horizontale heben lassen.

21-8 Was sind Eigenreflexe, Fremdreflexe, pathologische Reflexe?

- Bei Eigenreflexen sind Rezeptor- u. Erfolgsorgan gleich, z.B. Patellarsehnenreflex.
- Bei Fremdreflexen sind Rezeptor- und Erfolgsorgan verschieden, z.B. Bauchhautreflex.
- Pathologische Reflexe sind nur bei einer Schädigung der efferenten Bahnen, speziell der Pyramidenbahn auslösbar, z.B. Babinskireflex.

21-9 Was ist der Unterschied zwischen einer zentralen und einer peripheren Lähmung?

Zentrale Lähmung: Schädigung des ersten motorischen Neurons supranukleär (oberhalb des Hirnstammes)

- Erhöhung der Muskelgrundspannung im Sinne einer Spastik

- keine Muskelatrophie
- Steigerung der der Muskeleigenreflexe
- Auslösbarkeit von pathologischen Reflexen.

Periphere Lähmung: Schädigung des zweiten motorischen Neurons nukleär (Kern im Hirnstamm oder Rückenmark) oder infranukleär (Nerv)
- Erschlaffung der betroffenen Muskeln
- Muskelatrophie
- Verminderung oder Erlöschen der Muskeleigenreflexe
- Keine pathologischen Reflexe.

21-10 Was bedeutet Babinski-Reflex und wie wird er geprüft?

Der Babinski-Reflex ist ein pathologischer Reflex. Er ist auslösbar bei Schädigung der Pyramidenbahn (Tractus corticospinalis).
Prüfung: Der seitliche Fußsohlenrand wird mit dem Reflexhammergriff kräftig bestrichen. Wenn der Reflex auslösbar ist, kommt es zur Anhebung der Großzehe und Beugung der übrigen Zehen.

21-11 Wie wird die Motorik klinisch geprüft?

- Trophik: Ernährungs- und nervaler Versorgungsszustand zeigen sich an der Muskelform.
- Tonus: Spannungszustand. Muskeltonusprüfung durch passive Beugung und Streckung von Armen und Beinen
- Kraft: Kraftvergleich der Extremititäten durch beidseitiges Hände drücken, Arme heben, Beine anheben gegen den Widerstand des Arztes
- Haltungs- und Gangbeobachtung.

21-12 Wie unterscheiden sich Spastik und Rigor? Wie werden diese geprüft?

Spastik und Rigor sind Erhöhungen des Muskeltonus. Der Muskeltonus wird durch passive Bewegung der Arme und Beine geprüft.
- Bei der Spastik besteht der erhöhte Tonus vorwiegend am Anfang der Bewegung und wird mit zunehmender passiver Bewegung geringer.
- Beim Rigor bleibt der erhöhte Muskeltonus bei passiver Bewegung gleichmäßig vorhanden.

21-13 Was bedeuten Mono-, Di-, Hemi-, Tetra-, Paraplegie? Was bezeichnet Parese?

- Monoplegie: Lähmung eines Armes oder eines Beines

- Diplegie: Beidseitige Lähmung eines Körperabschnittes (Arme, Rumpf oder Beine)
- Hemiplegie: Lähmung von Arm und Bein einer Körperseite
- Tetraplegie: Lähmung beider Arme und Beine
- Paraplegie: Lähmung beider Beine
- Parese: unvollständige Lähmung (In der HNO-Heilkunde und Phoniatie bezeichnet Parese auch die vollständige Lähmung)

21-14 Was bezeichnet Dyskinesie?

Dies bezeichnet unwillkürliche, nicht unterdrückbare Fehlbewegungen, z.B. Schmatzen, Kauen, Grimassieren. Dyskinesien treten häufig als unerwünschte Medikamentenwirkung auf, z.B. von Neuroleptika und L-Dopa (Parkinsonmedikament).

21-15 Was bezeichnet Adiadochokinese? Wie wird die Diadochokinese geprüft?

- Adiadochokinese bezeichnet die Unfähigkeit, gegenläufige, feinmotorische Bewegungen schnell auszuführen.
- Diadochokinese wird geprüft durch Aufforderung zu gegenläufigen Bewegungen, z.B. Supination und Pronation der Hand oder Vorstrecken und Zurückziehen der Zunge.

21-16 Was bezeichnen Athetose und Chorea?

Athetose und Chorea sind hyperkinetische Tonus- und Bewegungsstörungen des extrapyramidalen motorischen Systems.

- Athetose äußert sich in unwillkürlichen, langsamen, „geschraubten" Bewegungen.
- Chorea äußert sich in unwillkürlichen, zuckenden Bewegungen.

21-17 Was bedeutet Dystonie, speziell fokale Dystonie?

Dystonie bedeutet Störung des normalen Spannungszustandes der Muskulatur. Wenn nur einzelne Muskeln oder Muskelgruppen betroffen sind, besteht eine fokale Dystonie, z.B. bei der spasmodischen Dysphonie → Kap. 7

21-18 Was bedeutet Faszikulation? Was bedeutet Fazilitation?

- Faszikulation: sichtbare Kontraktion von Muskelfaser<u>bündeln</u>. Kontraktion einzelner Muskel<u>fasern</u> wäre eine Fibrillation, die nur an der Zunge sichtbar ist.

- Fazilitation: therapeutische Anbahnung („Erleichterung“) von Bewegungsmustern

21-19 Was bedeuten Agnosie, Apraxie und Aphasie?

Agnosie, Apraxie und Aphasie sind Funktionsstörungen bei Läsionen der Hirnrinde.

- Agnosie („ohne Erkennen“): Unmöglichkeit der Wahrnehmung eines Sinnesreizes bei funktionsfähigem Sinnesorgan und Sinnesleitung.
- Apraxie („ohne Handlung“): Verlust der zielgerichteten oder zweckmäßigen Handlungsfähigkeit bei funktionsfähiger Sensomotorik und erhaltenem Verständnis und Gedächtnis zur Bewegungsausführung.
- Aphasie: („ohne Sprache“) erworbene Sprachstörung bei Läsion der Sprachzentren →Kap. 11

21-20 Was bezeichnet ein neurologisches Syndrom?

Dies sind Symptome, die regelmäßig zusammen auftreten, trotz verschiedener Ätiologie und einem bestimmten neurologischen System (z. B. motorisches System) oder einen bestimmten Teil des Nervensystems zugeordnet werden (z. B. Kleinhirn).

21-21 Wie wird die Oberflächensensibilität geprüft?

- Bestreichen mit Wattebausch (Berührungsreiz)
- Nadelstich (Schmerzreiz)
- temperierte Reagenzgläser (Temperaturreiz)

21-22 Was wird bei der Tiefensensibilität geprüft?

- Bewegungsempfindung: Pat. muss passive Bewegung der Extremitäten erkennen
- Lageempfindung: Pat. soll Arm/Bein in eine vorgegebene Position auf eine andere Extremität bringen
- Vibrationsempfindung: Pat. muss schwingende Stimmgabel auf Knochen spüren.

21-23 Was bedeuten Hyperästhesie, Hypästhesie, Anästhesie, Parästhesie, Dysästhesie?

- Hyperästhesie: Steigerung der Berührungsempfindung
- Hypästhesie: Abschwächung der Berührungsempfindung
- Anästhesie: völlige Aufhebung der Berührungsempfindung
- Parästhesie: unangenehme Hautempfindung ohne äußeren Reiz (z. B. Kribbeln)

- Dysästhesie: nicht näher bezeichnete, spontane oder provozierte Missempfindung

---

21-24 Was bedeuten Hyperalgesie, Hypalgesie, Analgesie?

- Hyperalgesie bedeutet Steigerung der Schmerzempfindung.
- Hypoalgesie bedeutet Abschwächung der Schmerzempfindung.
- Analgesie bedeutet Aufhebung der Schmerzempfindung.

21-25 Was bedeuten Stereognosie und Kinästhetik?

- Stereognosie bedeutet taktiles Erkennen von Gegenständen ohne visuelle Kontrolle durch Berühren mit den Händen oder der Zunge (orale Stereognosie).
- Kinästhetik bedeutet Wahrnehmung der eigenen Bewegungsabläufe als Teil der Proprizeption.

21-26 Was bedeuten Neglect und Anosognosie?

- Neglect: Nichtbeachtung einer Körperseite. Insbesondere bei Schädigung der rechten Hemisphäre wird die linke Körperseite nicht mehr wahrgenommen oder nicht mehr bewegt.
- Anosognosie: Unfähigkeit zum Erkennen eigener, krankheitsbedingter Funktionsausfälle

---

21-27 Wie wird die Koordination geprüft? Was bezeichnet Ataxie? Wie wird eine statische Ataxie geprüft?

- Romberg-Stehversuch: Stehen mit geschlossenen Beinen, vorgestreckten Armen, geschlossenen Augen; pathologisch: Schwanken, Fallneigung
- Unterberger-Tretversuch: wie Romberg plus auf der Stelle treten; pathologisch: Seitdrehung, Abweichung, Fallneigung
- Blindgang, Seiltänzergang: pathologisch: Abweichung, Fallneigung
- Finger-Nase-Versuch: mit geschlossenen Augen Fingerspitze auf Nasenspitze führen; pathologisch: Finger an Nase vorbeiführen, Zittern

Ataxie bezeichnet den gestörten Ablauf von Haltung und Bewegung durch mangelhafte Koordination. Die statische Ataxie wird durch den Romberg-Stehversuch geprüft.

21-28 Was bedeuten Koma und quantitative Bewusstseinsstörung?

- Koma ist ein Zustand tiefer Bewusstlosigkeit, die maximale Ausprägung einer quantitativen Bewusstseinsstörung mit Fehlen der Reaktion auf akustische Reize und geringer bis fehlender Reaktion auf Schmerzreize.

- Quantitative Bewusstseinsstörungen betreffen den Wachheitsgrad (Vigilanz): überwach, wach, benommen, somnolent, soporös, komatös.

21-29 Was bedeutet Glasgow-Koma-Skala und was wird hierbei geprüft?

Die GKS ist ein standardisiertes Bewertungsverfahren zur Bestimmung des Schweregrades eines Komas. Geprüft werden:

- Augen öffnen auf Aufforderung
- verbale Reaktion auf Ansprechen
- motorische Reaktion auf Aufforderung und Schmerzreiz

Die Reaktionen werden mit einem Punktesystem bewertet. Kein Koma: 15 Punkte, schwerstes Koma 3 Punkte

---

21-30 Was bedeutet Wachkoma? Was sind charakteristische Symptome?

Wachkoma (syn.: apallisches Syndrom) ist der Zustand bei funktionellem Ausfall der Großhirnrinde mit erhaltenen Funktionen von Zwischenhirn und Hirnstamm.

Ursachen sind Schädelhirntraumen, hypoxische und ischämische Hirnschäden.

- prinzipiell rückbildungsfähig, oft Zwischenstadium nach tiefem Koma
- Vitalfunktionen sind erhalten
- Schlaf-Wach-Rhythmus mit teilweise geöffneten, aber nicht „blickenden" Augen
- keine Reaktionen auf Reize von außen, keine zielgerichtete Motorik
- Schluckreflex oft erhalten

21-31 Was ist eine Lumbalpunktion und wozu wird sie durchgeführt?

Dies ist die Punktion des liquorhaltigen Durasackes im Bereich der Lendenwirbelsäule zwischen 3./4. oder 4./5. Lendenwirbel

- zur diagnostischen Gewinnung von Liquor („Hirnwasser")
- zur diagnostischen Einbringung eines Kontrastmittels zur Myelographie (Darstellung des Rückenmarkkanals)
- zur therapeutischen Einbringung von Medikamenten zur Lumbalanästhesie oder Schmerztherapie

---

21-32 Welche Verfahren zur Bildgebung in Neurologie und Psychiatrie sind ohne radioaktive Strahlenbelastung durchführbar, welche mit Strahlenbelastung?

- ohne Strahlenbelastung: Sonographie, Magnetresonanztomographie (MRT),

- mit Strahlenbelastung: Computertomographie (CT), Digitale Subtraktionsangiographie (DSA), Single-Photon-Emissions-Computertomographie (SPECT) Positronen-Emissions-Tomographie (PET).

21-33 Welche wesentlichen Möglichkeiten bieten die bildgebenden Verfahren für die Neurologie:

- Sonographie: Blutgefäße und Blutstrom extrakraniell, teilweise transkraniell
- CT: Akutdiagnostik bei Schädelhirntrauma, Schlaganfall (Blutungsauschluss); ansonsten beste Darstellung knöcherner Strukturen; mit intravenöser Kontrastmittelgabe als CT-Angiographie zur Blutgefäßdarstellung
- MRT: genaueste Darstellung aller Strukturen im zentralen und peripheren Nervensystem; mit intravenöser Kontrastmittelgabe als MRT-Angiographie zur Blutgefäßdarstellung
- fMRT: zur funktionellen Beurteilung der Hirnaktivität über den Sauerstoffgehalt des Blutes
- DSA: zur genauen Darstellung von Hirnarterien: über einen intraarteriellen Katheter wird ein Kontrastmittel zugeführt und röntgenologisch dargestellt. Durch Vergleich mit vorheriger kontrastmittelfreier Darstellung werden störende Gewebe herausgerechnet.
- SPECT: zur funktionellen Beurteilung der Hirnaktivität über Verteilung radioaktiver Substanzen
- PET: zur funktionellen Beurteilung der Hirnaktivität über Messung von Stoffwechselvorgängen im Gehirn., z. B. Glukose-Stoffwechsel

---

21-34 Was bedeutet transkranielle Doppler-Sonographie?

TDS ist ein sonographisches Verfahren unter Ausnutzung des Dopplereffektes zur Bestimmung der Strömungsgeschwindigkeit und -richtung des Blutes an bestimmten Stellen intrakranieller Gefäße.

21-35 Was bedeutet Duplex-Sonographie? Wozu wird sie in der Neurologie eingesetzt?

Duplex-Sonographie ist die zeitgleiche Kombination von zwei Ultraschallverfahren zur Darstellung extrakranieller Blutgefäße und Blutströmungen. Zeitgleich dargestellt wird die Anatomie des Blutgefäßes im sog. B-Modus und die Strömungsgeschwindigkeit und -richtung des Blutes im sog. Doppler-Verfahren.

21-36 Was ist ein Elektroenzephalogramm? Wozu wird es vorwiegend eingesetzt?

Das EEG ist die kontinuierliche Ableitung und Aufzeichnung der durch die Aktivität der Nervenzellen bedingten elektrischen Potentialschwankungen im Bereich der Hirnrinde. Die Ableitung erfolgt durch Elektroden, die auf der Kopfhaut befestigt werden. Es wird vorwiegend eingesetzt zur:

- Diagnostik und Therapieverlaufskontrolle bei Epilepsie
- Hirntodbestimmung

21-37 Was sind evozierte Potentiale? Welche Reizformen sind möglich?

Evozierte Potentiale sind Spannungsschwankungen der elektrischen Antwort des Gehirns auf visuelle, auditive, somatosensible oder motorische Reize. Die Reizantwort des Gehirns wird als Veränderung des normalen elektrischen Ruhepotentials registriert und nach einer Vielzahl von Reizapplikationen durch einen Rechner aus dem Ruhe-Wellenmuster herausgerechnet.

- auditiv evozierten Potentiale (AEP) durch exakt definierte Schallreize → Kap. 15
- olfaktorisch evozierte Potentiale durch Riechstoffe → Kap. 2
- gustatorisch evozierte Potentiale durch Geschmacksstoffe → Kap. 3
- visuell evozierte Potentiale (VEP) durch exakt definierte optische Reize
- somatosensibel evozierten Potentialen (SEP) durch elektrische Reizung von peripheren Nerven
- motorisch evozierte Potentiale (MEP) durch elektrisch oder magnetisch gereizte Muskeln

21-38 Was wird bei der Elektromyographie gemessen?

Bei der Elektromyographie erfolgen die Ableitung und Aufzeichnung des elektrischen Ruhepotentials eines Muskels und der Aktionspotentiale nach willkürlicher Kontraktion. Die Ableitung erfolgt durch Nadelelektroden. Das Verfahren dient der Unterscheidung myogener und neurogener Erkrankungen.

21-39 Was wird bei der Elektroneurographie gemessen?

Bei der Elektroneurographie erfolgt die Ableitung und Aufzeichnung der Aktionspotentiale eines Nervs nach elektrischer Reizung. Ableitung und Reizung erfolgen über Nadelelektroden. Die Reizung erfolgt an zwei verschiedenen Stellen im Verlauf des Nervens, die Reizantwort zeigt sich an einer Muskelkontraktion. Daraus lässt sich die Nervenleitgeschwindigkeit berechnen.

21-40 Was ist nach Anamnese und körperlicher Untersuchung die wichtigste Untersuchung bei Verdacht auf a) Schlaganfall b) Epilepsie c) Meningitis d) Polyneuropathie e) Demenz?

- a) CT/MRT des Gehirns
- b) Elekroenzephalogramm
- c) Liquoruntersuchung
- d) Elektromyographie/Elektroneurographie
- e) kognitiver Test

22 Erkrankungen des Nervensystems

22-1 Was ist ein Schlaganfall?

Schlaganfall (syn.: apoplektischer Insult, Stroke) bezeichnet einen akuten neurologischen Funktionsausfall aufgrund einer:

- unzureichenden Durchblutung bei Gefäßverschluss oder -stenose einer hirnversorgenden Arterie (ischämischer Insult) oder einer
- intrazerebralen oder subarachnoidalen Blutung (hämorrhagischer Insult).

22-2 Was bedeuten Thrombose? Thrombembolie? Hirninfarkt? Aneurysma?

- Thrombose: Bildung eines Thrombus (Blutgerinnsel) in einem Blutgefäß, dessen Lumen hierdurch eingeengt wird. Ursache einer Thrombose in einer Arterie sind arteriosklerotische Veränderungen der Gefäßwand, mechanische Hindernisse, Blutgerinnungsstörung
- Thrombembolie: Verschluss eines Blutgefäßes durch mit dem Blutstrom angeschwemmte Thrombusteile. Die Thrombembolie in einer Gehirnarterie wird durch thrombotisches Material aus einer zuführende Arterie oder dem Herz verursacht
- Hirninfarkt: irreversible Schädigung und Untergang von Gehirngewebe nach einer akuten Durchblutungsstörung mit Sauerstoffmangel oder einer Kompression durch Blutung
- Aneurysma: Ausbuchtung eines Blutgefäßes, bei Hirngefäßen meistens angeborene Fehlbildung

22-3 Wie ist die Ätiopathogenese des ischämischen Schlaganfalls?

- Thrombembolie aus der A. carotis communis bei arteriosklerotischer Wandveränderung (Makroangiopathie) oder aus dem Herz bei Herzrhythmusstörungen oder Herzklappenfehlern

- Arteriosklerose der Hirngefäße mit thrombotischer Veränderung der Gefäßwand (Stenose, Verschluss); Makroangiopathie: Verschluss eines großen Gefäßes; Mikroangiopathie: Verschluss vieler kleiner Gefäße
- selten: Vaskulitis (Gefäßentzündung), Aortendissekton (Gefäßwandaufspaltung)

Risikofaktoren für arteriosklerotische, thrombogene Gefäßveränderung sind Alter, Bluthochdruck, Diabetes. Rauchen, Fettstoffwechselstörung, Blutgerinnungsstörung, Alkoholismus, östrogenhaltige Kontrazeptiva.

22-4 Wie ist die Ätiopathogenese des hämorrhagischen Schlaganfalls?

- Intrazerebrale Blutung (hypertensive Massenblutung): Einblutung in das Hirngewebe aus kleinen eingerissenen Gefäßen, meistens bei langjährig erhöhtem Blutdruck mit entsprechend vorgeschädigten Gefäßwänden. Hirngewebschädigung durch Verdrängung, Hirndruckerhöhung, Einklemmung.
- Subarachnoidalblutung: Einblutung in den Subarachnoidalraum, meistens durch ein rupturiertes (gerissenes) Aneuyrysma oder eine andere Gefäßmissbildung, ausgelöst durch plötzliche Blutdruckerhöhung
- selten: Venöse Abflussstörung mit Stauungsblutung bei Sinusvenenthrombose; Blutung bei Schädelhirntrauma oder Hypokoagulopathie (verminderte Blutgerinnungsfähigkeit)

22-5 Wie werden akute ischämische Störungen des Gehirns nach dem Schweregrad eingeteilt?

- Asymptomatische Stenose (Engstelle)
- Transitorische ischämische Attacke: neurologische Ausfälle bilden sich innerhalb von 24 Stunden zurück
- Progredienter Infarkt: Manifester, innerhalb von Stunden fortschreitender Hirninfarkt, neurologische Ausfälle sind teilweise reversibel
- Vollendeter ischämischer Infarkt: schlagartige neurologische Defizite, nicht progredient, nicht reversibel

---

22-6 Wie häufig sind Schlaganfälle in Deutschland?

Ungefähr 270 000 Neuerkrankte pro Jahr, davon überleben 93 % einen Monat, 83 % ein Jahr. Schlaganfall ist die dritthäufigste Todesursache nach Herzinfarkt und Krebserkrankung. 80–85 Prozent sind durch Ischämie, 10–15 Prozent durch Blutung bedingt.

22-7 Welche Funktionsstörungen und Symptome können bei einem Großhirninfarkt im Versorgunggebiet der A. cerebri media bestehen?

- schlagartiger, heftiger Kopfschmerz, Übelkeit, Erbrechen
- kontralateral gesichts- und armbetonte Hemiparese/Hemiplegie
- kontralateral Empfindungsstörung (Sensibilitätsstörung)
- halbseitiger Gesichtsfeldausfall der Gegenseite beider Augen (homonyme Hemianopsie)
- Augenmotilitätsstörung mit Sehen von Dopppelbildern
- Aphasie, wenn sprachdominante Seite (zu 95 % die linke) betroffen ist
- Apraxie, Sprechapraxie, Dysarthrophonie, Dysphagie
- Neglect und Anosognosie
- Bewusstseinsstörung bis zum Koma

22-8 Welche Funktionsstörungen und Symptome können bei einem Hirnstamminfarkt im Versorgunggebiet der A. basilaris bestehen?

- Übelkeit, Erbrechen, Schwindel mit Nystagmus, Ataxie
- Ipsilateral Hirnnervenausfälle mit Sprech-, Schluck-, Augenmotilitätsstörung
- Kontralateral Hemiparese/Hemiplegie und/oder sensible Ausfälle
- Atemstörung
- Bewusstseinsstörung bis zum Koma
- bei beidseitiger Läsion in der vorderen Brücke: Locked-in-Syndrom mit Tetraparese und Anarthrie

22-9 Was ist ein Locked-In-Syndrom? Welche Kommunikationsmöglichkeit besteht?

Dies ist der Zustand nach beidseitiger Hirnstammläsion (vordere Brücke) mit vollständiger Bewegungs- und Sprechunfähigkeit. Bewusstsein, Hör- und Sehfähigkeit sind erhalten. Ursache ist ein Hirnstamminfarkt nach Thrombose der A. basilaris oder eine amyotrophe Lateralsklerose. Meistens sind vertikale Augen- und Lidbewegung möglich, die zur Kommunikation genutzt werden. Weitere Kommunikationsmöglichkeit besteht über Messung der veränderlichen Pupillenweite oder Ableitung von Hirnströmen (Brain-Computer-Interface).

22-10 Was bedeutet Wallenberg-Syndrom? Welche Funktionsstörungen treten auf?

Dies ist ein einseitiger Hirninfarkt im Bereich der dorsolateralen Medulla oblongata mit Ausfall des Nucleus ambiguus (N. IX, N. X) und weiterer Kerne und Bahnen durch Verschluss der A. cerebreli inferior posterior.

- ipsilateral: Zungen-, Gaumensegel-, Rachen- und Stimmlippenparese; dadurch Dysarthrophonie, meistens Aphonie; Dysphagie; Hemiataxie; Sensibilitätsstörung im Trigeminusbereich; Horner-Trias (Miosis, Ptosis, Enophtalmus)
- kontralateral: Sensibilitätsstörung an Rumpf und Extremitäten

---

22-11 Was sind Komplikationen eines Schlaganfalls außer den Funktionsausfällen?

- akut: intrakranieller Druckanstieg durch Hirnödem, epileptischer Anfall, sekundäre Einblutung, Aspirationspneumonie bei Dysphagie
- subakut und chronisch: epileptische Anfälle, Folgen der Immobilisation (Liegegeschwür, Beinvenenthrombose, Lungenembolie), Pneumonie, Rezidiv, Depression

---

22-12 Was bedeuten die Akronyme FAST und BE-FAST in Zusammenhang mit der Schlaganfalldiagnostik?

Beide stehen für einen Schnelltest bei Verdacht auf Schlaganfall, der auch von Laien durchgeführt werden kann.

- F: face: Pat. auffordern zu lächeln
- A: arms: Pat. soll Arme nach vorne strecken und Handflächen drehen
- S: speech: Pat. soll kurzen Satz nachsprechen
- T: time: Pat. oder Angehörige fragen, seit wann Symptome bestehen
- B: balance: Pat. Finger-Nasen-Test oder Romberg-Test durchführen lassen
- E: eyes: Pat. nach Doppelbildern fragen während er nach oben/unten/rechts/links blickt

---

22-13 Was sind wichtige diagnostische Maßnahmen in der Klinik?

- Kontrolle und Sicherung der Vital-Funktionen (Atmung, Kreislauf, Bewusstsein)
- (Fremd) Anamnese und BE-FAST Screening
- Unterscheidung ischämischer versus hämorrhagischer Schlaganfall durch craniales CT: nur nach Ausschluss einer Blutung darf die Thrombolyse erfolgen.

Ggf. weitere Bildgebung → MRT mit Angiographie, Doppler- und Duplex- Sonographie

Internistische Diagnostik: Elektrokardiogramm, Labor (u.a. Blutzucker, Blutgerinnungsstatus, Herzinfarkt-Marker)

22-14 Wie sieht die Akuttherapie eines Schlaganfalls aus?

- intensivmedizinische Überwachung auf Stroke-Unit

- Sicherstellung lebenswichtiger Funktionen: Atmung (z. B. Intubation und Beatmung), Herz-Kreislauf, Wasser- und Elektrolythaushalt, Ernährung Temperatur, Blutgerinnung, Blutzucker u. a.
- Hirnödem- und Hirndruckbehandlung, im Extremfall neurochirurgische Dekompression (Schädeleröffnung)
- Rekanalisierung beim thrombotischen Verschluss
- Blutdrucksenkung, Blutgerinnungsnormalisierung bei intrazerebraler Blutung
- Interventionelle Katheter- oder neurochirurgische Intervention bei Subarachnoidalblutung

---

22-15 Was sind rekanalisierende Therapieoptionen beim thrombotischen Gefäßverschluss?

- Systemische Thrombolyse: Medikamente, die die Auflösung und den Abbau von Fibrin (“Gerinnselkleber“) bewirken werden intravenös verabreicht innerhalb von 4,5 Stunden ab Symptombeginn
- Intraarterielle Thrombolyse: Das auflösende Medikament wird mit einem über die A. femoralis (Leistengegend) bis in die betroffene Hirnarterie geschobenen Katheter direkt in den Thrombus abgegeben. Bis 6 Stunden nach Symptombeginn.
- Intraarterielle mechanische Thrombektomie: Mit einem über die Leistenarterie bis in die betroffene Hirnarterie geschobenen Katheter, der an der Spitze ein Körbchen trägt, wird der Thrombus herausgezogen. Eingriff in Narkose bis 24 Stunden ab Symptombeginn.

Die intraarteriellen Verfahren kommen bevorzugt bei Gefäßverschluss der A. carotis, der A. media, der A. vertebralis und der A. basilaris zum Einsatz.

22-16 Welche weiteren Maßnahmen sind bei Hirninfarkt nötig?

- Fahndung nach kardiovaskulären Ursachen (z. B. Herzrhythmusstörung, Carotisstenose) und Risikofaktoren (Bluthochdruck, Diabetes, Rauchen, erhöhte Blutfette)
- Therapie der kardiovaskulären Erkrankungen und Risikofaktoren,
- medikamentöse Gerinnungshemmung bei Thrombose/Thrombembolie,
- operative oder interventionelle (Gefäßkatheter) Behandlung von Gefäßstenosen
- Physiotherapie, Logopädie, Ergotherapie der Funktionsausfälle

---

22-17 Was sind Therapieoptionen bei Subarachnoidalblutung und Hirnblutung?

Zusätzlich zur intensivmedizinischen Behandlung:

- bei Hirnblutung: operativ oder interventionell (über Gefäßkatheter) Eingriff zum Verschluss nachweisbarer Blutgefäße oder Ausräumung komprimierender Hämatome.

- bei Subarachnoidalblutung: Ausschaltung des Aneurysmas durch Clipping (operatives Abklemmen) oder Coiling (Abdichten durch Einbringen eines künstlichen Embolus über Gefäßkatheter).

22-18 Welche weiteren Maßnahmen sind bei Blutung nötig?

- Fahndung nach weiteren Blutungsursachen durch Bildgebung
- Einstellen des Blutdrucks und der Blutgerinnung
- Fahndung und Behandlung von kardiovaskulären Ursachen und Risikofaktoren.
- Physiotherapie, Logopädie, Ergotherapie der Funktionsausfälle

22-19 Welche intrakraniellen Blutungen werden anatomisch unterschieden?

- Epiduralblutung: Einblutung zwischen Schädelknochen und Dura durch Verletzung
- Subduralblutung: Einblutung zwischen Dura und Arachnoidea; akut durch Verletzung, chronisch durch Minimaltraumata bei Älteren und Alkoholikern
- Subarachnoidalblutung: Einblutung in den Subarachnoidalraum durch Ruptur eines Aneurysmas
- Intrazerebrale Blutung: Einblutung in Gehirn oder Ventrikel durch Gefäßruptur bei Bluthochdruck

22-20 Was sind Ursachen und Folgen eines erhöhten intrakraniellen Druckes?

Ursache sind intrakranielle Raumforderungen:

- Tumor, Abszess
- Ödem nach Trauma, Infarkt, Entzündung
- Blutung, Hämatom
- Hydrozephalus

Folgen:

- Hirndruckerhöhung
- zunehmend neurologische Ausfälle, epileptische Anfälle, Bewusstseinsstörung
- Hirnmassenverschiebung mit tödlicher Einklemmung von Hirngewebe im Tentoriumsschlitz (Teil der harten Hirnhaut) oder Foramen occipitale magnum (Hinterhauptsloch)

22-21 Wie wird ein intrakranieller Tumor diagnostiziert und therapiert?

- Bei entsprechender Symptomatik (Kopfschmerz, Krampfanfälle, progrediente Funktionsausfälle) wird eine Magnetresonanztomographie veranlasst, eventuell mit weiterer Bildgebung.

- Falls erforderlich wird eine Gewebsprobe durch eine stereotaktische (umschriebene) neurochirurgische Operation gewonnen.
- Die Therapie ist abhängig von Gewebetyp und der Wachstumsgeschwindigkeit (MRT-Kontrollen) sowie vom Alter und Zustand des Pat.: Operation, Bestrahlung, Zytostatika, Abwarten. Symptomatisch z.B. Liquordrainage bei Hirndruck. Kortison gegen ein perifokales (um den Tumor gelegenes) Hirnödem.

22-22 Was bedeutet frühkindliche Hirnschädigung?

Dies ist eine zwischen dem 6. Schwangerschaftsmonat und dem 6. Lebensjahr erfolgte, abgeschlossene, nicht fortschreitende Schädigung des Gehirns. Ursachen:

- pränatal: genetisch, embryonale Infektion mit z.B. Toxoplasmose, toxisch: Alkohol oder Medikamente in der Schwangerschaft
- perinatal: Hypoxie (Sauerstoffmangel unter der Geburt), Kernikterus,
- postnatal: Hirntrauma, Meningitis

Symptome sind Zerebralparesen, Krampfanfälle (Epilepsie), Hör- und Sehschäden, Entwicklungsverzögerung

---

22-23 Was bedeutet infantile Zerebralparese? Welche Hauptformen werden unterschieden?

Die infantile Zerebralparese ist eine motorische Störung aufgrund einer prä-, peri- oder postnatal abgeschlossenen, nicht progredienten Schädigung des Gehirns.
Nach dem motorischen Störungsbild und dem Ort der Schädigung werden unterschieden:

- spastische Tetra-, Hemi-, Diplegie bei Läsion der Pyramidenbahn (90%)
- Dyskinese bei Läsion von Basalganglien
- Ataxie bei Läsion des Kleinhirns

22-24 Was bedeutet Floppy Infant? Was sind mögliche Ursachen?

Floppy infant ist ein Kleinkind mit erniedrigtem Muskeltonus. Mögliche Ursachen:

- Zerebralparesen
- sonstige Erkrankungen von Gehirn oder Rückenmark
- systemische Muskelerkrankungen.

22-25 Was sind Frühsymptome einer infantilen zerebralen Bewegungsstörung?

- Saug- und Schluckschwierigkeit, Trinkschwäche
- Steifmachen beim Füttern und Baden
- Ablehnung der Bauchlage

- schlechte Kopfkontrolle
- Asymmetrische Körperhaltung
- Bewegungsarmut
- geschlossene Fäuste
- abnorme Schreckhaftigkeit

22-26 Was bedeutet Kernikterus?

Kernikterus (Bilirubinenzephalopathie) bedeutet Degeneration von Neuronen in den Basalganglien durch Einlagerung von Bilirubin. Ursache ist der übermäßige Anfall von Bilirubin (Hyperbilirubinämie) durch Abbau kindlicher Erythrozyten bei Blutgruppenunverträglichkeit (Rh-Inkompatibilität) zwischen Mutter und Neugeborenem.

22-27 Was bedeutet Entwicklungsretardierung?

Dies ist die Verzögerung der motorischen und/oder kognitiven (Wahrnehmung, Denken) und/oder sprachlichen und/oder emotionalen und/oder sozialen Entwicklung eines Kindes. Ursachen:

- frühkindliche Hirnschädigung
- schwere oder langdauernde frühkindliche Erkrankung
- reizarme Umgebung
- fehlendes Angebot an emotionalen Beziehungen

22-28 Was bedeutet umschriebene Entwicklungsstörung motorischer Funktionen?

Dies ist eine Entwicklungsbeeinträchtigung der motorischen Koordination, die nicht durch eine Intelligenzminderung oder eine angeborene/frühkindlich erworbene neurologische Störung erklärbar ist. Sie äußert sich in fortbestehender Schwierigkeit beim Erwerb grundlegender motorischer Fähigkeiten wie Fangen, Werfen, Treten, Rennen, Springen, Hüpfen, Schneiden, Anmalen, Schreiben.

22-29 Was bedeutet Hydrozephalus? Wie entsteht er?

Dies ist eine Erweiterung der Liquorräume im Gehirn, die durch Erhöhung des Liquordruckes bedingt ist. Entstehung durch:

- behinderter Liquorabfluss: durch angeborene Verengung innerhalb des Ventrikelsystems oder Kompression von außen (Tumor, Blutung)
- verzögerte Liquorresorption durch Verklebung der Hirnhäute nach Entzündung
- erhöhte Liquorproduktion

22-30 Wie wird ein kindlicher Hydrozephalus therapiert?

Durch Drainage über die Anlage eines ventrikuloperitonealen oder ventrikuloatrialen Shunts. Die ist eine Schlauchverbindung mit Ventil zwischen einem Hirnventrikel und der Bauchhöhle oder einem Herzvorhof. Bei Erhöhung des Liquordruckes fließt der Liquor ab.

22-31 Was bedeutet Multiple Sklerose (Encephalomyelitis disseminata)?

Dies ist eine entzündliche Erkrankung des ZNS, die zur Demyelinisierung, das heißt Zerstörung der Markscheiden der Axone führt. Sie gilt als Autoimmunerkrankung und tritt multilokär (an vielen Stellen) auf. Es wird eine schubförmig-remittierende und eine chronisch-progrediente Form unterschieden. Ein Zusammenhang mit früherer Epstein-Barr-Virus Infektion wird angenommen.

22-32 Wie sind Leitsymptomatik, Diagnostik und Pharmakotherapie bei Multipler Sklerose?

Leitsymptome:

- Sehstörungen durch Befall des N. opticus
- Sensibilitätsstörungen an Rumpf und Extremitäten
- Spastische Paresen als Mono- oder Paraparese

Diagnostik:

- Neurologischer Status
- Visuell evozierte Potentiale
- Magnetresonanztomographie
- Liquordiagnostik

Therapie:

- Entzündungshemmung, insbesondere durch Kortison beim akuten Schub
- Immunmodulation: Einwirkung auf das Immunsystem, z. B. mit Interferon.
- symptomatisch medikamentös gegen Krämpfe, Neuralgie, Depression
- Physiotherapie

22-33 Was bezeichnet Charcot-Trias bei der Multiplen Sklerose?

Charcot-Trias bezeichnet die drei Leitsymptome der Beteiligung des Kleinhirns:

- Skandierendes Sprechen: Pausen zwischen einzelnen Silben
- Nystagmus: unwillkürliche, rhythmische Augenbewegungen
- Intentionstremor: Zittern verstärkt sich mit näherkommendem Ziel der Bewegung

22-34 Was ist ein zerebraler Krampfanfall?

Dies ist eine abnorme, synchronisierte Aktivitätssteigerung (elektrische Entladung) zentraler Neurone mit Ausbreitung im Gehirn. Die Folgen sind je nach betroffener Hirnregion vorübergehend motorische, sensible, vegetative und psychische Symptome mit abnormen Bewegungen und eventuell Bewusstseinsstörung. Je nach beteiligter Hirnstruktur werden generalisierte oder fokale Anfälle unterschieden.

22-35 Was bedeutet Gelegenheitskrampf?

Dies ist ein zerebraler Krampfanfall, der während einer außergewöhnlichen Belastung des Gehirns einmalig auftritt und nach Wegfall des Auslösers verschwindet. Auslöser:

- Fieber, Hypoglykämie, Schlafentzug, Flackerlicht
- Alkoholentzug, Medikamentenentzug
- Medikamente, besonders Psychopharmaka, Alkohol, Drogen

22-36 Was bedeutet Epilepsie? Welche ätiologischen Kategorien werden unterschieden?

Epilepsie bedeutet wiederholtes Auftreten zerebraler Krampfanfälle.

- Strukturell-metabolische E.: präe-peri-postnatale Hirnschädigung, Hirnnarben, Trauma, Tumor, Blutung, Entzündung, Gefäßfehlbildung, Alkoholentzug, Hypoglykämie
- Unbekannte E.: Ursache nicht nachweisbar (häufig!)
- Genetische E.: ein oder beide Elternteile sind betroffen

22-37 Wie werden Epilepsien diagnostiziert und therapiert?

Diagnostik:

- (Kinder-)neurologischer Status
- Bildgebung besonders zum Ausschluss eines Tumors und anderer Ursachen
- Stoffwechseldiagnostik zur Fahndung nach möglichen Ursachen
- Elektroenzephalographie zur Bestimmung der Anfallsbereitschaft und Differenzierung der verschiedenen Formen

Therapie:

- Vorbeugung: Auslöser vermeiden; bei Alkoholentzug Antiepileptika als Krampfprophylaxe geben
- Strukturell-metabolische E.: möglichst kausal (ursachenbezogen), zusätzlich Antiepileptika

- Unbekannte und genetische E: Antiepileptika über längeren Zeitraum, eventuell lebenslang
- Im akuten Anfall, auch bei Gelegenheitskrämpfen: Benzodiazepin
- Im Einzelfall neurochirurgische Eingriffe im Temporallappen

---

22-38 Wie können Sie bei einem akuten Krampfanfall helfen?

- Pat. vor Verletzung schützen, z.B. vorsichtig auf den Boden legen, Kissen unter Kopf legen
- bei Bewusstlosigkeit Pat. in stabile Seitenlage bringen
- keinen Beißkeil in den Mund schieben
- nicht festhalten
- Notruf 112 wählen

22-39 Was sind die Ursachen und Symptome einer Meningitis?

Ursache ist eine Infektion der Hirnhäute durch Bakterien (z.B. Hämophilus influenzae, Pneumokokken, Meningokokken) oder Viren (z.B. Mumps, Coxsackie, Polio, Humanes Papilloma-V., Herpes-Simplex-V.):

- die auf dem Blutweg oder
- durch Fortleitung benachbarter Entzündungsprozesse oder
- durch offene Verbindung zwischen Hirnhaut und Außenwelt an die Hirnhäute gelangt sind.

Symptome:

- hohes Fieber
- Übelkeit und Erbechen
- Kopfschmerz im ganzen Kopf
- Licht- und Geräuschempfindlichkeit
- Nackensteife (Meningismus): Kopf ist rückwärtsgebeugt, Rücken ist überstreckt
- Bewusstseinsstörung in unterschiedlichem Ausmaß.

22-40 Was bedeuten Enzephalitis, Enzephalomyelitis, Enzephalomeningitis?

- Enzephalitis: Entzündung des Hirngewebes, meistens durch Viren, z.B. Herpes simplex, Masern, Humanes- Papilloma-Virus
- Enzephalomyelitis: Entzündung des Hirn- und Rückenmarkgewebes, z.B. Polio-Virus, Borrelia (Spirochaete)
- Meningoenzephalitis: Entzündung der Hirnhäute und des Hirngewebes z.B. durch FSME-Virus (Frühsommermeningoenzephalitis)

22-41 Wie werden Schädel-Hirn-Traumata eingeteilt?

Nach der Dauer der Bewusstlosigkeit und der Glasgow-Koma-Skala erfolgt eine Einteilung in:

- Grad I: leichtes SHT („Gehirnerschütterung“): Bewusstlosigkeit < 5 min; GCS 15–13
- Grad II: mittelschweres SHT („Gehirnprellung“): Bewusstlosigkeit 5 – 30 min; GCS 12–9
- Grad III: schweres SHT („Gehirnquetschung“): Bewusstlosigkeit > 30 min; GCS 8 oder weniger

Nach dem Zustand der Dura mater:

- geschlossenes SHT: Dura intakt
- offenes SHT: Dura verletzt → Kontakt Gehirn mit Außenwelt → ungünstige Prognose

22-42 Was bezeichnet spinaler Schock?

Dies ist der Zustand erloschener Eigentätigkeit des Rückenmarks unmittelbar nach schwerer Rückenmarksverletzung.

- Kennzeichen: Verlust der Sensibilität, des Muskeltonus, der Willkürmotorik, der Eigen- und Fremdreflexe, der vegetativen Regulationen
- Dauer: bis einige Wochen, danach Symptome der bleibenden Querschnittsläsion

22-43 Was kennzeichnet ein Querschnittssyndrom?

- schlaffe Parese und sensible Reizerscheinungen in Höhe des geschädigten Rückenmarksegmentes
- spastische Parese sowie sensibler und vegetativer Funktionsausfall aller darunterliegenden Rückenmarksegmente

22-44 Wie werden Querschnittslähmungen eingeteilt?

- nach der Ursache in traumatische und nichttraumatische (Tumor, degenerative Einengung des Spinalkanals, Myelitis, Blutung oder Ischämie)
- nach dem Zeitverlauf in akute und chronische
- nach dem Ausmaß der neurologischen Ausfälle in komplette und inkomplette
- nach der Höhe in zervikale-, thorakale-, lumbale Markläsion sowie Konus-Syndrom und Kauda-Syndrom

22-45 Was ist ein spinales Wurzelkompressionssyndrom?

Die ist die Schädigung eines aus dem Rückenmark austretenden Spinalnerven mit Schmerz und Sensibilitätsstörung im zugehörigen Hautbezirk (Dermatom) und je nach Ausmaß Reflexabschwächung, Parese, Muskelatrophie, Funktionsausfall. Ätiologie: z. B. Bandscheibenvorfall, Wirbelkörperfraktur, HWS-Schleudertrauma.

22-46 Was bedeutet Demenz? Wieviele Menschen sind in Deutschland betroffen?

Demenz (dementielles Syndrom) ist eine erworbene, das Alltagsleben beeinträchtigende Reduktion intellektueller Fähigkeiten aufgrund einer hirnorganischen Erkrankung, die über mindestens sechs Monate besteht. Leitsymptom sind der zunehmende Gedächtnisverlust und weitere kognitive Störungen.
Es gibt 1,6 Millionen Betroffene in Deutschland.

22-47 Was bedeutet Kognition? Was sind kognitive Leistungen?

- Kognition bedeutet „Erkennen" als Überbegriff von Wahrnehmen und Denken.
- Kognitive Leistungen sind Aufmerksamkeit, Konzentration, Gedächtnis Merkfähigkeit, Orientierung, Urteilsvermögen, Logisches Denken, Sprache, Rechenfähigkeit, Abstraktionsvermögen.

22-48 Was sind Symptome bei Demenzerkrankung?

- Kognitive Symptome: Gedächtnisstörung, Zerstreutheit, Konzentrationsstörung, Merkfähigkeitsstörung, Räumliche und zeitliche Orientierungsstörung
- Zerebrale „Werkzeug"-Störung: Aphasie, Apraxie, Agnosie, seltener Dysarthrophonie
- Emotionale Symptome: Interesselosigkeit, Ängstlichkeit, Stimmungslabilität, Depressivität
- Sozialverhalten: Apathie, Reizbarkeit, Aggressivität
- Körperliche Symptome: Stuhl- und Harninkontinenz, Gangstörung, Dysphagie.

22-49 Welche Haupttypen der Demenz werden unterschieden?

- Alzheimer D. mit 70 % aller Demenzerkrankungen: Gedächtnisverlust, Aufmerksamkeisstörung, Affektabflachung, Orientierungsstörung, Apraxie, Aphasie
- vaskuläre D.: schubweise Verschlechterung; Stimmungsschwankung, Verwirrtheit, Sprech- und Schluckstörungen, Gangapraxie

- Lewy-Körper-D.: fluktuierende Aufmerksamkeitsstörung, visuelle Halluzination, Parkinsonsymptome
- Frontotemporale D. (Morbus Pick): progrediente Aphasie und Persönlichkeitsveränderung
- Demenz bei anderen Hirnerkrankungen, z. B. Parkinson

Bei den Typen Alzheimer, Lewy- Körper und frontotemporale D. liegen Hirnatrophie und charakteristische pathohistologische Veränderungen im Hirngewebe vor, sie gelten als primär-neurodegenerative Erkrankung im Unterschied zur vaskulären D. mit multiplen Hirninfarkten.

22-50 Wie wird eine Demenzerkrankung diagnostiziert?

- Neuropsychologische Tests: Mini-Mental-Status-Test, Uhrentest, Dem-Tect-Test
- charakteristische Symptomatik
- neurologischer Status und Magnetresonanztomographie zum Ausschluss sonstiger hirnorganischer Krankheiten; MRT zeigt auch Ausmaß der Hirnatrophie und zerebrovaskulär bedingte Infarkte.
- Blutuntersuchung zum Ausschluss behandelbarer Stoffwechselerkrankungen und Infektionen
- Liquoruntersuchung: Nachweis pathologischer Eiweißstoffe bei Alzheimer: Beta-Amyloid, Tau-Protein

---

22-51 Wie wird eine Demenzerkrankung therapiert?

- primär-degenerative D.: keine kausale Therapie derzeit bekannt. Pharmakotherapie mit Cholinesterasehemmern und Antidementiva soll Alzheimer Demenz verzögern.
- vaskuläre D.: Blutdruckeinstellung, Behandlung von kardiovaskulären Risikofaktoren
- symptomatisch bei allen Formen: Physiotherapie, Logopädie, Ergotherapie

---

22-52 Wie ist die Ätiologie und Pathogenes beim Parkinson-Syndrom?

- primäres Parkinsonsyndrom: idiopathisch
- sekundäres Parkinsonsyndrom: symptomatisch bei Arteriosklerose, Enzephalitis, wiederholten Kopftraumata, Nebenwirkung von Neuroleptika.

Pathogenese: Degeneration von dopaminproduzierenden Zellen in der Substantia nigra des Mittelhirns, dadurch Ausfall des Neurotransmitters Dopamin im extrapyramidal-motorischen System. Die Folge sind Störungen der Bewegungsabläufe. Neuerkrankte: 150 000 /Jahr

22-53 Was sind die Leitsymptome des Parkinson-Syndroms?

- Brady-, Hypokinese, Akinese: Verlangsamung/Verminderung der Bewegungen, Fehlen der Mitbewegungen
- Rigor: gleichmäßige Erhöhung des Muskeltonus bei passiver Bewegung
- Ruhetremor: nimmt bei zielgerichteten Bewegungen ab.
- Haltungsinstabilität

22-54 Welche Auswirkung hat das Parkinson-Syndrom auf Schlucken und Kommunikation?

- eingeschränkte Gesichtsmimik (Maskengesicht) mit Artikulationsstörung
- Dysphagie mit Kaustörung, Hypersalivation, motorischer Störung der Zunge und des oberen Ösophagussphinkters → Kap. 13
- Dysarthrophonie mit unkoordinierter Atmung, erschwerter Adduktion und Tremor der Stimmlippen, Störung der Prosodie: leises, monotones, monorhythmisches, verlangsamtes Sprechen → Kap. 10.

22-55 Wie wird das Parkinson-Syndrom therapiert?

- Pharmaka: L-Dopa (Dopaminvorstufe) und andere Stoffe, die auf den Dopaminstoffwechsel wirken: Förderung der Freisetzung von Dopamin, Verminderung des Abbaus
- Physiotherapie, Logopädie
- Tiefe Hirnstimulation: neurochirurgisch werden Elektroden in die betroffenen Basalganglien implantiert. Durch elektrische Stimulation dieser Ganglien können Symptome gebessert werden, nicht die Dysphagie und Dysarthrophonie.
- symptomatische medikamentöse Therapie der Begleitstörungen (Sialorrhoe, Depression, Angst)

22-56 Was bedeuten amyotrophe Lateralsklerose und progressive Bulbärparalyse?

ALS ist eine degenerative Erkrankung des 1. und 2. motorischen Neurons mit spastischen und schlaffen Lähmungen und Muskelatrophie. Lähmung der Atemmuskulatur erfordert dauerhaft Tracheotomie und künstliche Beatmung. Ungeklärte Ätiologie. Häufigkeit 2000 pro Jahr. Tod nach drei bis vier Jahren, selten später.

Die progressive Bulbärparalyse ist eine Form der ALS mit Befall der Kerne der Nn. VII, IX, X, XII im Hirnstamm mit zunehmenden Schluck-, Sprech-, Stimmstörungen.

22-57 Was ist Migräne?

Dies ist ein anfallsweise auftretendes Leiden mit halbseitigem Kopfschmerz, vegetativen Symptomen (Übelkeit, Erbrechen), Licht- und Schallscheu. Die Dauer beträgt 4 bis 72 Stunden, Verstärkung tritt bei körperlicher Aktivität auf. Die Ätiologie ist ungeklärt, es wird eine genetisch bedingte Calcium-Ionenstörung in Hirnblutgefäßen angenommen, wobei eine Vielzahl von exogenen und endogenen Auslösern bekannt ist. Als Aura werden vorübergehende begleitende neurologische Symptome bezeichnet: Flimmerskotome (Lichtblitze und Gesichtsfeldausfall); sensible, vestibuläre, motorische Ausfälle.

22-58 Wie wird sie therapiert?

- Vorbeugung: bekannte Auslöser vermeiden, Ausdauersport, Stressbewältigungstraining
- im Anfall: Triptan als Tablette, Nasenspray, Zäpfchen; alternativ Schmerzmittel (z. B. Ibuprofen, Paracetamol) und Antiemitikum (gegen Erbrechen)
- im Intervall: Betablocker, Calciumantagonisten

22-59 Welche häufigen Kopf- oder Gesichtsschmerzen ohne neurologische Ausfälle sind von Migräne abzugrenzen?

- Spannungskopfschmerz: beidseitig, dumpf-drückend, keine Übelkeit
- Arteriitis temporalis: frontotemporal, Autoimmunerkrankung
- Cluster-Kopfschmerz : einseitig im Bereich der Augenhöhle, mit Tränen- und Nasenfluss, Dauer bis etwa 3 Stunden.
- Trigeminusneuralgie: einseitig, Dauer Sekunden- bis Minuten, Auslösung duch Kauen, Sprechen, Berühren
- Atypischer Gesichtsschmerz: dumpfer, einsseitiger, Dauer-Gesichtsschmerz ohne organische Ursache
- Zervikogener Kopfschmerz: Erkrankung der Halswirbelsäule, von occipital bis frontal ziehend, durch Kopf-Hals-Bewegung provozierbar
- Symptomatischer Schmerz bei Zahn-, Ohr-, Augen-, Nasennebenhöhlen. Kiefergelenkserkrankung

22-60 Was bedeuten vestibläre Migräne und Basilarismigräne?

- Bei der vestibulären M. treten außer typischen Migräne Symptomen auch Drehschwindelattacken auf.
- Die Basilarismigräne ist durch attackenförmige Hirnstammsymptome gekennzeichnet wie Schluckstörung, Artikulatonsstörung, Doppelbilder, Drehschwindel.

22-61 Was sind die häufigsten Ursachen einer zentralen und einer peripheren Fazialisparese?

- zentrale Ursache: Schlaganfall, Meningitis, Enzephalitis, Hirntumor
- periphere Ursache:
  1. idiopathisch (möglicherweise Autoimmun- oder Viruserkrankung)
  2. infektiös-entzündlich (Herpes simplex, Zoster, Borreliose)
  3. akute und chronische Otitis media, Cholesteatom, Felsenbeinfraktur, Operation im Mittelohr
  4. Ohrspeicheldrüsentumor, Operationen an der Ohrspeicheldrüse

22-62 Wie wird eine idiopathische periphere Fazialisparese behandelt?

- Kortison systemisch hochdosiert
- bei Hinweis auf virale Genese (Antikörper im Blut) zusätzlich antivirale Medikation
- Augenschutz und Augensalbe wegen fehlendem Lidschluss und vermindertem Tränenfluss
- Grimassierübungen vor dem Spiegel, logopädische Anleitung

22-63 Was bedeutet Polyneuropathie? Was sind die Ursachen und Hauptsymptome?

Polyneuropathie ist eine nichttraumatische Erkrankung mehrerer peripherer Nerven mit Beeinträchtigung motorischer, sensibler und vegetativer Funktionen.
Ursachen:

- Diabetes mellitus und Alkoholabusus mit jeweils 30 %
- Weitere 30 % sind infektiös, toxisch, medikamentös, hereditär, nutritv (Vitamin B12 Mangel) bedingt.
- 10 % bleiben ungeklärt.

Hauptsymptome:

- Sensibilitätsstörungen und Schmerzen meistens symmetrisch, meist an der unteren Extremität
- selten: periphere, schlaffe Lähmungen und verminderte Reflexe meist symmetrisch an der unteren Extremität
- vegetative periphere Störungen mit Hautveränderungen

22-64 Was bedeutet Guillain-Barrè-Syndrom?

Die ist eine akute, entzündliche, demyelisierende Polyneuropathie. Die Nn. IX und X können beteiligt sein mit resultierender Dysphagie.

22-65 Was bedeutet Myasthenia gravis pseudoparalytica?

Dies ist eine Autoimmunerkrankung mit Störung der neuromuskulären synaptischen Übertragung an der motorischen Endplatte. Durch Bildung von Autoantikörpern gegen die Acetylycholin-Rezeptoren an der postsynaptischen Membran wird die Zahl funktionsfähiger Rezeptoren vermindert. Die Folge ist eine abnorme Ermüdbarkeit der Muskulatur.

22-66 Welche Leitsymptome bestehen bei Myasthenia gravis pseudoparalytica? Welche Therapieformen werden angewandt?

Leitsymptom ist die belastungsabhängige, abnorme Ermüdbarkeit der Muskulatur. Beginn oft mit Befall der Augenlidmuskeln und der Velum- und Rachenmuskulatur. Charakteristisch:

- Ptosis (Herunterhängen des Oberlides)
- offenes Näseln
- Schluckstörung

Therapie:

- Pharmakotherapie mit Cholinesterasehemmer bremst Abbau des Acetylcholins.
- Immunsuppressiva dämpfen die Autoimmunreaktion.
- Die operative Thymusentfernung beeinflusst das Immunsystem mit Symptombesserung.

22-67 Was ist eine Muskelatrophie?

Dies ist eine Verringerung der Masse eines oder mehrerer Muskeln.

- einfache Muskelatrophie durch Inaktivität, Unterernährung
- myogene Muskelatrophie durch Stoffwechselstörung der Muskelzellen, dann auch Muskeldystrophie genannt
- neurogene Muskelatrophie durch Schädigung des 2. Motoneurons

22-68 Was bezeichnen Myopathie, Myositis, Muskeldystrophie?

- Myopathie: Muskelerkrankung im weitestens Sinn, durch Zusatz auch Bezeichnung spezieller Krankheitsbilder
- Myositis: entzündliche Muskelerkrankung
- Muskeldystrophie: Krankheit der Muskulatur, die mit Muskelatrophie und Reflexausfall einhergeht

22-69 Wie werden Muskelerkrankungen eingeteilt?

Genetisch bedingt:

- progressive Muskeldystrophie
- metabolische (stoffwechselbedingte) Muskeldystrophie

Erworben:

- infektionsbedingte Myositis
- autoimmunbedingte Myositis
- toxische Myopathie z. B. durch Medikamente oder Alkohol
- Critical-Illness-Polyneuromyopathie
- endokrine Myopathie z. B. durch Schilddrüsenerkrankung

22-70 Was bedeutet okulopharyngeale Muskeldystrophie?

Dies ist eine erbliche Erkrankung mit Schwäche der Lidmuskulatur (hängendes Lid) und Rachenmuskulatur (Schluckstörung). Sie tritt zwischen dem 40. und 60. Lebensjahr auf.

22-71 Was bedeutet Critical-Illness-Polyneuromyopathie?

Dies ist eine Muskelschwäche bei Pat., die auf Intensivstationen längere Zeit beatmet wurden wegen Multi-Organ-Versagen oder systemischer Entzündung (Sepsis). Kennzeichen:

- Tetraplegie mit Muskelatrophie
- Schwäche der Atemmuskulatur mit Problemen bei der Entwöhnung von der Beatmung
- Schluckstörung mit Aspiration

23 Allgemeine Psychopathologie

23-1 Welche diagnostischen Methoden werden in der Psychiatrie angewandt?

- Anamnese: Eigen- und Fremdanamnese, speziell biografische und Familienanamnese
- Exploration: gezieltes, diagnostisches Gespräch
- Verhaltensbeobachtung vor-, während-, nach der Untersuchung
- Standardisierte Tests:
  1. Screening-Fragebogen und störungsspezifischer Fragebogen
  2. Leistungstest, z. B. Intelligenztest: Hamburg-Wechsler-Intelligenztest für verschiedene Altersstufen

3. Persönlichkeitstest: Selbsteinschätzung des Verhaltens und Erlebens durch skalierte Fragebögen
- Suche nach (hirn)organischen Erkrankungen: Neurologischer Status → Kap. 20, internistischer Status, Labor, Neuroradiologie

---

23-2 Wie wird ein psychopathologischer Status erhoben? Welche Kriterien werden erfasst?

Erhebung durch Befragung (Exploration) und Beobachtung des Pat., falls erforderlich auch durch Befragung von Bezugspersonen. Kriterien sind:
- Bewusstsein/Vigilanz
- Orientierung
- Aufmerksamkeit, Konzentration
- Wahrnehmung
- Gedächtnis
- Denken
- Affektivität
- Angst und Zwang
- Antrieb und Psychomotorik
- Ich-Erleben
- Hinweis auf Suizidalität oder Fremdgefährdung

23-3 Welche quantitativen und qualitativen Bewusstseinsstörungen werden unterschieden?

Die quantitative Bewusstseinsstörung betrifft den Wachheitsgrad (Vigilanz): überwach, wach, benommen, somnolent, soporös, komatös.
Die qualitative Bewusstseinsstörung zeigt sich als:
- Bewusstseinseintrübung: mangelnde Klarheit des Bewusstseins
- Bewusstseinseinengung: nur ein Teil des Gesamterlebens erreicht das Bewusstsein
- Bewusstseinsverschiebung: Gefühl des gesteigerten, erweiterten Bewusstseins

---

23-4 Welche Orientierungsstörungen werden unterschieden?

Die Orientierung zu Zeit, Ort, Situation, eigener Person kann gestört sein.

23-5 Was sind Störungen der Aufmerksamkeit und Konzentration?

- Aufmerksamkeitsstörung: die Fähigkeit sich einem Ausschnitt des Gesamterlebens zuzuwenden ist gestört

- Konzentrationsstörung: die Fähigkeit längere Zeit bei einem Ausschnitt des Gesamterlebens zu verweilen ist gestört

---

23-6 Wie werden Gedächtnisstörungen zeitlich eingeteilt?

- Merkfähigkeitsstörung: Patient hat Neues nach wenigen Sekunden bis Minuten vergessen
- Kurzzeitgedächtnisstörung: Neues wird nur für Minuten bis Stunden behalten
- Langzeitgedächtnisstörung: Erinnerung an Ereignisse die Monate oder Jahre zurückliegen ist gestört

---

23-7 Was sind formale und inhaltliche Denkstörungen? Was bedeutet Wahn?

- formale Denkstörung: Störung des Denkablaufes, des Gedankenganges, z. B. Ideenflucht
- inhaltliche Denkstörung: Denken beschäftigt sich mit für Außenstehende nicht nachvollziehbaren, realitätsfernen Inhalten, z. B. Wahnvorstellungen
- Wahn ist eine objektiv falsche Beurteilung der Realität, an der der Patient mit Gewissheit festhält.

23-8 Was sind quantitative und qualitative Wahrnehmungsstörungen? Was bedeuten Halluzination und illusionäre Verkennung?

Bei einer quantitativen Wahrnehmungsstörung werden Sinnesreize verstärkt oder abgeschwächt empfunden.

Bei einer qualitativen Wahrnehmungsstörung werden Wahrnehmungen erlebt, die durch keinen entsprechenden Sinnesreiz hervorgerufen werden. Formen:

- Bei einer Halluzination liegt kein Sinnesreiz vor.
- Bei einer illusionären Verkennung wird ein Sinnesreiz falsch gedeutet.

23-9 Was sind Störungen der Affekte?

Die sind Störungen der Gefühlslage und Gefühlsäußerung. Affekte können:

- vermindert oder gesteigert sein
- situationsabhängig unpassend sein (inadäquat)
- in Bezug auf das gleiche Objekt widersprüchlich sein (z. B. Hass und Liebe gegenüber der gleichen Person).

23-10 Was sind krankhafte Angst, Phobie, innerer Zwang?

- Krankhafte Angst ist das generalisierte Gefühl einer unüberwindlichen, existentiellen Bedrohung.
- Phobie ist die krankhafte objekt- oder situationsbezogene Furcht.

- Innerer Zwang ist das Beherrschtwerden von Impulsen, Gedanken, Handlungen, die der Pat. zwar als sinnlos erkennt, denen er sich aber nicht entziehen kann.

23-11 Was sind Störungen des Antriebs und der Psychomotorik? Was bedeutet Stupor?

- Antriebsstörung ist eine Hemmung, Minderung oder Steigerung des inneren Impulses zur Aktivität.
- Psychomotorische Störungen sind psychisch bedingte Störungen im Erscheinungsbild einer Bewegung, speziell der Ausdrucksbewegungen wie Mimik und Gestik.
- Stupor ist eine Antriebsstörung mit Fehlen jeglicher körperlicher und/oder geistiger Aktivität bei wachem Bewusstsein.

23-12 Was sind typische Störungen des Ich-Erlebens?

- Störungen des Ich-Erlebens betreffen die eigene Persönlichkeit, insbesondere die Abgrenzung zwischen eigener Person und Außenwelt.
- Derealisation: Pat. erlebt Umwelt als verändert, unwirklich, fremd.
- Depersonalisation: Pat. erlebt eigene Person oder Körperteile als verändert.
- Unwirkliche Fremdbeeinflussungserlebnisse: Das eigene Verhalten wird als von außen gesteuert erlebt.

24 Psychische Erkrankungen und Störungen

24-1 Wie werden psychische und Verhaltensstörungen nach ICD-10* eingeteilt?

Die Störungen werden nach Symptomen und Verlauf eingeteilt. Nur in den Unterkapiteln „organische Störungen“ und „Störungen durch psychotrope Substanzen“ wird nach ätiologischen Faktoren eingeteilt.

- organische Störungen
- Störungen durch psychotrope Substanzen
- Schizophrenie und andere Wahnkrankheiten
- affektive Störungen
- neurotische, Belastungs- und somatoforme Störungen
- Verhaltensauffälligkeiten in Verbindung mit körperlichen Störungen

---

* Internationale Klassifikation der Krankheiten und verwandter Gesundheitsprobleme 10. Revision Version 2022

- Persönlichkeits- und Verhaltensstörungen
- Intelligenzminderung
- Entwicklungsstörungen
- Verhaltens- und emotionale Störungen mit Beginn in der Kindheit und Jugend

---

24-2 Was sind die Hauptmerkmale psychotischer Störungen?

Psychotische Störungen sind gekennzeichnet durch:

- erhebliche Beeinträchtigung der psychischen Funktionen
- gestörten Realitätsbezug
- mangelnde Einsicht in die Störung
- Unvermögen normalen Lebensanforderungen zu genügen.

24-3 Was sind die Hauptmerkmale nichtpsychotischer psychischer Störungen?

- Störungen sind dem normalen Erleben und Verhalten grundsätzlich wesensgleich.
- Es bestehen quantitative Unterschiede zum normalen Erleben und Verhalten, keine qualitativen.
- Es besteht kein Realitätsverlust.

24-4 Was sind organische psychische Störungen?

Dies sind psychische Störungen mit nachweisbarer Ätiologie durch eine Krankheit oder Verletzung oder sonstige Läsion, die zu einer Hirnfunktionsstörung führt.

24-5 Wie werden organisch begründete psychische Störungen eingeteilt?

- nach dem Verlauf in akute oder chronische psychische Störungen
- nach der Ätiologie in primäre Hirnkrankheiten (hirnorganische) und in hirnbeteiligende (symptomatische) bei anderen Erkrankungen (z.B. Stoffwechselerkrankungen)
- nach dem Ausmaß der Hirnbeteiligung in diffuse und fokale psychische Störungen
- nach dem psychopathologischen Bild in exogene Psychosen und nicht-psychotische Störungen
- nach dem Vorhandensein oder Fehlen einer Bewusstseinsstörung bei Psychosen

---

24-6 Was bedeutet Delir?

Dies ist eine akute, organisch bedingte Psychose mit Bewusstseinsstörung.

- Bewusstseinseintrübung

- Desorientiertheit
- Unruhe und Erregung
- Halluzinationen
- Vegetative Symptome: Schwitzen, Pulsänderung, Zittern, Schlaflosigkeit

---

24-7 Was bedeutet Korsakow-Syndrom?

Dies ist ein organisch bedingtes amnestisches Syndrom, oft bei chronischem Alkoholkonsum, mit den Leitsymptomen

- schwere Merkfähigkeitsstörung
- Orientierungsstörung zu Zeit und Raum
- Konfabulationen: Phantasievolles Reden, wobei der Patient den Inhalt für Realität hält

---

24-8 Was bezeichnet psychische und physische Abhängigkeit?

- Psychische Abhängigkeit ist das übermächtige, unwiderstehliche Verlangen, eine bestimme Substanz bzw. Droge wieder einzunehmen oder eine bestimmte Handlung auszuführen
- Physische Abhängigkeit ist charakterisiert durch die Toleranzentwicklung, die zur Dosissteigerung führt sowie das Auftreten von körperlichen Entzugserscheinungen: Schwitzen, Zittern, Krampfanfall.

24-9 Was sind psychotrope Substanzen?

Dies sind Substanzen mit Wirkung auf psychische Funktionen wie Alkohol, natürliche und künstliche Drogen, Psychopharmaka, Tabak, Koffein, Lösungsmittel.

24-10 Welche Erscheinungsbilder werden bei Störungen durch psychotrope Substanzen unterschieden?

- Akute Intoxikation mit Untergruppen: ohne Komplikation, Verletzung, Delir, Koma, Krampfanfall, pathologischer Rausch
- Schädlicher Gebrauch
- Abhängigkeitssyndrom mit Unterscheidung hinsichtlich des Abstinenzverhalten
- Entzugssyndrom mit Unterscheidung hinsichtlich des Auftretens von Krampfanfällen und/oder Delir

---

24-11 Was bedeutet Schizophrenie?

Dies ist eine psychotische Erkrankung mit schwerer Persönlichkeitsstörung.

- Akutphase mit formaler Denkstörung, Wahn, Halluzinationen Angst und Unruhe

- Residualzustand mit Antriebslosigkeit, Affektverflachung, sozialem Rückzug
- häufig kognitive Defizite
- Ätiologisch ungeklärt, es werden genetische, hirnfunktionelle, biochemische, psychosoziale (Familienkonstellation) Faktoren festgestellt.

Pathogenetisches Modell: erhöhte Anfälligkeit (Vulnerabilität) plus Auslöser (Stress)

Therapie: Psychopharmaka (Antipsychotika), Psychotherapie, Soziotherapie → Kap. 25

24-12 Was sind positive und negative Symptome der Schizophrenie?

- Positive Symptome (Plussymptome) sind Erscheinungen, die bei einem gesunden Menschen nicht auftreten, wie z. B. Wahn, Halluzinationen, Störungen des Ich-Erlebens.
- Negative Symptome (Minussymptome) bezeichnen das Fehlen von psychischen Funktionen die beim Gesunden anzutreffen sind, wie ausgeglichene Affekte, normaler Antrieb und Spontaneität, logisches Denken, soziale Kontakte.

24-13 Was sind affektive Störungen?

Dies sind Erkrankungen, die durch Störung der Stimmung (Affektivität), des Antriebs und der Psychomotorik gekennzeichnet sind. Die Ätiologie ist ungeklärt, es werden genetische, hirnfunktionelle, biochemische, psychokonstitutionelle, psychosoziale Faktoren festgestellt.

- depressive Störung als depressive Episode oder Dysthymie (chronische leichte depressive Verstimmung)
- manische Störung mit den Typen manische Episode oder Hypomanie (leichte Manie)
- bipolare Störung mit wechselnden Symptomen der manischen und depressiven Störung, Zyklothymie als chronische leichte Stimmungsinstabilität.

Bei schwerer Ausprägung werden Störungen mit und ohne psychotische Symptome unterschieden.

24-14 Was sind die Hauptsymptome bei depressiver Episode? Welches Geschlecht ist häufiger betroffen?

- Gefühl der Traurigkeit bis zur völligen Hoffnungslosigkeit und Wertlosigkeit des eigenen Daseins
- Antriebshemmung bis zum Stupor, aber auch innere Unruhe mit Verzweiflungsäußerung

- Denken verlangsamt, Zwangsgedanken, bei schwerer Verlaufsform Wahn (z. B. Verarmung)
- Schlafstörung, Gewichtsabnahme, multiple körperliche Beschwerden

Frauen sind doppelt so häufig wie Männer betroffen.

24-15 Was sind die Hauptsymptome bei manischer Episode?

- Gefühl der Hochstimmung mit Selbstüberschätzung und Distanzlosigkeit
- Antriebssteigerung bis zur völligen Enthemmung
- Formale und inhaltliche Denkstörung: Ideenflucht, Größenwahn
- Schlafdefizit, gesteigerte Libido

24-16 Was bedeutet schizoaffektive Psychose?

Die ist eine Psychose mit Symptomen aus dem Bereich der Schizophrenie und der affektiven Störungen.

24-17 Was sind Reaktionen auf Belastungen und Anpassungsstörungen?

Dies sind psychische Störungen unterschiedlichen Ausmaßes mit Depression, Wut, Angst, Verzweiflung, Schlafstörung, wiederkehrender Erinnerung, vegetativen Symptomen als Reaktion auf außergewöhnliche Lebensereignisse:

- Akute Belastungsreaktion: sofort nach einer außergewöhnlichen körperlichen oder seelischen Belastung auftretende Reaktion, klingt innerhalb von Stunden oder Tagen ab
- Posttraumatische Belastungsstörung: verzögerte, bis sechs Monate nach dem Ereignis auftretende Reaktion auf ein außergewöhnlich seelisch belastendes Ereignis, z. B. Zeuge oder Opfer einer Katastrophe, Kriegshandlung, Todesdrohung, Folter; oft auf Dauer bestehend
- Anpassungsstörung: innerhalb eines Monats nach belastendem Lebensereignis oder einer Lebensveränderung oder schwerer Krankheit für bis zu 6 Monaten auftretend

---

24-18 Was sind neurotische Störungen?

Die sind Störungen der Erlebnisverarbeitung mit dem Versuch einer Kompromissbildung zwischen subjektiv nicht zu vereinbarenden Tendenzen.

- aus psychoanalytischer Sicht: Fehlentwicklung durch Reaktivierung von bis in die Kindheit zurückreichenden, unbewussten, nicht gelösten Konflikten
- aus lerntheoretischer Sicht: erlernte, aber aktuell dysfunktionale Fehleinschätzung von Beziehungen und Situationen, die zu Symptomen und Fehlverhalten führt

24-19 Wie werden neurotische Störungen nach dem Beschwerdebild unterschieden?

- neurotische Störungen mit vorwiegend seelischen Symptomen: Angststörung (z.B. episodische Panikattacke), phobische Störung (z.B. Klaustrophobie), Zwangsstörung (wiederkehrende Zwangsgedanken und -handlungen)
- neurotische Störungen mit seelischen und körperlichen Symptomen: dissoziative Störung
- neurotische Störungen mit vorwiegend körperlichen Symptomen: somatoforme Störung

24-20 Was bedeutet dissoziative Störung?

Dies ist eine neurotische Störung, die durch unbewusste körperliche Symptome wie Störungen der Bewegung oder Sinnesempfindung oder unbewusste Ortsveränderung oder „dramatisches" Verhalten mit Symbolcharakter charakterisiert sind. Beispiele:

- psychogene Hörstörung → Kap. 14
- psychogene Aphonie → Kap. 7

24-21 Was sind somatoforme Störungen?

Die sind neurotische Störungen, die sich als körperliche Beschwerden äußern, denen aber kein adäquater körperlicher Befund entspricht.

- Somatisierungsstörung mit multiplen, wechselnden körperlichen Beschwerden
- organbezogene somatoforme Funktionsstörung (z.B. Globus pharyngis hystericus) → Kap. 3
- somatoforme Schmerzstörung

24-22 Was sind Verhaltensauffälligkeiten mit körperlichen Störungen?

- Essstörungen wie Anorexia nervosa, Bulimia nervosa
- nichtorganische Schlafstörungen
- nichtorganische Sexualstörungen

24-23 Was bedeutet Psychosomatik? Was sind psychosomatische Krankheiten und Störungen?

- Psychosomatik ist die Lehre von den Wechselwirkungen zwischen Körper (Soma) und Psyche.
- Psychosomatische Krankheiten sind körperliche Krankheiten, bei denen psychische Faktoren eine pathogenetische Rolle spielen sollen, z.B. Neurodermitis, Asthma bronchiale, Colitis ulcerosa.

- Psychosomatische Störungen sind a) Verhaltensauffälligkeiten mit körperlichen Störungen und b) somatoforme Störungen.

24-24 Was sind Persönlichkeitsstörungen? Was kennzeichnet den Borderline Typus?

Dies sind langanhaltende Extremausprägungen des Erlebens und Verhaltens, eine Veränderung der gesamten Wesensmerkmale eines Menschen.

- Spezifische P. sind: Paranoide, schizoide, dissoziale, emotional instabile, histrionische, anankastische, ängstliche, abhängige P.
- Borderline Typus bezeichnet eine emotional instabile Persönlichkeitsstörung an der Grenze zur psychotischen Störung. Symptome: Instabilität im Selbstbild, in den zwischenmenschlichen Beziehungen und Affekten.

24-25 Was bedeutet Intelligenzminderung?

Dies ist die verzögerte oder unvollständige Entwicklung der geistigen Leistungsfähigkeit, besonders hinsichtlich kognitiver, sprachlicher, motorischer und sozialer Fähigkeiten. Eine Intelligenzstörung kann allein oder zusammen mit jeder anderen psychischen oder körperlichen Störung auftreten. Sie zeigt sich in einem beeinträchtigten Anpassungsverhalten an geänderte Umweltbedingungen. Der Schweregrad einer Intelligenzstörung wird an Hand standardisierter Intelligenztests festgestellt. Als Intelligenzminderung gilt ein Intelligenzquotient unter 70.

24-26 Was bedeutet Oligophrenie? In welche Schweregrade wird Oligophrenie eingeteilt?

- Oligophrenie bedeutet angeborene oder frühkindlich erworbene Intelligenzminderung.
- Als Intelligenzminderung gilt ein Intelligenzquotient unter 70 in einem standardisierten Intelligenztest.
- Abhängig vom Schweregrad, der nach dem Intelligenzquotienten bestimmt wird, können zusätzlich organische, insbesondere neurologische Befunde, psychische und soziale Begleitsymptome bestehen.

Einteilung in:

- leichtgradig: IQ 50–69
- mittelgradig: IQ 35–49
- schwergradig: IQ 20–34
- schwerstgradig: IQ unter 20.

24-27 Was sind mögliche Ursachen von Oligophrenie?
- erblich bedingte Krankheiten: Stoffwechselerkrankungen, Schädel- und Hirnfehlbildungen
- Chromosomenanomalien, z. B. Down-Syndrom
- prä-, peri-, postnatale Hirnschädigung
- Beeinträchtigung der Lernvorgänge durch Körper- und Sinnesbehinderungen, ungünstige psychosoziale Bedingungen, Störung der Lernmotivation

24-28 Was sind Entwicklungsstörungen?
Das sind Störungen:
- mit Beginn in der (frühen) Kindheit
- mit Einschränkung oder Verzögerung in der Entwicklung von Funktionen, die eng mit der biologischen Reifung des Gehirns verknüpft sind
- die einen stetigen Verlauf zeigen

Klassifikation der Entwicklungsstörungen:
- umschriebene E. des Sprechens und der Sprache → Kap. 9
- umschriebene E. schulischer Fertigkeiten z. B. Lese-und Rechtschreibstörung
- umschriebene E. der motorischen Funktionen
- tiefgreifende Entwicklungsstörungen (Autismus-Spektrum)

24-29 Was bedeutet Lese-und Rechtschreibstörung?
Dies ist eine Störung des Schreibens und Lesens als kognitiver Teilleistungsstörung, die nicht auf
- Intelligenzminderung
- fehlender Förderung oder
- psychischer/neurologischer Erkrankung, Seh- oder Hörstörung

beruht.

24-30 Was ist das Landau-Kleffner-Syndrom?
Dies ist eine kindliche Aphasie (→ Kap. 10) plus Epilepsie mit folgenden Charakteristika:
- Beginn mit 3–7 Jahren
- Verlust von bereits entwickelten rezeptiven und produktiven Sprachfähigkeiten
- oft auditive Agnosie → Kap. 19
- kein Intelligenzverlust
- epileptische Anfälle, zumindest Auffälligkeiten im EEG im Temporallappen bilateral
- Ätiologie ist unklar, vermutet wird eine Hirnentzündung

24-31 Was ist frühkindlicher Autismus (Kanner-Syndrom)?

Dies ist eine tiefgreifende Entwicklungsstörung mit folgenden Charakteristika:

- Beginn vor dem 3. Lebensjahr
- Intelligenzminderung bei den meisten Betroffenen
- Motorik ist unauffällig; Sprachentwicklung ist verzögert.

Autismus bedeutet Zurückziehen in die eigene Erlebnis- und Gedankenwelt, bei gleichzeitiger Unfähigkeit zur Kontaktaufnahme mit der Außenwelt. Diagnosekriterien:

- eingeschränkte soziale Interaktion z. B. Fehlen von Reaktionen auf soziale Signale und Emotionen anderer Menschen
- eingeschränkte sprachliche Kommunikation insbesondere in den Bereichen Pragmatik, Prosodie, Kreativität in der Sprachproduktion, Begleitmimik und -gestik
- eingeschränktes, zur Wiederholung neigendes, stereotypes Verhalten z. B. ritualisierte Alltagshandlungen, Widerstand gegen Änderungen von Handlungsroutinen

24-32 Was bedeutet atypischer Autismus?

Dies ist eine tiefgreifende Entwicklungsstörung mit folgenden Charakteristika

- Beginn nach dem 3. Lebensjahr
- Intelligenzminderung
- Die Motorik ist unauffällig, die Sprachentwicklung ist verzögert.
- Nur zwei der drei Diagnosekriterien des frühkindlichen Autismus müssen erfüllt sein.

24-33 Was bedeutet Asperger-Syndrom?

Dies ist eine tiefgreifende Entwicklungsstörung mit autistischen Symptomen:

- Beginn im Kleinkindesalter (2.-3. Lebensjahr), überwiegend bei ♂
- auffallend frühe sprachliche und kognitive, aber späte motorische Entwicklung
- normale Intelligenz, spezielle Interessen, motorisch ungeschickt
- stereotypes, repetitives Verhalten
- soziale Interaktion, Kommunikation beeinträchtigt

24-34 Wie ist die Therapie der autistischen Syndrome?

Eine medikamentöse Behandlung ist nicht bekannt.

- Frühkindlicher Autismus (Kanner-Syndrom) und atypischer Autismus: Frühförderung mit Sprachtherapie und Wahrnehmungstraining, Integration in Kin-

dergarten und Schulklassen für Lernbehinderte, körperorientierte Verhaltenstherapie
- Autistische Persönlichkeitsstörung (Asperger-Syndrom): sensomotorische Übungstherapie (Ergotherapie), Förderung der Motorik und Kontaktaufnahme durch Integration in Sportgruppen, Förderung der intellektuellen Interessen und Begabungen.

24-35 Was bedeutet Rett-Syndrom?

Dies ist eine tiefgreifende hirnorganische bedingte Entwicklungsstörung bei Mädchen mit Beginn zwischen dem 7. und dem 24. Monat. Nach einer zunächst normalen Entwicklung treten ein verlangsamtes Kopfwachstum und der Verlust motorischer und sprachlicher Fähigkeiten ein. Symptome sind stereotype Handbewegungen, Hyperventilation, autistisches Verhalten, Ataxie, Muskelatrophie, Hirnkrämpfe.

24-36 Welche kindlichen Verhaltensstörungen unterscheidet ICD-10?

- Hyperkinetische Störung (ADHS)
- Störung des Sozialverhaltens: über sechs Monate anhaltendes, aggressives, aufsässiges und dissoziales (gestörtes Gemeinschafts-) Verhalten
- Bindungsstörung
- emotionale Störung: z. B. Trennungsangst, phobische Störung, soziale Ängstlichkeit
- Störung sozialer Funktionen: elektiver Mutismus
- Tic-Störung
- sonstige Verhaltensstörungen: z. B. Fütterstörung: Nahrungsverweigerung mit extrem wählerischem Essverhalten bei angemessenem Nahrungsangebot und einer kompetenten Betreuungsperson in Abwesenheit einer organischen Krankheit.

24-37 Was kennzeichnet das Aufmerksamkeitsdefizit-Hyperaktivitätssyndrom (ADHS)?

- beeinträchtigte Aufmerksamkeit und Ausdauer: leichte Ablenkbarkeit, Aufgaben werden vorzeitig abgebrochen
- motorische Hyperaktivität: motorische Ruhelosigkeit wie Zappeln, Herumlaufen, Lärmen, insbesondere in Situationen, die relative Ruhe verlangen
- Impulsivität: spontanes und unkontrolliertes Handeln ohne Rücksicht auf Konsequenzen
- Beginn in den ersten fünf Lebensjahren

24-38 Wie wird eine hyperkinetische Störung therapiert?

Mit einem multimodalen Therapieansatz:

- Verhaltenstherapie
- Elterntraining
- Medikamentös mit Psychostimulantien, Hauptvertreter ist Methyphenidat „Ritalin“
- Neurofeedback: Hirnstromkontrolle mit EEG während eines Computerspiels

24-39 Was ist eine Ticstörung?

Die ist eine Verhaltensstörung, die in der Kindheit beginnt und durch einen Tic gekennzeichnet ist.

Ein Tic ist eine unwillkürliche, rasche, wiederholte, nicht rhythmische Bewegung oder Lautproduktion, die plötzlich einsetzt und keinem offensichtlichen Zweck dient. Man unterscheidet:

- einfache motorische Tics, z. B. Blinzeln
- einfache vokale Tics, z. B. Hüsteln, Grunzen
- komplexe motorische Tics, z. B. Handbewegung, Hüpfen
- komplexe vokale Tics, z. B. Sprechen von Wörtern oder Sätzen

Das Tourette-Syndrom ist eine kombinierte, komplexe motorische und vokale Ticstörung, oft mit obszönen Gesten und Wörtern.

24-40 Was bedeutet Bindungsstörung?

- Eine Bindung ist eine langandauernde, nicht auswechselbare emotionale Beziehung.
- Eine Bildungsstörung tritt in zwei Varianten in den ersten fünf Lebensjahren auf:
  - Reaktive Bindungsstörung des Kindesalters als Folge von Vernachlässigung oder Misshandlung: das Kind ist übervorsichtig, furchtsam, sozial zurückgezogen
  - Bindungsstörung des Kindesalters mit Enthemmung als Folge von falschem Verhalten psychisch kranker oder drogenabhängiger Eltern auf die Bedürfnisse des Kindes, das mit diffusem, unselektiertem, klammerndem Bindungsverhalten zu wechselnden Personen reagiert

24-41 Was bedeutet (s)elektiver Mutismus?

Die ist eine emotional bedingte, mindestens vier Wochen anhaltende Kommunikationsstörung, bei der das Kind in bestimmten Situationen unfähig ist zu sprechen, obwohl keine Sprach- oder Sprechstörung vorliegt. Weitere Verhaltensmerkmale sind Sozialangst, Rückzug, Widerstand. Logopädie ist keine Therapieoption!

24-42 Was sind Kennzeichen der Anorexia nervosa (Magersucht)

- selbst herbeigeführtes Untergewicht
- Körperschemastörung: Gefühl und Überzeugung zu dick zu sein
- endokrine Störung auf der Achse Hypothalamus-Hypophyse-Gonaden: Amenorrhoe, Libidoverlust
- Body Mass Index unter 17,5 kg/m^2 ab 16 Jahren. Unter 16-jährige: 15 % unter dem altersentsprechenden Gewicht

24-43 Was sind Kennzeichen der Bulimia nervosa (Ess-Brechsucht)?

- andauernde Beschäftigung mit dem Essen
- Gier nach hochkalorischer Nahrung
- impulsiv-zwanghafte Essattacken, anschließend gegenregulatorisches Verhalten wie Auslösen von Erbrechen, Einnahme von Abführmittel, Appetitzügler

25 Therapie bei psychischen Erkrankungen

25-1 Welche Therapieformen werden bei psychischen Erkrankungen angewandt?

- Psychopharmakotherapie
- Psychotherapie
- körperorientierte Therapie und Entspannungstherapie, Hypnose
- kreative Therapie: Handwerk, Kunst, Musik
- Schlafentzugstherapie, Lichttherapie
- Elektrokrampftherapie
- Physiotherapie, Sporttherapie, Ergotherapie, Logopädie (z. B. bei Autismus)
- Soziotherapie

25-2 Wie ist das Wirkprinzip von Psychopharmaka?

Psychopharmaka wirken auf die Neurotransmitter (Überträgerstoffe der nervalen Impulse) an den Synapsen im Gehirn ein, z. B. verhindern sie an der präsynaptischen Membran die Wiederaufnahme von Neurotransmittern.

25-3 Was bewirken Antipsychotika (syn.: Neuroleptika)? Wozu werden sie eingesetzt? Unerwünschte Wirkungen?

- antipsychotische Wirkung, d. h. sie bauen Halluzinationen, Wahnvorstellungen, Ich-Störungen ab
- sedierende Wirkung (beruhigend, schlaffördernd)

- Indikation: psychotische Störungen wie Schizophrenie, wahnhafter Depression, hirnorganischem Psychosyndrom, Delir
- unerwünschte Wirkungen: Mundtrockenheit, Dyskinesien (spontane, unwillkürliche Bewegungen), Akathisie (Unruhe), Parkinsonsyndrom (Akinese, Rigor, Tremor).

25-4 Was bewirken Antidepressiva? Wozu werden sie eingesetzt? Unerwünschte Wirkungen?

- Substanzklassen, die sich im Wirkungsprofil und den Nebenwirkungen unterscheiden: trizyklische Anitdepressiva, Serotonin- Noradrenalin oder Monoamin-Wiederaufnahmehemmer
- Wirkung: stimmungsaufhellend, antriebsfördernd.
- Indikation: mittelschwere und schwere Depression, Zwangsstörung, Angststörung
- unerwünschte Wirkungen sind Störung des vegetativen Nervensystems mit Mundtrockenheit, Kreislaufstörungen, Störung der Darm- und Blasenentleerung.
- Bei leichter Depression wird das pflanzliche, nebenwirkungsarme Antidepressivum Johanniskraut eingesetzt.

25-5 Wozu werden Lithium-Salze eingesetzt?

Als sog. Stimmungsstabilisierer zur Vorbeugung von affektiven und schizoaffektiven Psychosen

---

25-6 Was bewirken Benzodiazepine (syn.: Tranquilizer)? Wozu werden sie eingesetzt? Unerwünschte Wirkungen?

Wirkung:

- angst- und spannungslösend
- muskelentspannend
- antikonvulsiv (gegen Hirnkrämpfe)
- sedierend

Sie werden eingesetzt:

- zur Schlafförderung
- zur Narkosevorbereitung
- bei Hirnkrämpfen
- als Krampfprophylaxe im Alkoholentzug
- bei Muskelverspannungen, Angstzuständen

Die Anwendungsdauer ist wegen der Gefahr der Abhängigkeit begrenzt. Nebenwirkungen sind Mundtrockenheit, Müdigkeit, Muskelschwäche, Schwindel, Sprechstörung.

25-7 Was sind Hypnotika?

Dies sind schlafférdernde Medikamente. Eingesetzt werden außer Phytotherapeutika (Hopfen, Baldrian):

- Benzodiazepine: nur kurzfristig wegen Nebenwirkungen und Abhängigkeit
- sog. Z-Substanzen: Abhängigkeit nur unwesentlich geringer als bei Benzodiazepin
- Antipsychotika und sedierende Antidepressiva: nebenwirkungsreich, Abhängigkeit soll gering sein
- Melatonin: Hormon der Zirbeldrüse im Gehirn; steuert Schlaf-Wach-Rhythmus, keine Abhängigkeit

---

25-8 Was sind Psychoanaleptika? Wozu werden sie eingesetzt? Unerwünschte Wirkungen?

Hauptvertreter ist Methylphenidat („Ritalin“):

- psychisch anregend
- Aufmerksamkeits- und konzentrationssteigernd
- beruhigend auf Hyperaktivität (paradoxe Wirkung)
- Indikation: Aufmerksamkeitsdefizit- und Hyperaktivitätssyndrom bei Kindern, Jugendlichen und Erwachsenen
- unerwünschte Wirkungen: Tachykardie, Schlaflosigkeit, Anorexie, Angst, Affektlabilität; bei längerer Anwendung delirante und halluzinatorische Psychosen; Abhängigkeit mit körperlichen Entzugserscheinungen.

25-9 Bei welchen Störungen sind bei Kindern Psychopharmaka zugelassen?

- ADHS
- schwere depressive Episode
- Zwangsstörung
- Schizophrenie
- manische Phase bei bipolarer Störung
- kurzzeitig bei Impuls-Kontrollstörung bei Intelligenzminderung

---

25-10 Was bedeutet Elektrokrampftherapie?

Die ist die Erzeugung von Hirnkrämpfen (→ Kap. 22) durch Anwendung von Strom in Allgemeinnarkose und Muskelrelaxans. Das Verfahren wird in Deutschland kaum eingesetzt.

Indikation: pharmakologisch nicht beherrschbare schwere Depression, und lebensbedrohliche psychotische Zustände mit Stupor.

25-11 Welche psychotherapeutischen Verfahren werden eingesetzt?

- analytische psychodynamische Verfahren
- tiefenpsychologisch fundierte psychodynamische Verfahren
- Verhaltenstherapie
- Gesprächspsychotherapie
- körperorientierte Psychotherapie
- Entspannungsverfahren

25-12 Was sind Ansatz, Ziel, und Methode der analytischen tiefenpsychologischen Verfahren?

- Ansatz: Erleben und Verhalten beruht auf innerseelischen (sog. psychodynamischen) Kräften; psychische Störungen sind Folge unbewusster Konflikte der Kindheit;
- Ziel: Bewusstmachung und Aufarbeitung von unbewussten Konflikten
- Methode: Deutung von freien Assoziationen (geäußerten Gedanken) des Pat. durch den Analytiker, Übertragung von Gefühlen des Pat. aus der Kindheit auf den Analytiker. Therapiedauer oft mehrere Jahre.

Die klassischen analytischen Verfahren sind:

- Psychoanalyse nach Freud
- Individualpsychologie nach Adler
- Analytische Psychologie nach Jung

25-13 Was tiefenpsychologisch fundierte psychodynamische Verfahren?

Dies sind Verfahren, deren Ausgangspunkt, Ziel und grundsätzliche Methodik auf den analytischen Verfahren aufbauen, diese aber modifizieren: Es werden Elemente mehrerer Verfahren pragmatisch verwendet, das klassische psychoanalytische „Setting" mit Pat. auf Couch und Analytiker am Kopfende ist verlassen. Außer den kindlichen Konflikten werden auch aktuelle Probleme thematisiert, es gibt auch Gruppentherapie und Kurzzeittherapie und damit kürzere Behandlungsdauer.

25-14 Was sind Ausgangspunkt, Ziel, Methode und Verfahren der Verhaltenstherapie?

- Ansatz: psychische Störungen sind falsch erlerntes Verhalten

- Ziel: inadäquates Verhalten ablegen, neues Verhalten bewusst erlernen

Beispielhafte verhaltenstherapeutische Verfahren sind:
- operante VT: Verhaltensänderung durch negative und positive Verstärkung: Methode z.B. systematische Desensibilisierung (schrittweise Konfrontation mit unangenehmen Situationen), Selbstsicherheitstraining (Rollenspiele)
- kognitive VT: Verhaltensänderung durch aktive Gestaltung der Wahrnehmung, der Einstellungen, des Denkens. Abbau von krankmachenden Denkprozessen, Vorstellungen. Methode: Pat. gegenüber falschen Denkmustern zu sensibilisieren und für alternative Muster zu trainieren.

25-15 Was ist Ansatz, Ziel, Methode der Gesprächspsychotherapie (syn.: klientenzentrierte Psychotherapie)?
- Ansatz: psychisch Kranke sind in ihrer Selbstentfaltung blockiert
- Ziel: Persönlichkeitswachstum (Selbstwertschätzung) des Klienten durch Akzeptanz (Wertschätzung), Empathie (Einfühlung) und Kongruenz (Echtheit) seitens des Therapeuten.
- Methode: Durch uneingeschränktes Annehmen der Ausgangspersönlichkeit des Klienten können diesem die Probleme bewusstgemacht werden und gemeinsam Lösungsstrategien erarbeitet werden.

25-16 Wie wird Psychotherapie praktisch durchgeführt?
Psychotherapie wird
- nach der Anzahl der Beteiligten als Einzeltherapie, Paartherapie, Familientherapie oder Gruppentherapie
- nach der Zeitdauer als Notfall-, Kurzzeit- oder Langzeittherapie
- nach dem Umfang der angestrebten Veränderung als Fokaltherapie oder „Gesamtpersönlichkeits"-Therapie
- nach dem Alter des Pat. als Erwachsenen- oder spezielle Kinder- und Jugendpsychotherapie durchgeführt.

25-17 Welche körperorientierten Therapieverfahren und Entspannungsverfahren werden eingesetzt?
Diese Verfahren setzen Suggestion, Geistes- und Körperübungen als Zugang zur Psyche des Pat. und zur Veränderung seines Erlebens und Verhaltens ein.
- Konzentrative Bewegungstherapie: In Gruppen- oder Einzeltherapie wird mit körperbezogenen Übungen einschließlich der Atmung das Erleben des eigenen Körpers verbessert.

- Autogenes Training: Verfahren zur Selbstanwendung, bei dem über konzentrative Übungen Ruhe, Schwere, Wärme empfunden wird und auf das vegetative Nervensystem eingewirkt wird
- Progressive Muskelrelaxation nach Jacobsen: Verfahren zur Selbstanwendung bei dem über bewusste Muskelanspannung auch bewusste Muskelentspannung erreicht wird
- Hypnose: Durch Suggestion herbeigeführter schlafähnlicher Zustand
- Stressbewältigung durch Achtsamkeit: Mit Entspannungsübungen wird Hinwendung zum gegenwärtigen Augenblick mit den Anteilen Aufmerksamkeit und Akzeptanz erreicht.
- Meditation: Geistesübungen zur bewussten Steuerung der Aufmerksamkeit
- Yoga: Kombination von Körperübungen und Meditation

25-18 Was bedeutet Soziotherapie?

Dies ist die Aufnahme des Pat. in therapeutische Gemeinschaften mit den Behandelnden oder Anleitung zu kommunikationsfördernden Tätigkeiten bei stationärer Therapie (sog. Milieutherapie) zur Wiedereingliederung in die Gesellschaft. Im deutschen Gesundheitswesen bedeutet Soziotherapie die organisierte und strukturierte lebenspraktische Anleitung von psychisch kranken Menschen, um stationären Aufenthalt zu vermeiden.

25-19 Welche psychotherapeutischen Verfahren werden bei Kindern und Jugendlichen eingesetzt?

- Psychoedukation: Aufbau eines angemessenen Krankheitsverständnisses für den Pat. und seine Familie
- Spieltherapie: Zugang zu Kindern bis 10 Jahren
- therapeutisches Gespräch
- Systematische Desensiblisierung: Entspannungsvefahren plus Aufbau einer Angsthierarchie plus schrittweise Konfrontation mit angstbesetzter Situation
- Direkte Expositionsmethode: Begleitete Konfrontation mit der angstbesetzten Situation
- Operante Verhaltenstherapie: erwünschtes Verhalten wird belohnt, unerwünschtes wird ignoriert. Belohnungsinstrumente sind soziale Vertärkung, materielle Verstärkung, Aktivitäts- und Freiheitsverstärkung
- Kognitive Verhaltenstherapie: falsche, negative Denkmuster werden durch realistische, positive Einschätzungen ersetzt
- Systemische Therapie, Familientherapie: direkte Einbeziehung der Eltern in die Therapie, Ansatz sind Interaktionen der Familienmitglieder untereinander

Weiterführende Literatur

Bartolome, G. & Schröter-Morasch, H. (Hrsg.). (2018). *Schluckstörungen* (6. Aufl.). München: Elsevier Urban & Fischer.

Bundesinstitut für Arzneimittel und Medizinprodukte. (Hrsg.). (2022). *Internationale statistische Klassifikation der Krankheiten und verwandter Gesundheitsprobleme (ICD)* (10. Revision). German Modification (Version 2022), Kapitel V. Psychische und Verhaltensstörungen. Verfügbar unter https://www.dimdi.de/static/de/klassifikationen/icd/icd-10-gm/kode-suche/htmlgm 2022/

Bundesministerium für Arbeit und Soziales: *Versorgungsmedizin-Verordnung, 2008/2019*. Verfügbar unter https://www.gesetze-im-internet.de/versmedv/BJNR241200008.html

Bundesministerium der Justiz: *Ausbildungs- und Prüfungsordnung für Logopädie (LogAPrO), 2013/2019*. Verfügbar unter http://www.gcsetze-im-internet.de/logapro/BJNR018920980.html

de Langen-Müller, U., Kauschke, C., Neumann, K., Kiese-Himmel, C. & Noterdaeme, M. (Hrsg.). (2011). *Diagnostik von Sprachentwicklungsstörungen (SES) unter Berücksichtigung umschriebener Sprachentwicklungsstörungen (USES). Interdisziplinäre S2k-Leitlinie*. Verfügbar unter http://www.dgpp.de/cms/media/download_gallery/S2k-LL-SES.pdf

Deutsche Gesellschaft für Neurologie (Hrsg.). (2020). *Leitlinie: Neurogene Dysphagien*. Verfügbar unter https://www.awmf.org/uploads/tx_szleitlinien/030-111l_Neurogene-Dysphagie_2020-05.pdf

Deutsche Gesellschaft für Neurologie (Hrsg.). (2018). *Leitlinie: Neurogene Sprechstörungen*. Verfügbar unter https://www.awmf.org/uploads/tx_szleitlinien/030-103l_S1_Neurogene_Sprech stoerungen_2018-08-verlaengert.pdf

Deutsche Gesellschaft für Neurologie (Hrsg.). (2021). *Leitlinie: Akuttherapie des ischämischen Schlaganfalls*. Verfügbar unter https://www.awmf.org/uploads/tx_szleitlinien/030-046k_S2e_Akuttherapie-des-ischaemischen-Schlaganfalls_2021-05.pdf

Deutsche Gesellschaft für Phoniatrie und Pädaudiologie (Hrsg.). (2013). *Leitlinie: Periphere Hörstörungen im Kindesalter*. Verfügbar unter https://www.awmf.org/uploads/tx_szleitlinien/049-010k_S2k_Periphere_H%C3%B6rst%C3%B6rungen_im_Kindesalter_2013-09_abgelaufen.pdf

Deutsche Gesellschaft für Phoniatrie und Pädaudiologie (Hrsg.). (2016). *Pathogenese, Diagnostik und Behandlung von Redeflusstörungen*. Verfügbar unter https://www.awmf.org/uploads/tx_szleitlinien/049-013l_S3_Redeflusstoerungen_2016-09-abgelaufen_03.pdf

Deutsche Gesellschaft für Phoniatrie und Pädaudiologie (Hrsg.). (2019). *Leitlinie: Auditive Verarbeitungs- und Wahrnehmungsstörungen*. Verfügbar unter https://www.awmf.org/uploads/tx_

szleitlinien/049-012l_S1_Auditive-Verarbeitungs-Wahrnehmungsstoerungen-AVWS_2020-01.pdf

Eichel, H.W. (2017). *Fragen und Antworten zur Logopädieprüfung: Medizinische Fächer* (2. Aufl.). Bern: Verlag Hans Huber. https://doi.org/10.1024/85671-000

Eichel, H.W. (2021). *HNO-Heilkunde, Phoniatrie und Pädaudiologie für Sprachtherapeuthen* (2. Aufl.). München: Elsevier Urban & Fischer.

Herhold, C. (2017). Unterstützte Kommunikation (UK). In T. Lücke, S. Costard & S. Illsinger S. (Hrsg.). *Neuropädiatrie für Sprachtherapeuten* (S. 252–254). München: Elsevier Urban & Fischer.

Kannengieser, S. (2019). *Sprachentwicklungsstörungen* (4. Aufl.). München: Elsevier Urban & Fischer.

Kompis, M. (2022). *Audiologie* (5. Aufl.). Bern: Hogrefe Verlag. https://doi.org/10.1024/86245-000

Lempp, T. (2020). *Basics Kinder- und Jugendpsychiatrie* (4. Aufl.). München: Elsevier Urban & Fischer.

Nawka, T. & Wirth, G. (2007). *Stimmstörungen* (5. Aufl.). Köln: Deutscher Ärzte-Verlag.

Neumann, K., Euler, H.A., Bosshardt, H.G., Cook, S., Sandrieser, P. & Sommer, M. (2017). Pathogenese, Diagnostik und Behandlung von Redeflussstörungen. *Deutsches Ärzteblatt*, *114* (22–23), 383–390. Verfügbar unter https://www.aerzteblatt.de/pdf.asp?id=189075.

Pinto, M. (2019). *Basics Neurologie* (6. Aufl.). München: Elsevier Urban & Fischer.

Reiß, M. (Hrsg.). (2021). *Facharztwissen HNO-Heilkunde: Differenzierte Diagnostik und Therapie* (2. Aufl.). Berlin, Heidelberg: Springer. https://doi.org/10.1007/978-3-662-58178-0

Rubi-Fessen, I. (2019). *Kognitive Kommunikationsstörungen.* Verfügbar unter https://gesundheitskongresse.de/dresden/2019/dokumente/praesentationen/Rubi-Fessen.pdf

Sächsisches Staatsministerium für Kultus (Hrsg.). (2020). *Lehrplan für die Berufsfachschule Logopäde/Logopädin.* Verfügbar unter http://lpdb.schule-sachsen.de/lpdb/web/downloads/2762_lp_bfs_logopaede_2020.pdf?v2v

Schneider-Stickler, B. & Bigenzahn, W. (2013). *Stimmdiagnostik* (2. Aufl.). Wien, New York: Springer. https://doi.org/10.1007/978-3-7091-1480-3

Schünke, M., Schulte, E. & Schumacher, U. (2018). *Kopf, Hals und Neuroanatomie. Prometheus Lernatlas der Anatomie.* (5. Aufl.). Stuttgart: Thieme.

Wirth, G. (2000). *Sprachstörungen, Sprechstörungen, kindliche Hörstörungen* (5. Aufl.). Köln: Deutscher Ärzte-Verlag.

Volz, A. & Holzhüter, F. (2019). *Basics Psychiatrie.* (4. Aufl.), München: Elsevier Urban & Fischer.

Zahnert, T. (2011). Differenzialdiagnose der Schwerhörigkeit. *Dtsch Arztebl Int*, *108*(25), 433–444. Verfügbar unter https://www.aerzteblatt.de/archiv/treffer?mode=s&wo=2032&typ=16&aid=93893&autor=zahnert

Anzeigen